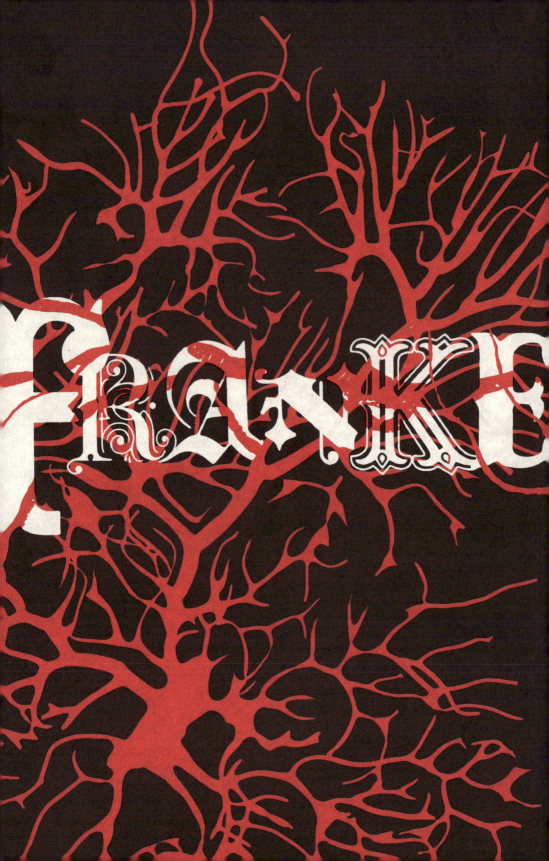

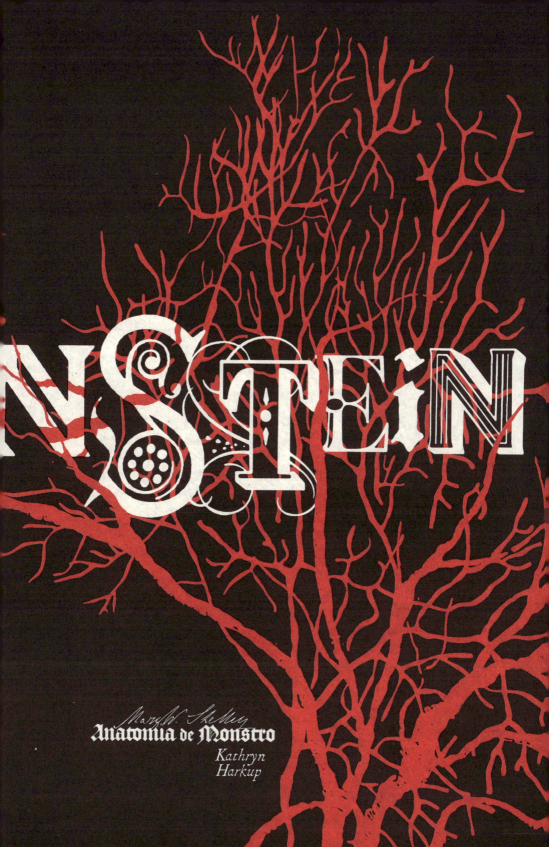

It was on a dreary night of November that I beheld ~~the form~~ my man ~~the~~ completed, and with an anxiety that almost amounted to agony, I collected instruments of life around me ~~and endeavoured~~ that I might infuse a spark of being into the lifeless thing that lay at my feet. It was already one in the morning, the rain pattered dismally against the window panes & my candle was nearly burnt out, when by the glimmer of the half extinguished light I saw the dull yellow eye of the creature open — It breathed hard, and a convulsive motion agitated its limbs.

~~But how~~ How can I describe my emotion at this catastrophe, or how delineate the wretch whom with such infinite pains and care I had endeavoured to form — His limbs were in proportion and I had selected his features as beautiful. ~~Handsome handsome~~ ~~soft~~ ~~nose~~ Great God! His yellow ~~dun~~ skin scarcely covered the work of muscles and arteries beneath; his hair was flowing, a lustrous black, & and his teeth of a pearly whiteness; but these luxuriances only ~~could~~ formed a more horrid contrast with his watery eyes ~~that~~ that seemed almost of the same colour as the dun white sockets in which they were set, occupation. The leaves of that year were withered before my work drew near a close. And now every day shewed me more plainly how well I had succeeded. But my enthusiasm was checked by my own anxiety and I appeared rather like one doomed by slavery to toil in the mines or any other unwholsome trade than an artist occupied in his favourite employment. Every night night a slow fever oppressed me and I became nervous to a most painful degree; a fever a dis case I regretted the more because I had hitherto enjoyed excellent health & my nerves were for had always boasted of the firmness of my nerves. But I believed that exercise and amusement would soon drive away such symptoms and in ocae i myself both of these when my creation should be completed. I had tien determined to go to Geneva as soon as this should be done and in the midst of my family find ever

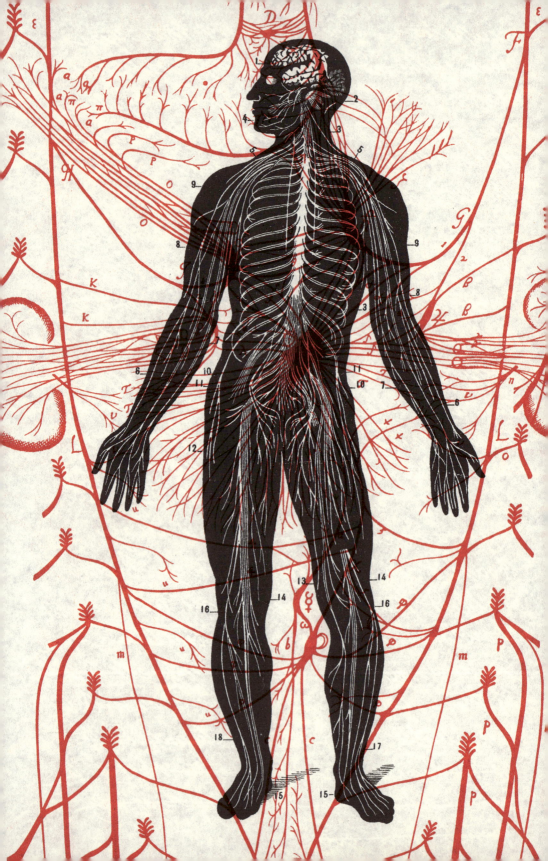

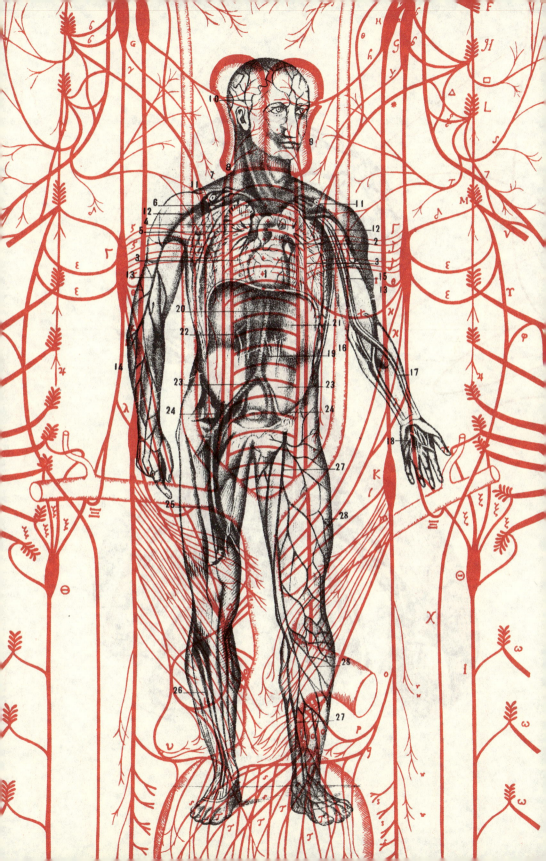

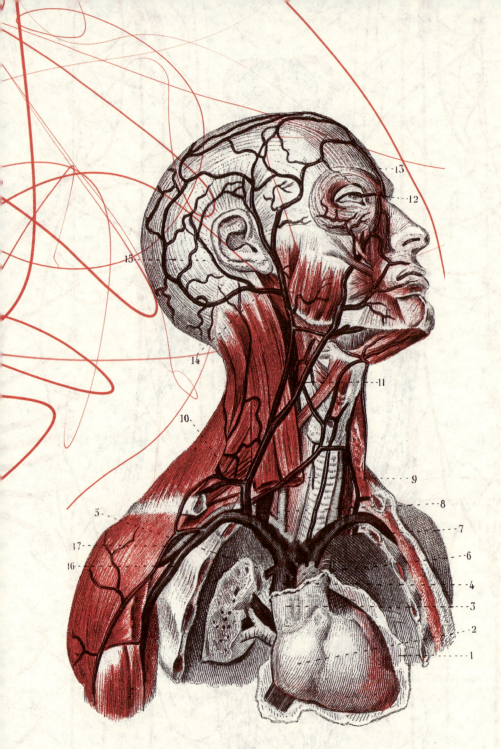

Para os meus pais.

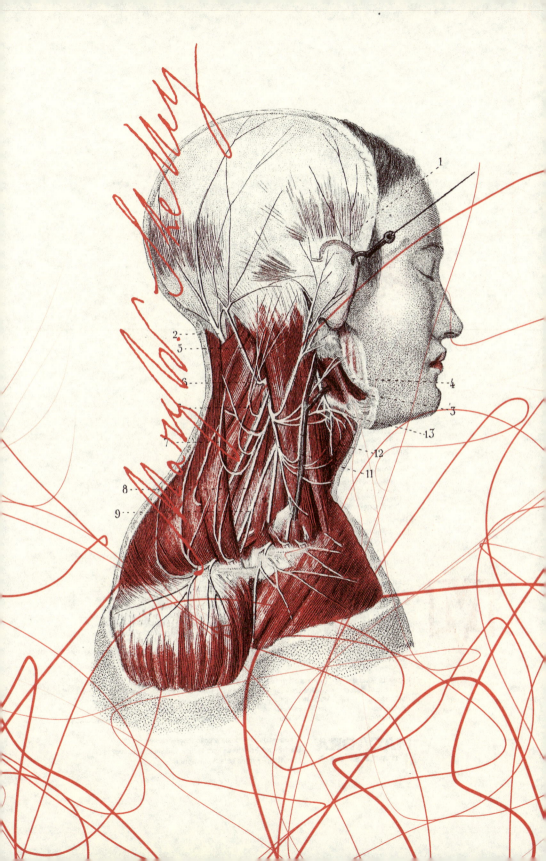

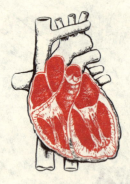

DADOS INTERNACIONAIS DE
CATALOGAÇÃO NA PUBLICAÇÃO (CIP)
Jéssica de Oliveira Molinari - CRB-8/985

Harkup, Kathryn
Frankenstein: Anatomia de Monstro / Kathryn Harkup ;
tradução de Giovanna Louise Libralon. — Rio de Janeiro :
DarkSide Books, 2023. 336 p. : il., color.

ISBN: 978-65-5598-260-2
Título original: Making the Monster: The Science Behind
Mary Shelley's Frankenstein

1. Shelley, Mary Wollstonecraft, 1797-1851.
Frankenstein – Aprendizagem e conhecimento – Ciências
2. Literatura e ciências 3. Ficção científica – História e crítica
I. Título II. Libralon, Giovanna Louise

23-1936   CDD 823.7

Índices para catálogo sistemático:
1. Literatura inglesa e ciências

Impressão: Gráfica Geográfica

MAKING THE MONSTER
Copyright © 2018 by Kathryn Harkup
Published by arrangement with Bloomsbury Publishing Inc.
Todos os direitos reservados
Tradução para a língua portuguesa © Giovanna
Louise Libralon, 2023. Tradução dos trechos de
Frankenstein © Márcia Xavier de Brito, 2017

"O mundo era, para mim, um segredo que
desejava desvendar. A curiosidade, a pesquisa
séria para aprender as leis ocultas da natureza,
a alegria semelhante ao êxtase à medida que se
revelavam para mim, acham-se entre as primeiras
sensações de que me recordo." — *Frankenstein*

Acervo de Imagens © Wellcome Library (Londres), Biblioteca do Congresso, Houghton Library (Universidade de Harvard), Creative Commons, Shutterstock, Getty Images, Alamy, Acervo Macabra/DarkSide.

Fazenda Macabra
Reverendo Menezes
Pastora Moritz
Coveiro Assis
Caseiro Moraes

Leitura Sagrada
Cristina Lasaitis
Jade Medeiros
Jessica Reinaldo
Maximo Ribera

Direção de Arte
Macabra

Coord. de Diagramação
Sergio Chaves

Colaboradores
Jefferson Cortinove
Tinhoso e Ventura

A toda Família DarkSide

MACABRA DARKSIDE

Todos os direitos desta edição reservados à
DarkSide® Entretenimento Ltda. • darksidebooks.com
Macabra™ Filmes Ltda. • macabra.tv

© 2023 MACABRA/ DARKSIDE

BIBLIOTECA MEDICINA MACABRA APRESENTA

Mary W. Shelley
Anatomia de Monstro

Kathryn Harkup

FRANKENSTEIN

Macabra Edition · DarkSide Books

Tradução
Giovanna Louise Libralon

MACABRA™
DARKSIDE

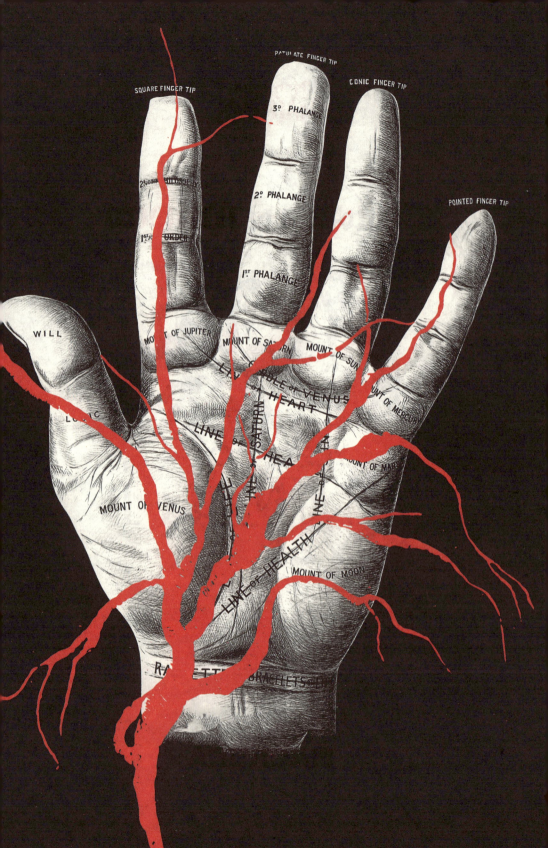

Anatomia de Monstro

sumário

PREFÁCIO 17

PARTE 1: CONCEPÇÃO
Capítulo 1: Iluminismo 23
Capítulo 2: Evolução 39
Capítulo 3: Evasão 61
Capítulo 4: Nascedouro 85

PARTE 2: CRIAÇÃO
Capítulo 5: Educação 101
Capítulo 6: Inspiração 125
Capítulo 7: Partes 147
Capítulo 8: Conservação 169
Capítulo 9: Construção 187
Capítulo 10: Eletrificação 213
Capítulo 11: Reanimação 237

PARTE 3: NASCIMENTO
Capítulo 12: Vida 265
Capítulo 13: Morte 287

EPÍLOGO 307

Cronologia 312
Bibliografia 318
Índice Remissivo 325
Agradecimentos 333

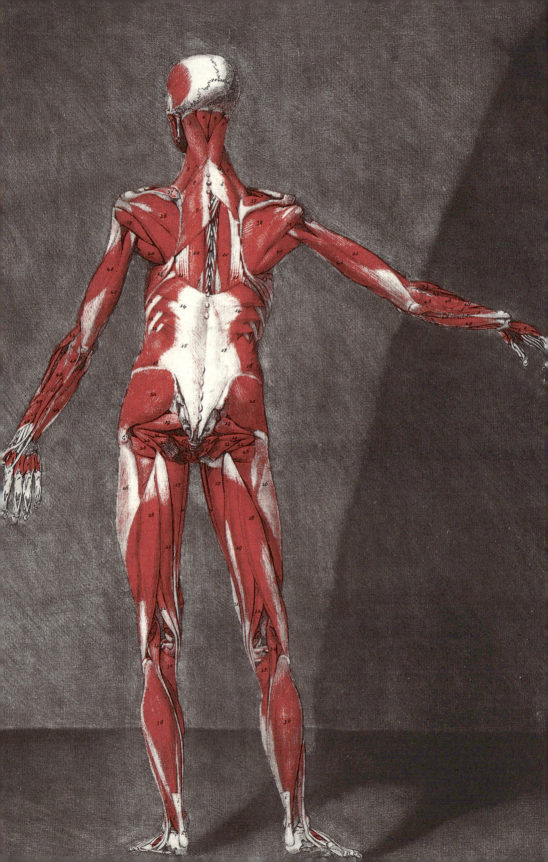

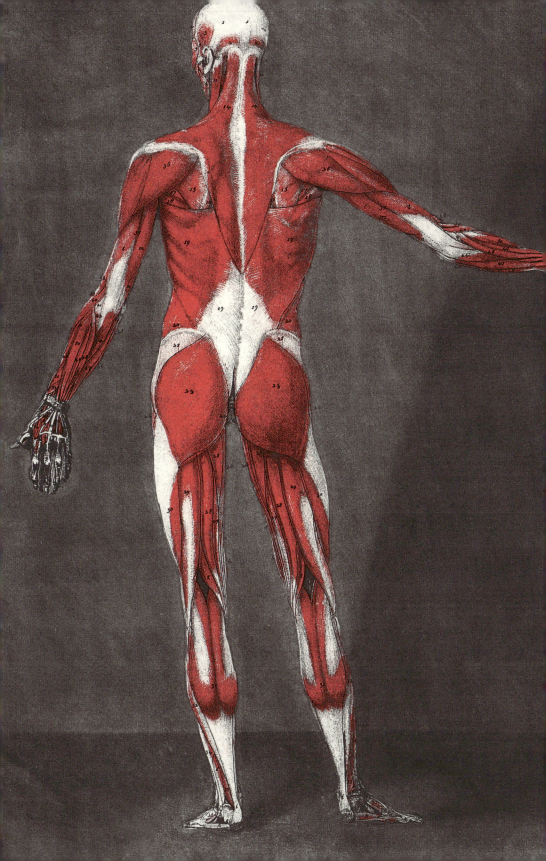

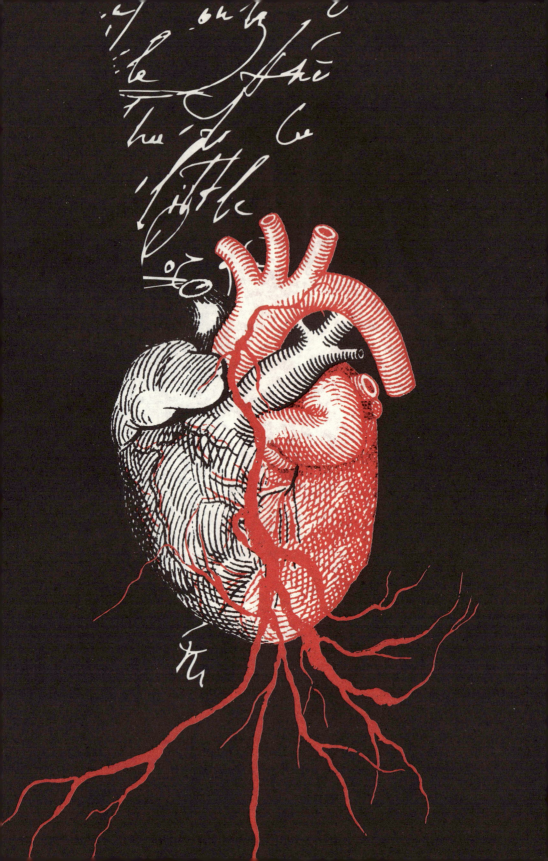

BIBLIOTECA **MEDICINA MACABRA** APRESENTA

PREFÁCIO

 Com uma inquietação que quase chegava à agonia, reuni ao meu redor os instrumentos vitais que pudessem infundir uma centelha de existência na coisa sem vida que jazia aos meus pés.

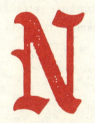o dia 4 de novembro de 1818, um cientista estava de pé diante do cadáver de um homem atlético e musculoso. Às suas costas, seu equipamento elétrico estava preparado e zumbia por causa da energia. O cientista estava pronto para realizar um experimento científico histórico.

O cadáver foi submetido aos últimos preparativos — alguns cortes e incisões para expor nervos cruciais. As lesões não sangraram. Naquele instante, a coisa sobre a mesa diante do jovem cientista não passava de carne e ossos, dos quais toda a vida se havia esgotado. Em seguida, o cadáver foi cuidadosamente conectado ao equipamento elétrico.

De imediato, todos os seus músculos começaram a mover-se em fortes convulsões, como se, com violência, o corpo tremesse de frio. Fizeram-se alguns ajustes, e a máquina foi conectada uma segunda vez. Agora, teve início uma respiração profunda e difícil. O abdômen distendia, o peito subia e descia. Com uma última carga de eletricidade, os dedos da mão direita começaram a remexer-se, como se tocassem violino. Então, um dedo se estendeu e parecia apontar para alguma coisa.

As imagens evocadas por esse relato podem parecer familiares. Pode ser que você as tenha visto no cinema, em branco e preto, quando a icônica criatura de Boris Karloff se contorcia e, aos poucos, ganhava vida. Ou talvez você tenha lido algo parecido nas páginas de um romance escrito pela adolescente Mary Wollstonecraft Shelley. Mas a descrição acima não é ficção. Ela aconteceu de fato. Dois cientistas experimentais, Aldini e Ure, fizeram os mortos se mover usando dispositivos elétricos.

O primeiro romance de Mary Shelley a ser publicado, *Frankenstein*, criou mais que simplesmente um monstro. Ele deu início a um novo gênero literário — a ficção científica. No entanto, a ficção científica de Mary Shelley deve muito à ciência real. Escrito em uma época de extraordinárias revoluções científicas e sociais, seu romance retrata o entusiasmo e o medo diante de novas descobertas e do poder da ciência.

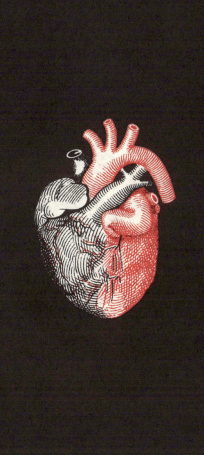

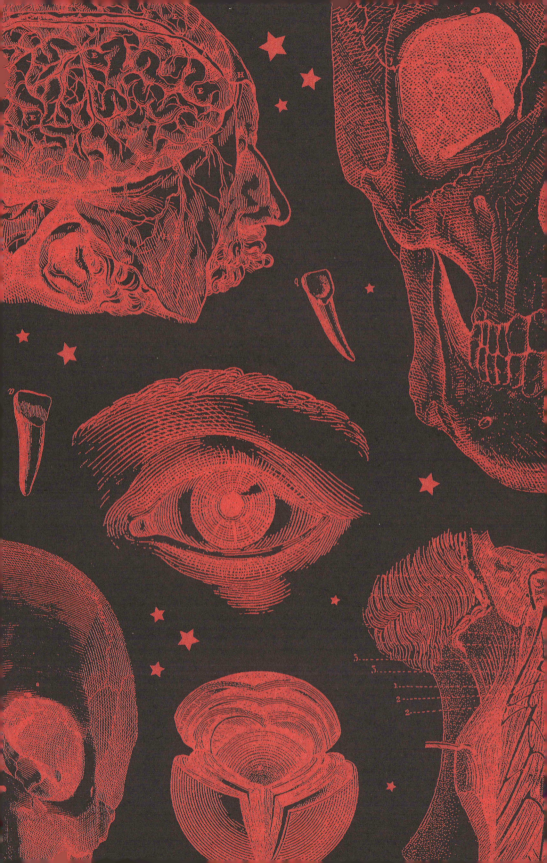

PARTE 1
PARS UNA: CONCEPTIO

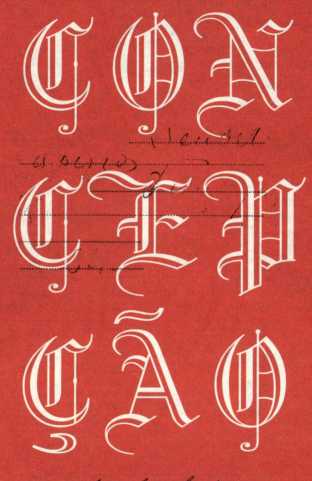

CONCEPÇÃO

Anatomia de Monstro

Kathryn Harkup

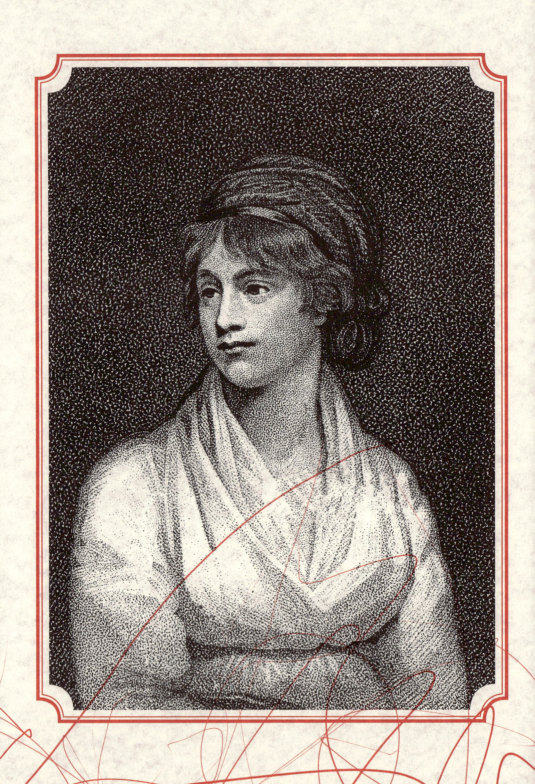

BIBLIOTECA MEDICINA APRESENTA
MACABRA

CAPITULUM I

ILUMINISMO

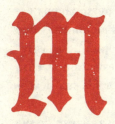

† *No entanto, esses filósofos, cujas mãos parecem ser feitas somente para revolver a sujeira, e os olhos para se debruçarem sobre o microscópio ou o cadinho, de fato, realizaram milagres.*

Mary Wollstonecraft Shelley (nascida Mary Wollstonecraft Godwin) nasceu no dia 30 de agosto de 1797 e faleceu em 1º de fevereiro de 1851. Os 53 anos de sua vida foram repletos de escândalos, controvérsias, decepções e sofrimento. Há quem diga que ela "personifica o movimento romântico inglês". A escritora sobreviveu a seu filho, Percy Florence Shelley, que recebeu o nome do pai, o poeta Percy Bysshe Shelley. Mary Shelley viveu em uma época de transformação política, social e científica, e bebeu disso tudo a fim de criar sua obra-prima, *Frankenstein*.

Como uma adolescente conseguiu escrever uma obra de ficção que provoca fascínio, inspiração e terror já há dois séculos? Tal como o famigerado monstro de sua criação, costurado a partir de uma variedade de pedaços de corpos, o romance de Mary reunia uma coleção de fragmentos de sua própria vida e os costurava de modo a construir uma obra muito maior que a soma de suas partes. Cenários de suas viagens, pessoas que ela conheceu e inúmeras influências de livros que a escritora havia lido congregaram-se na obra final.

O romance, publicado pela primeira vez em 1818, viria a dominar seu legado literário, assim como o monstro dominava a vida de seu criador, Victor Frankenstein. *Frankenstein* rendeu fama, senão fortuna, a Mary e foi logo reconhecido como um clássico da literatura inglesa. Em 1831, passou a fazer parte de uma série dos melhores romances ingleses e sua segunda publicação deu a Mary a oportunidade de revisar e editar a obra. Essa edição posterior é a mais amplamente lida, mas este livro examinará ambas as edições.

Frankenstein é geralmente citado como o primeiro romance de ficção científica da história, mas é possível encontrar muita ciência real em suas páginas. Este livro investiga muitas das influências que incidiram sobre o romance e, sobretudo, a ciência por trás da narrativa. As personagens de Mary eram fictícias — embora fortemente inspiradas em pessoas reais —, mas a ciência que tais personagens estudavam era bastante real. Até mesmo os alquimistas que fascinavam o fictício Victor Frankenstein eram pessoas reais. Os fatos científicos usados por Mary desviaram-se para o campo da ficção científica quando Victor fez sua descoberta sensacional do segredo da vida.

A fim de compreender como Mary reuniu as partes de sua criação, vale a pena fazer uma rápida análise do cenário político, social e científico em que a escritora cresceu, bem como das pessoas e experiências que acabaram por integrar o romance. As ideias e os conceitos explorados em *Frankenstein* — ciência, vida, responsabilidade — estavam na vanguarda dos debates de caráter filosófico e público no século que precedeu a publicação do livro. Muitas outras influências da infância de Mary serão tratadas nos capítulos subsequentes, antes de fazermos um exame detalhado dos aspectos científicos do romance e da personagem de Victor Frankenstein.

O século XVIII é conhecido como a "Era do Iluminismo", uma época em que célebres pensadores começaram a investigar e questionar não só a teoria política, mas também a autoridade religiosa e de que maneira os princípios radicais poderiam ser usados como instrumentos de melhoria social. Um método de melhoria social era a educação, que ampliava o conhecimento — ou "Esclarecimento" — de todos, não apenas de uns poucos privilegiados. Em 1784, Immanuel Kant, um eminente filósofo alemão da época, definiu o Iluminismo como "a emancipação da humanidade diante da imaturidade autoimposta e da relutância em pensar livremente por si mesmo".

Esse século que precedeu o nascimento de Mary foi um período de turbulência política, e a agitação nesse âmbito foi uma característica marcante de boa parte do começo de sua vida. Ao longo do século XVIII, uma grande parcela da Europa abandonou um sistema medieval de governo rumo ao moderno sistema de Estados nacionais. A transformação não foi simples nem fácil. Fronteiras modificavam-se com frequência, estados menores eram integrados a estados nacionais maiores e travavam-se guerras por terras e pelo controle dessas terras. Por exemplo, quando Mary nasceu, e durante seus primeiros dezessete anos de vida, a Grã-Bretanha esteve quase que continuamente em guerra com a França.

Os governantes buscavam consolidar seu poder e muitos se tornavam a única fonte de autoridade sobre vastas regiões e povos. Inúmeros governantes estavam sob a influência dos valores do Iluminismo e tentavam melhorar a sorte de seus súditos. Por estranho que possa parecer aos olhos atuais, tais indivíduos eram aceitos com satisfação pelos filósofos[*] da época, vindo a ser conhecidos como "déspotas esclarecidos".

Na virada do século XVIII, sob o reinado de Luís XIV, a França tornou-se a liderança artística, cultural e política da Europa. Outros governantes copiaram não só o sistema de governo, mas também as modas e os estilos arquitetônicos da magnífica corte do Rei Sol. O francês passou a ser a língua comum do discurso diplomático e científico durante o século seguinte.

---

[*] Os intelectuais do Iluminismo do século XVIII. Nem todos eles eram filósofos. Esse grupo de intelectuais públicos criou uma espécie de 'república das letras' que cruzava fronteiras nacionais e disseminava informações e ideias sobre assuntos vários como história, política, economia e questões sociais. [As notas são da autora.]

Luís XIV foi sucedido, no trono, pelo neto Luís XV. Ficou evidente que o governo de uma única pessoa era tão bom como a pessoa que o exercia, e Luís XV não conseguiu atender às exigências de sua posição. A França ficou politicamente estagnada durante o reinado de Luís XV, mas isso não a impediu de gerar uma profusão de ideias intelectuais.

Muitos filósofos franceses contribuíram para esse movimento, reunindo suas ideias na *Encyclopédie* francesa, publicada entre os anos de 1751 e 1772. Essa foi uma obra coletiva não só de filósofos: contava também com contribuições de especialistas de diversas áreas, dentre as quais ciência e engenharia. A coleção de 28 volumes, com 70 mil artigos e mais de 3 mil ilustrações, visava "mudar a maneira de pensar das pessoas". Tratava-se de um imenso compêndio de conhecimento e ideias iluministas, e sua influência estendeu-se não apenas pela França, mas por toda a Europa.

Revoltas políticas e sociais não se restringiam à Europa. Na América, havia sido deflagrada uma guerra entre a população indígena e os colonizadores franceses e britânicos. Do ponto de vista britânico, a campanha foi bem-sucedida. Acordos para divisão das terras foram celebrados com os povos indígenas. Os franceses, porém, viram-se arruinados tanto em termos militares quanto financeiros. A guerra havia dobrado a dívida nacional da Grã-Bretanha e, para recuperar parte das perdas, foram impostos novos tributos às colônias. Os norte-americanos mostravam-se cada vez mais hostis a esses tributos injustos e começaram a desafiar a autoridade de um governo estrangeiro e distante. Incidentes como a Festa do Chá de Boston, em 1773, acirraram as tensões e, em 1775, a revolução eclodiu. Seu resultado foi a separação total dessa nova nação do Império Britânico em 1783.

As atenções sobre a América também colocaram em evidência o tratamento dispensado aos escravizados levados da África para trabalhar nas colônias norte-americanas e britânicas. Sabe-se que os Shelley condenavam o tráfico de escravizados, e *Frankenstein* tem sido interpretado como um comentário sobre a escravidão por meio de sua análise do tratamento de uma raça de seres humanos visivelmente diferentes daqueles à sua volta.

As guerras na América também tiveram impacto na França. A derrota e o custo financeiro haviam enfraquecido a monarquia e o governo. Em consequência da disseminação das ideias iluministas e das enormes convulsões sociais, dedicava-se atenção cada vez maior à análise de como a sociedade tratava seus concidadãos. Na França, embora essas mesmas ideias já estivessem consolidadas, a aristocracia conseguira barrar as reformas sociais e fortalecer suas próprias posições privilegiadas. As safras minguadas, a crescente disparidade entre ricos e pobres e muitos outros fatores acabaram por culminar com uma revolução violenta e sangrenta. Em 1789, teve início a Revolução Francesa, que levou às Guerras Napoleônicas, com repercussões por toda a Europa.

A Revolução Francesa transformou a sociedade da França, direcionando-a a um governo mais democrático e secular. A autoridade de um grupo sobre a maioria e a aceitação passiva da situação por parte dessa maioria já não eram vistas como um direito divino. Estabeleceu-se um conjunto de princípios no *Code Civil des Français* [Código Civil dos Franceses], conjunto esse que continua sendo a base da legislação civil na França hodierna e cuja influência alcançou sistemas legais muito além das fronteiras francesas, como se vê na Itália, na Alemanha, na Bélgica e na Holanda. A *Declaração dos Direitos do Homem e do Cidadão* deu maiores liberdades e proteção ao povo de diferentes credos, bem como a negros, homossexuais e mulheres. Embora nunca tenha sido implementada, ela influenciou a democracia liberal no mundo todo.

O século XVIII trouxe mudanças na geografia e na política, bem como na atitude cultural e intelectual com relação à ciência. A visão medieval do mundo, explicada pela revelação divina, deu lugar a uma compreensão cada vez mais secular do universo em termos de leis de aplicação geral. Três mudanças cruciais no método científico possibilitaram um tremendo progresso na ciência. Em primeiro lugar, a experimentação e a observação passaram a ser vistas como métodos válidos de produção de conhecimento, uma vez que ficaram evidentes as limitações da tradição grega de apresentar e promover conhecimento por argumentos bem construídos.

Em segundo lugar, Isaac Newton e outros estudiosos provaram que processos tais como o movimento podiam ser explicados em termos exclusivamente matemáticos. Não era necessária a intervenção direta e contínua de um deus para fazer com que os planetas se movessem pelos céus. O universo podia ser visto como uma fantástica operação mecânica. No entanto, Deus não foi de todo excluído do universo: uma espécie de "causa primeira" era invocada, em regra, como aquela que dava início a tudo.

Em terceiro lugar, o Iluminismo foi uma era de instrumentação. Projetavam-se, construíam-se e utilizavam-se dispositivos, aparelhos e máquinas de complexidade e precisão cada vez maiores. No universo mecânico de Newton, Deus era matemático ou criador de instrumentos.

Conquanto as fronteiras internas da Europa fossem um tipo de festival móvel durante o século XVIII, havia um interesse crescente pelo mundo que se estendia para além delas. Os seres humanos já não estavam adstritos à superfície do globo quando os balões de ar quente começaram a aparecer nos céus de Londres e Paris. Ao longo do século XVIII, o mundo conhecido expandiu-se com a descoberta de novos continentes e, simultaneamente, encolheu à medida que as viagens e o comércio levavam à Europa mercadorias exóticas e contos incríveis de lugares longínquos.

Os governantes perceberam que a atividade comercial era a melhor maneira de atrair o tão necessário dinheiro a seus países. Os holandeses, a maior potência mercantil e uma das nações mais ricas da Europa no século XVIII, fundaram a Companhia Holandesa das Índias Orientais exclusivamente para seus negócios com o Oriente e outras operações na África do Sul e nas Américas. Especiarias, sedas e escravizados eram amontoados em embarcações que velejavam pelo globo. Outros países tentaram imitar o sucesso da Companhia Holandesa das Índias Orientais, mas seus êxitos foram pálidos quando comparados aos dos holandeses.

A exploração de terras distantes é um tema de destaque em *Frankenstein*. O romance se desenvolve em meio à expedição científica de Walton para o Polo Norte, um lugar totalmente desconhecido e fonte de fascínio para os filósofos naturais do século XVIII. Ninguém sabia se o topo do mundo era constituído de terra, gelo ou mar aberto. Propostas de expedições ao Ártico tinham o intuito de ampliar o conhecimento científico, por exemplo, pela descoberta da causa da atração da agulha de uma bússola, bem como auferir os benefícios econômicos de rotas comerciais mais curtas para a Ásia.

À medida que os exploradores avançavam e penetravam cada vez mais em novos continentes, os mapas apresentavam menos lugares desconhecidos e os cartógrafos ficavam com menos recursos para povoar seus espaços vazios com criaturas fantásticas. O domínio do homem sobre o globo talvez possa ser ilustrado por uma série de experimentos científicos realizados entre 1797 e 1798. O global encontrava o provinciano em Henry Cavendish, o recluso gênio da ciência que determinou o peso do mundo em um galpão de seu jardim, na área de Clapham Common.*

A disponibilidade de instrumentos cada vez mais sofisticados beneficiou principalmente os exploradores e os filósofos naturais. Projetavam-se e desenvolviam-se telescópios, microscópios e muitos outros aparelhos. Os astrônomos tentavam observar o que havia para além da Terra, de modo que as fronteiras do espaço foram empurradas para ainda mais longe, com o acréscimo de um novo planeta — Urano — e cometas ao Sistema Solar. Estrelas e nebulosas distantes foram observadas e catalogadas. O que antes era o domínio dos céus, agora estava mapeado e definido em termos matemáticos.

No início do século XVIII, a ciência — ou filosofia natural, como era conhecida — ainda não tinha uma definição clara e abrangia quase tudo na diversidade de seus interesses. No decorrer do século, parecia que uma descoberta levava a outra. Proliferavam experimentos fantásticos e impressionantes conquistas científicas. A ciência começou a avançar, deixando de ser um processo improvisado, geralmente desenvolvido por indivíduos abastados que tinham tempo e dinheiro para entregar-se a seus interesses, e tornando-se uma atividade profissional. Os objetivos da ciência também mudaram. Ela já não era vista como um exercício puramente intelectual. As aplicações práticas desse conhecimento ficavam cada vez mais óbvias. Tornaram-se propósitos iluministas da ciência não apenas expandir o conhecimento

---

* Na realidade, Cavendish estimou a densidade da Terra em uma época em que as pessoas não sabiam ao certo se nosso planeta era uma esfera sólida ou oca. O experimento em si envolvia a mensuração da força gravitacional entre massas diferentes e tornou-se um clássico. Vale a pena buscar os detalhes do trabalho de Cavendish, visto que se trata de um triunfo de habilidade e originalidade.

humano, mas aplicar esse conhecimento recém-adquirido à vida real. A engenharia, com seus objetivos diretos de promover melhoria industrial, médica e social, ganhou grande importância.

A ciência transformou-se na filosofia da moda à época, o assunto de toda sala de visitas e reunião social das classes mais altas. Não só nas capitais da Europa, mas nas províncias também, surgiram sociedades para discussões científicas e realização de experimentos. As cafeterias de Londres ficavam repletas do burburinho das conversas sobre descobertas recentes em lugares remotos do mundo. As investigações científicas ganharam um novo rigor intelectual e, ainda mais importante, as novas descobertas eram divulgadas a grandes plateias por meio de palestras e obras impressas. Ideias científicas eram publicadas não apenas na forma de artigos que beneficiavam as sociedades eruditas, mas também de livros que eram comprados, emprestados e compartilhados por um grupo muito mais abrangente de leitores.

Em 1801, na cidade de Londres, a Royal Institution abriu suas portas, permitindo que o público geral assistisse a palestras sobre as descobertas científicas mais recentes. Por sua vez, plateias e leitores eram incentivados a não só aprender ciência como a realizar experimentos científicos por si mesmos. A filosofia do Iluminismo Inglês estimulava todos a participar de novas descobertas. Panfletos e livros eram vendidos a preços baixos e traziam orientações práticas claras para a realização de experimentos a custos relativamente baixos. As lojas londrinas vendiam equipamentos científicos, microscópios, kits de substâncias químicas e dispositivos elétricos.

Nessa época, as fronteiras entre as diferentes disciplinas científicas não eram claras. Geologia, antropologia, engenharia, medicina e astronomia constituíam áreas de interesse, mas disciplinas específicas e especialidades começaram a se distinguir umas das outras. No início do século XIX, surgiria a química como a ciência mais destacada de seu tempo.

Por muito tempo, a química fora associada a alquimistas e charlatães. No entanto, no final do século XVIII e início do século XIX, uma incrível série de descobertas permitiu que ela deixasse de ser um conjunto de fatos e resultados experimentais para ganhar os contornos de uma filosofia científica coerente. Os químicos começaram a buscar por verdades mais profundas que pudessem concatenar todos os fatos já conhecidos. Newton fora pioneiro nisso ao vincular o movimento dos planetas com a simples observação de uma maçã caindo ao chão — a gravidade ligava todos eles. Poderia haver princípios ainda mais fundamentais que interligassem diferentes reações e propriedades químicas de compostos e elementos?

Propunha-se que o flogístico, um fluido misterioso que se pensava existir, em maior ou menor medida, em todas as substâncias, era a causa da combustão. O célebre químico francês Antoine Lavoisier, de quem falaremos novamente em capítulos mais adiante, acreditava que a presença do oxigênio era a responsável pelas propriedades ácidas de alguns compostos. O crescente rigor na esfera científica revelava o engano de tais teorias, mas fazia-se progresso. Criaram-se tabelas de afinidades químicas que começaram a revelar semelhanças entre elementos diferentes, agrupando-os. Com a ajuda de Pierre-Simon Laplace (conhecido como o Newton francês), Lavoisier desenvolveu um novo sistema de nomenclatura química que organizava o que antes parecia um caos e mostrava conexões entre fatos aparentemente isolados.

À medida que novas descobertas eram feitas, toda uma gama de coisas até então desconhecidas — terras, plantas, povos, elementos, técnicas de manufatura e processos científicos — passou a exigir novos nomes. A nomenclatura das coisas ganhou enorme importância. Por exemplo, o nome dado por Lavoisier ao oxigênio, que significa "produtor de ácidos", resumia sua teoria por trás do elemento e o modo como o cientista acreditava que ele se combinasse com outras substâncias. Com o surgimento de novos ramos da ciência, os profissionais que se dedicavam a tais experimentos passaram a definir-se por seu trabalho. Benjamin Franklin e Joseph Priestley intitulavam-se eletricistas. Antoine Lavoisier e Sir Humphry Davy eram reconhecidos como químicos. Todavia, tais identidades eram elásticas. No século XVIII, Franklin podia ser estadista, editor e filósofo natural, tudo ao mesmo tempo. Priestley também era conhecido por escrever sobre temas políticos, religiosos e educacionais.

Nenhuma dessas pessoas — nem mesmo o Victor Frankenstein de Mary Shelley — teria chamado a si mesmo de "cientista". Por incrível que pareça, a palavra ainda não havia sido inventada. Foi em uma reunião da Associação Britânica de Ciência em 1833, que William Whewell propôs, quase jocosamente, que, como os que trabalhavam nas artes eram conhecidos como artistas, então, os que se dedicavam ao trabalho científico poderiam ser chamados de cientistas. Mas ainda levou alguns anos para que o termo fosse aceito e passasse a ser usado com regularidade.*

Os químicos da época identificavam, isolavam e batizavam novos elementos com grande rapidez. O próprio termo "elemento" foi reavaliado e redefinido. Substâncias do cotidiano comum, como a água, tiveram sua identidade completamente alterada — descobriu-se que ela era o produto da associação de hidrogênio e oxigênio, não um elemento em si mesma, como se acreditava desde a Antiguidade.

Graças aos esforços de pessoas como Sir Humphry Davy, pesquisador e palestrante da Royal Institution, a importância da química enquanto disciplina foi elevada a níveis muito mais altos. Ela começava a transformar-se em uma profissão e uma necessidade para estudantes de medicina e de outras carreiras científicas, das engenharias, da geologia e da agricultura. Não surpreende que a personagem Victor Frankenstein de Mary tenha escolhido um curso de química ao matricular-se na Universidade de Ingolstadt.

Grande parte das descobertas científicas na química era motivada pelo uso da eletricidade. Os cientistas do século XVIII redimensionaram completamente os fenômenos elétricos. No início do século, a eletricidade estática era a única forma conhecida de eletricidade e também a única que podia ser produzida por demanda. Determinados animais, como as raias-elétricas, eram capazes de gerar choques que muitos acreditavam ser de natureza elétrica, mas ninguém tinha certeza disso. Os raios e relâmpagos pareciam uma versão muito maior das fagulhas que podiam ser criadas pelo uso da eletricidade estática, mas ninguém sabia ao certo se se tratava da mesma substância — isso até Benjamin Franklin conceber um experimento memorável.

Em 1750, Franklin propôs que se podia atrair eletricidade das nuvens durante uma tempestade de raios, de modo a provar que raios e relâmpagos eram de natureza elétrica. Cientistas franceses realizaram o experimento em 1752 e confirmaram a hipótese de Franklin. Tempestades de raios compuseram o cenário de muitos momentos dramáticos

---

* Neste livro, com vistas à simplicidade e à facilidade de compreensão, usaremos a palavra "cientista", ainda que não seja historicamente correta como referência à época.

da vida de Mary Shelley, e em *Frankenstein* ela faz alusão ao experimento de Franklin quando o jovem Victor testemunha a destruição de uma árvore por um raio.

No ano de 1745, houve um grande avanço na tecnologia elétrica com a invenção da garrafa de Leyden, um dispositivo simples capaz de armazenar carga elétrica. Isso significava que, a partir de então, a eletricidade poderia ser armazenada e fornecida sob demanda. A posterior invenção da pilha voltaica (como chamaríamos a primeira bateria) em 1800 proporcionou maior controle e poder elétrico, permitindo que os cientistas usassem a eletricidade para sondar a mesma essência de diversos materiais, o que revelou toda uma gama de novos elementos. A pilha voltaica também foi usada para animar músculos de sapos mortos e de seres humanos paraplégicos.

Fizeram-se conexões entre eletricidade e condições climáticas, bem como entre eletricidade e materiais. Experimentos em animais também revelaram uma forte conexão entre eletricidade e vida. Com isso, não foi um grande salto da imaginação constatar a potencial aplicação da química e da eletricidade às ciências médicas.

Na Europa, o conhecimento médico e anatômico permaneceu estagnado por quase 1500 anos, até que anatomistas, como Andreas Vesalius, no século XVI, ousaram explorar o interior de cadáveres humanos e documentar o extraordinário detalhamento e beleza dos mecanismos internos do corpo. No século XVII, era cada vez maior a tendência de encarar o corpo humano como uma máquina orgânica, o que talvez possa ser ilustrado principalmente pela descrição que o médico William Harvey fez do coração, no século XVII, classificando-o como uma bomba. O *Frankenstein* de Mary Shelley é o passo lógico seguinte no progresso desse pensamento. O romance sugere que seria possível fabricar uma criatura a partir de partes do corpo exatamente como se podia fazer uma máquina funcionar quando todos os seus componentes eram reunidos e montados corretamente.

Na segunda metade do século XVIII, o fascínio pelo corpo humano e sua estrutura viu um enorme crescimento em meio aos estudantes de medicina. A anatomia tornou-se conhecimento necessário para todos aqueles que esperavam qualificar-se como médicos. Na Grã-Bretanha, os cadáveres que podiam ser obtidos legalmente eram limitados em número e restritos tão somente àqueles que lecionavam anatomia em escolas oficiais de medicina. Indivíduos empreendedores criaram escolas particulares que ofereciam ensino prático de anatomia. O material de base para seus alunos era fornecido por ladrões de corpos que roubavam os cadáveres de cemitérios no meio da noite. A matéria-prima para a construção da criatura de Victor Frankenstein, personagem de Mary, vinha de escolas de anatomia e cemitérios.

Em um mundo que fervilhava com ideias científicas e poucos (ou nenhum) campos especializados de estudos, havia uma mistura inevitável de fascínio pelo fenômeno elétrico e pela biologia humana — o que deu origem ao galvanismo, o uso da eletricidade para estimular músculos. Demonstrações espetaculares em cadáveres de criminosos recém-enforcados pareciam comprovar que a eletricidade talvez fosse capaz de reanimar os mortos. O fenômeno do galvanismo era discutido nos lares e em reuniões sociais das classes mais altas, bem como em sociedades científicas; era também tema de conversas — ao lado de outros tópicos médicos e macabros — na Villa Diodati, quando Mary se inspirou a escrever *Frankenstein*. No entanto, se a eletricidade tinha a natureza de uma substância ou uma força, ainda era algo muito debatido à época, e alguns sugeriam que ela poderia ser semelhante a uma força vital ou, na realidade, à vida em si.

A natureza e a origem da vida começaram a ser questionadas perto do fim do século XVIII. Antes disso, teria sido impensável afastar-se da interpretação bíblica da origem do homem e de todas as demais criaturas. Em biologia e botânica, a diversidade de espécies — e também as óbvias semelhanças entre elas — sugeriam alguma forma de adaptação e desenvolvimento gradual. Erasmus Darwin, médico, inventor e avô de Charles Darwin, propôs teorias especulativas incipientes de evolução — como dizia ele, "tudo vem de conchas" — e fez conjecturas sobre o processo de geração. Não obstante, ele tomou o cuidado de não excluir Deus inteiramente do processo, enfatizando que o "poder da Grande Causa Primeira" era o gatilho de tais processos.

Darwin chegou mesmo a sugerir que a força de uma espécie podia evoluir de modo a ocasionar a destruição de outra — receio semelhante àquele demonstrado por Victor Frankenstein quando pensava em produzir uma criatura fêmea para fazer companhia a sua primeira criação. No prefácio à edição de 1831 do romance, Mary Shelley citava Darwin como fonte de inspiração ao conceber *Frankenstein*.

Ela recordava um experimento de geração espontânea (a capacidade que algumas criaturas pareciam ter de surgir espontaneamente sem a necessidade de genitores) —, uma amostra de aletria comum conservada sob uma proteção de vidro parecia mover-se e dar sinais de vida. Isso era algo inesperado em uma porção de alimento, mas o provável é que fosse provocado por ovos de moscas, pequenos demais para serem vistos a olho nu, abrindo-se ao nascimento das larvas. Não há dúvidas de que observações do que se pensava ser geração espontânea fossem divulgadas, mas o experimento citado por Mary foi equivocadamente atribuído ao dr. Darwin.

A velocidade do avanço científico no século que precedeu o nascimento de Mary, e algumas décadas depois dele, era extraordinária, instigante e, para alguns, assustadora. Quando Mary nasceu, a química mal havia sido apartada de sua terminologia alquímica para tornar-se uma ciência moderna e sistemática. Em 1789, Lavoisier havia registrado 33 elementos químicos;* quando da morte de Mary, outros 27 elementos haviam sido acrescentados à lista, e surgiam padrões que, em pouco tempo, levariam à formulação da primeira tabela periódica.

A ciência trazia a promessa de aprimorar a produção industrial, descobrir novos materiais e promover melhorias radicais na saúde e no bem-estar em geral. Esses rápidos avanços e as ousadas declarações em favor da ciência provocaram reações de entusiasmo, mas também deram margem a críticas. São exatamente essas esperanças e medos que Mary Shelley usou para criar o extraordinário efeito produzido por *Frankenstein*. Em alguns aspectos, *Frankenstein* pode ser encarado como um resumo das conquistas científicas do século anterior.

A atmosfera social e política na virada do século XIX também influenciou a ciência. Em uma época em que a França era castigada pela revolução, e as hostilidades entre França e Grã-Bretanha alcançavam seu ápice, as descobertas científicas britânicas eram alardeadas como se mostrassem sua superioridade sobre a ciência francesa. O caráter de segredo e isolamento dos experimentos de Victor estava na contramão dos princípios iluministas do compartilhamento das investigações científicas, o que pode ter sido parte do motivo de sua ruína.

---

* A maioria deles (mas não todos) era de elementos tais como os definimos hoje; Lavoisier incluía a luz e o calórico (calor) em sua lista, ao lado dos elementos propriamente ditos.

O Iluminismo também marcou uma mudança de atitude no tocante à educação, sobretudo à educação científica. Cada país adotou uma abordagem diferente, mas havia uma tendência geral de criação de instituições para o ensino de habilidades técnicas, com o intuito de formar trabalhadores, administradores e diretores para a atividade industrial em expansão. Houve ainda tentativas de ampliar a educação da população como um todo e das classes mais pobres. Embora os resultados tenham sido positivos em alguns aspectos e negativos em outros, fracassando principalmente quanto à melhoria dos padrões educacionais das crianças mais pobres (as famílias não conseguiam arcar com o tempo das crianças na escola quando elas podiam estar ajudando em casa ou trabalhando), a tendência se consolidou, e os padrões apontavam para o seu desenvolvimento no século XIX.

As crianças das classes mais abastadas e da classe média emergente eram incentivadas a aprender sobre ciência, e publicaram-se muitos livros escritos especialmente para crianças. As mulheres também foram iniciadas nas ciências e tornaram-se autoras de populares livros científicos infantis. Por exemplo, no início do século XIX, a série *Conversations* [Conversas] de Jane Marcet — livros de discussões científicas entre duas jovens alunas, Caroline e Emily, e sua professora, a Sra. Bryant — ganharam tremenda popularidade. Os livros de Marcet, ilustrados com esboços de equipamentos científicos desenhados por ela mesma, guiavam seus leitores pelos princípios básicos de física, astronomia, química e botânica por meio da personagem da professora, que incentivava suas jovens alunas a questionar, discutir e partilhar suas ideias.

Marcet teve muitos imitadores e plagiadores, e seus livros foram tidos como obras clássicas para o ensino de ciência por quase um século. Elas eram populares entre meninos e meninas — ninguém menos que Michael Faraday foi um jovem fã das publicações. No entanto, a abordagem de Marcet dedicava-se especificamente à educação científica de meninas. O fato de ela precisar fazer essa declaração em seus livros revela a polêmica que existia em torno do tema, conquanto a escritora defendesse o ensino de ciência a meninas e afirmasse ter o apoio da opinião pública. Considerava-se uma vantagem social que uma mulher tivesse conhecimento das ciências químicas.

Mas Jane Marcet não foi a única mulher a participar da ciência e contribuir para ela. Erasmus Darwin, ao criar um colégio para meninas, elaborou uma grade curricular que incluía química e botânica. Em suas correspondências para a esposa, o engenheiro escocês James Watt mencionava muitos detalhes técnicos. Marie-Anne, a jovem esposa de Lavoisier, aprendeu inglês para ter condições de traduzir artigos da Royal Society e outras obras de cientistas ingleses. Ela se tornou secretária e assistente de laboratório do marido, produzindo desenhos e anotações detalhadas de seus experimentos, o que foi uma contribuição significativa para o trabalho do cientista. Em 1787, Caroline Herschel tornou-se a primeira mulher da Grã-Bretanha a receber um salário profissional por seu trabalho científico concedido pelo rei Jorge III em reconhecimento de sua reputação como astrônoma e "caçadora de cometas".

Apesar de umas poucas exceções dignas de nota, no geral, não se considerava adequado que mulheres fossem investigadoras ativas em ambiente de laboratório. No entanto, sabia-se de suas contribuições nos bastidores, e sua presença em palestras públicas era notória e encorajada.

Mary Shelley viveu em uma época de novas oportunidades para mulheres na área da educação. Embora tenha nascido em uma família de arranjo vergonhoso e de renda bastante limitada, Mary teve uma infância invejável — ainda que pouco convencional — no tocante à educação e incentivo intelectual. Passou seus primeiros anos entre livros e a companhia de escritores, artistas, cientistas e filósofos. Não surpreende — e talvez fosse até esperado — que Mary tenha se tornado escritora. O que não se podia prever é que ela concebesse uma criatura como o monstro de Frankenstein.

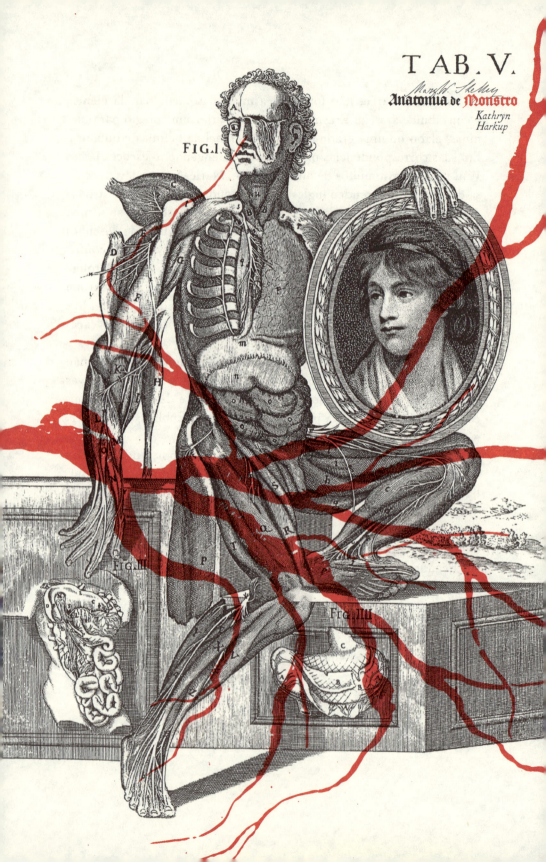

BIBLIOTECA MEDICINA MACABRA APRESENTA

CAPITULUM II

EVOLUÇÃO

> *Somos criaturas sem forma, mas ficamos pela metade, caso alguém mais sábio, melhor, mais estimado que nós, assim deve ser tal amigo, não nos ajude a aperfeiçoar nossa natureza fraca e imperfeita.*

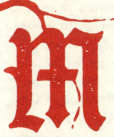

Mary Wollstonecraft Godwin nasceu de pais notáveis e, por isso, esperavam-se coisas notáveis dela. Seu pai, William Godwin, foi um dos escritores mais célebres e controversos da Inglaterra. Seu livro mais famoso contestava as instituições do governo e do casamento e propiciou-lhe fama, seguidores e muitas críticas. A mãe, Mary Wollstonecraft, era uma mulher extraordinária: inteligente, ousada, escritora, tradutora e protofeminista de sucesso, e uma das vozes mais potentes pela luta das mulheres. Muitas dessas qualidades seriam herdadas pela filha Mary. Mas outras pessoas também tiveram papéis importantes na infância de Mary, bem como acontecimentos e experiências que acabariam por integrar o romance *Frankenstein*.

William Godwin nasceu em 1756, filho de uma família de classe média com fortes crenças calvinistas. Na juventude, preparou-se para atuar como pastor e pregou por um breve período, sem sucesso significativo. Seus sermões, conquanto bem escritos e ardentes, não eram inspiradores, e sua congregação preferia que ele lesse os sermões do pai em vez dos seus próprios. Dúvidas sobre sua religião e pensamentos de crescente caráter ateísta insinuaram-se em sua mente ao ler as obras dos filósofos Rousseau, Holbach e Voltaire, tornando-o mais político.

No início da idade adulta, ele teve planos de abrir uma escola e chegou a produzir um panfleto para divulgá-la a potenciais alunos. Embora apresentasse muitas ideias sobre educação, o documento não trazia nenhuma informação que se esperaria de praxe, tais como detalhes sobre os professores, o tamanho das turmas, nem mesmo valores de mensalidades. Ficou claro que Godwin era mais filósofo que um prático homem de negócios.

Apesar de não ter conseguido dar início a uma carreira como professor, sua carreira literária começou a progredir, e ele descobriu que podia sustentar-se, conquanto levasse uma vida modesta, com sua renda de escritor *freelance*, produzindo artigos, críticas literárias e panfletos sobre educação, política e outros tópicos. Quando conheceu Mary Wollstonecraft, mãe de Mary, ele tinha 35 anos e levava uma vida feliz de homem solteiro na área norte de Londres cercado por um grupo de amigos e colegas intelectuais. O início de seu relacionamento com Wollstonecraft não foi nada promissor, e, quando finalmente se tornaram um casal, muitos anos depois do primeiro encontro, a vida juntos foi demasiado breve — durou menos de dois anos.

Mary Wollstonecraft nasceu em 1759 e era a segunda dos sete filhos de um pai conhecido por espancar a mulher em ataques de fúria quando embriagado. Ele acabou dilapidando todo o pouco dinheiro que a família tinha em especulações fracassadas, de modo que Wollstonecraft não tinha renda familiar que a sustentasse, trabalhou a vida inteira para manter-se e frequentemente enviava dinheiro a parentes.

Eram poucas as oportunidades de uma mulher em sua situação ter uma renda que lhe garantisse independência. Aos dezenove anos, ela saiu de casa e arranjou um emprego como dama de companhia assalariada. Ao longo dos nove anos subsequentes, trabalhou para melhorar sua situação e garantir sua independência. Chegou a abrir uma escola com suas irmãs, Everina e Eliza, mas, por fim, o empreendimento acabou fechando. Mais tarde, conseguiu um emprego como governanta para cuidar das filhas do Visconde e da Viscondessa de Kingsborough na Irlanda.

Suas experiências na seara da educação e a necessidade desesperada de dinheiro após o fechamento da escola levaram-na a escrever um livro, *Thoughts on the Education of Daughters* [Reflexões sobre a Educação de Filhas]. Posteriormente, em 1791, ela também publicou *Original stories from Real Life* [Histórias Originais da Vida Real], sua única obra de ficção para crianças.

Em 1787, após ser demitida de seu cargo de governanta e sem ter para onde ir, Wollstonecraft tomou a ousadíssima decisão de mudar-se para Londres e sustentar-se como escritora. Foi um passo corajoso, visto que pouquíssimas mulheres podiam esperar conquistar a independência financeira dessa forma.

Wollstonecraft começou escrevendo críticas literárias, mas, quando soube que poderia ter rendimentos melhores com traduções, esforçou-se para aprimorar seus conhecimentos básicos de francês e aprender alemão e italiano. Seu trabalho de tradução permitia-lhe ganhar o suficiente para suas despesas. Ela também publicou suas próprias obras por intermédio de seu amigo e editor, Joseph Johnson. Johnson era um grande apoiador de jovens escritores e de mulheres escritoras e publicava livros sobre uma ampla gama de temas, entre eles textos médicos de Erasmus Darwin e poesia de William Cowper, embora o editor fosse mais conhecido por ter publicado obras de pensadores radicais como Joseph Priestley e William Godwin.

Johnson dava jantares célebres, nos quais podia encontrar-se com sua rede de escritores e expandi-la. Tratava-se de um grupo eclético, formado não apenas de radicais, e seus membros eram atraídos pela oportunidade de discutir ideias interessantes e introduzir novos conhecidos em um círculo mais amplo de intelectuais e pensadores. Foi em um desses jantares, no ano de 1791, que Mary Wollstonecraft conheceu William Godwin. E esse primeiro contato não foi muito amigável. Godwin fora ao jantar para ouvir Thomas Paine, mas o autor de *Direitos do Homem* pouco contribuiu para a conversa, que a assertiva Wollstonecraft dominou de modo geral.

Godwin e Wollstonecraft viriam a encontrar-se novamente apenas cinco anos mais tarde. Nesse ínterim, ambos continuaram a publicar obras influentes e conceituadas, e a fama deles cresceu. Wollstonecraft deixou a Inglaterra rumo à França. Depois de tecer comentários e publicar opiniões sobre a Revolução Francesa, ela partiu para testemunhar, por si mesma, o levante político.

Em 1791, embora a Revolução já estivesse em curso na França por dois anos, ela ainda não havia alcançado seu pico sangrento. Os acontecimentos em solo francês eram largamente discutidos na Inglaterra, e havia grande preocupação em meio à classe governante britânica com as possíveis repercussões do movimento em seu país. A Revolução exerceu uma enorme influência sobre os pais de Mary Shelley. Àquela altura, Wollstonecraft conquistara certo destaque com *A Vindication of the Rights of Men* [Reivindicação dos Direitos dos Homens], escrito em 1790 como resposta a *Reflections on the Revolution in France* [Reflexões sobre a Revolução na França], de Edmund Burke. Conquanto Godwin não tivesse lido a obra de Wollstonecraft, também ele vinha refletindo acerca dos acontecimentos na França e começara a escrever sua grande obra: *Enquiry Concerning Political Justice* [Estudo de Justiça Política]. Ainda que esse livro trouxesse discussões importantes sobre questões debatidas na Revolução, tais como o papel do governo, Godwin fazia menção específica aos acontecimentos em solo francês apenas para condenar a violência que havia estourado ali. Sua obra radicalíssima pode ter previsto a queda do governo e criticado a necessidade de leis civis, mas era fervorosa em seu discurso antiviolência e clamava por uma transição lenta e pacífica para um mundo regido pela verdade e pela justiça natural.

Os acontecimentos na França, por sua vez, transformaram Wollstonecraft em uma escritora política radical. Lá, ela fez amizade com alguns dos principais membros da Revolução e frequentava os salões a fim de discutir política e ideias radicais. Em 1792, ela analisou as consequências da Revolução para a outra metade da população mundial em *Reivindicação dos Direitos da Mulher*. Os direitos da mulher tornaram-se uma causa, e Wollstonecraft foi sua principal instigadora.

Em Paris, Wollstonecraft conheceu o empresário e aventureiro norte-americano Gilbert Imlay, por quem se apaixonou. O casal era um tanto transparente no tocante a seu relacionamento, e Imlay chegou até a referir-se oficialmente a Wollstonecraft como sua esposa, não por um senso de propriedade, mas porque cidadãos ingleses estavam sob a real ameaça de prisão à época, e a condição de norte-americana impediria a prisão de Wollstonecraft. Quando a escritora descobriu que estava grávida, o casal mudou-se para uma área mais rural, afastada da agitação de Paris, e tentou estabelecer um estilo de vida mais doméstico. Wollstonecraft parecia feliz, mas Imlay, não, ausentando-se com frequência.

Em 14 de maio de 1794, Wollstonecraft deu à luz uma menina, que recebeu o nome de Fanny em homenagem a uma amiga íntima da escritora na juventude. Contudo, Imlay mostrava-se cada vez mais inquieto e passava períodos ainda mais longos fora. Muito apaixonada, Wollstonecraft passou a acompanhar Imlay, primeiro para Le Havre e, em seguida, de volta para a Inglaterra. Quando ficou evidente que Imlay havia encontrado outra mulher e já não estava interessado na escritora, ela tentou suicídio ingerindo uma grande dose de láudano. Mas Imlay salvou sua vida. Wollstonecraft ainda tinha esperanças de reconciliação, e, quando houve problemas com algumas negociações de Imlay na Escandinávia, ele enviou a escritora para lá com a filha pequena a fim de resolver a situação. Wollstonecraft talvez visse aquilo como uma oportunidade de reconquistar o afeto do homem, e, embora tenha tido êxito em resolver os negócios de Imlay ali, ficou claro, quando de seu retorno à Inglaterra, que o relacionamento entre eles havia chegado ao fim.

Arrasada, Wollstonecraft tentou suicídio pela segunda vez, andando de cá para lá pela Ponte Putney, a fim de deixar que a chuva encharcasse suas roupas antes de pular no rio Tâmisa. Felizmente, ela foi vista e salva.

Imlay mudou-se outra vez para Paris, e, com a ajuda dos amigos, a vida de Wollstonecraft começou a melhorar. Escrever ajudou Wollstonecraft a superar a situação, e ela lançou mão de suas experiências na viagem que fez sozinha, com a filha pequena, por um país estrangeiro para escrever *Letters Written During a Short Residence in Sweden, Norway and Denmark* [Cartas Escritas Durante uma Breve Estada na Suécia, na Noruega e na Dinamarca], obra publicada em 1796. Godwin leu o livro e escreveu: "Se já se escreveu um livro com o intuito de fazer um homem apaixonar-se por sua autora, este me parece ser o livro".

Quando se encontraram novamente, em 1796, Godwin e Wollstonecraft deram-se muito melhor. A amizade cada vez mais íntima transformou-se em um romance, mas, em virtude de seus princípios radicais, eles não tinham intenção de se casar e continuaram vivendo em casas separadas. No entanto, no dia 29 de março de 1797, Godwin abandonou suas crenças no amor livre e casou-se com Mary Wollstonecraft na Igreja de St. Pancras, em Londres,* tendo apenas seu bom amigo James Marshall como testemunha. Mas o acontecimento não foi exatamente a reviravolta que pode parecer. Mary viu-se grávida pela segunda vez e, depois das agruras que enfrentara por ocasião do nascimento de Fanny, não surpreende que ela quisesse um casamento que legitimasse o bebê a caminho.

Não obstante, eles continuaram sendo um casal pouco convencional. Após o casamento, Godwin e Wollstonecraft mudaram-se para casas contíguas, para que pudessem estar próximos, conquanto mantivessem, cada qual, sua vida independente. Eles tentaram esconder o casamento de seus amigos radicais, mas a notícia acabou vazando. Alguns amigos acolheram bem a união; outros, porém, consideraram-na uma traição a seus princípios e cortaram relações com o casal.

Enquanto os recém-casados aguardavam o nascimento de seu "William", o verão de 1797 trouxe condições climáticas extremas. No litoral, ocorreram trombas d'água e grandes ressacas marítimas. Chuvas torrenciais e fortes tempestades elétricas açoitaram o país. Embora não se soubesse à época, essas condições climáticas incomuns foram

---

* Hoje, existem duas igrejas de St. Pancras, uma construída após a época de Mary Wollstonecraft, e a St. Pancras original, agora conhecida como Velha St. Pancras [Old St. Pancras].

provavelmente desencadeadas por partículas lançadas na atmosfera por uma distante erupção vulcânica. Acontecimentos semelhantes precederiam o surgimento de *Frankenstein*.

Em 14 de agosto de 1797, apareceu um cometa brilhante no céu noturno. Muitos o teriam considerado um sinal da chegada de tempos adversos, mas Godwin e Wollstonecraft chamaram-no sua estrela da sorte — algo a que a própria Mary Shelley faria alusão em sua obra vindoura. Para tristeza dos Godwin, a ideia tradicional de que cometas pressagiavam más notícias foi mais adequada à sua situação. O cometa alcançou seu brilho máximo em 16 de agosto, mas desvaneceu depressa e, em 31 de agosto, já havia desaparecido por completo.

No dia 30 de agosto de 1797, Mary Wollstonecraft entrou em trabalho de parto. Às oito horas da manhã, ela enviou um bilhete tranquilizador a Godwin, dizendo que esperava "ver o animalzinho hoje". Godwin foi para seu escritório, como de hábito. Wollstonecraft, fiel a seus princípios radicais, foi auxiliada por uma parteira após recusar a presença de um médico durante o parto. O nascimento de Fanny transcorrera sem complicações, e a escritora não acreditava que seria diferente com o segundo filho.

Às 23h20, Mary Wollstonecraft deu à luz uma menina, a quem ela deu o nome de Mary. Algumas horas depois, a parteira, evidentemente preocupada, disse a Godwin que a placenta não havia sido expelida e que ele deveria chamar um médico. Este removeu a placenta de Mary, retirando-a aos pedaços. A escritora descreveu a experiência como a pior dor que já havia sentido. Dez dias depois, tendo sofrido de períodos de delírio e convulsões que sacudiam a cama, Wollstonecraft morreu de febre puerperal, uma infecção que se instalou provavelmente pelo contato das mãos do próprio médico.

Godwin, aos 41 anos de idade, ficou arrasado com a morte da esposa. Ele não conseguiu sequer comparecer ao enterro de Wollstonecraft no cemitério da igreja St. Pancras, onde eles haviam se casado seis meses antes. Durante o luto, ele escreveu *Memoirs of the Author of A Vindication of the Rights of Woman* [Memórias da Autora de Reivindicação dos Direitos da Mulher] como tributo à esposa falecida. Sua honestidade e franqueza ao relatar a vida de Wollstonecraft, o caso que a escritora teve com Imlay e suas tentativas de suicídio não foram vistas com bons olhos, e o que Godwin julgava ser um tributo a uma mulher forte que havia sobrevivido a muitas adversidades foi considerado um relato difamatório de uma vida imoral. O poeta romântico Robert Southey descreveu a obra como "um desnudar da esposa morta".

O escritor ficou responsável pelo cuidado de duas meninas, uma das quais não era sequer sua filha. Não obstante, foi muito dedicado a elas. Godwin deu seu sobrenome a Fanny Imlay, que tinha três anos à época, e decidiu ocultar a identidade do verdadeiro pai da garota até que ela tivesse idade para compreender o relacionamento da mãe com Imlay. Contudo, criar duas garotinhas era uma tarefa que ele não se sentia qualificado a realizar. A pessoa mais adequada para isso, a autora de *Thoughts on the Education of Daughters* [Reflexões sobre a Educação de Filhas] e *Original Stories from Real Life* [Histórias Originais da Vida Real], estava morta.

Quando Mary tinha apenas dezenove dias de vida, Godwin pediu que seu amigo William Nicholson (um cientista que voltaremos a mencionar nesta história) fizesse a fisiognomia* da menina. O estudo das características faciais era usado para descobrir traços de personalidade e à época era uma ciência nova e instigante. Ao observar o choro de Mary, Nicholson declarou que "a boca foi usada demais para ser bem observada", mas acreditava que o formato da cabeça do bebê sugeria "memória e inteligência consideráveis", sem nenhum indício de "melancolia" ou "desdém". Nicholson talvez quisesse consolar o enlutado Godwin, acrescentando a ressalva de que "seria tolice arriscar uma determinação de caráter" com base em uma avaliação tão curta.

No tocante à educação das duas meninas, Godwin podia ao menos recorrer aos livros de Wollstonecraft, mas as ideias do escritor acerca da capacidade feminina eram diferentes das de sua esposa. Ela pensava que "a mente não tem sexo", mas ele discordava. Godwin acreditava firmemente que homens e mulheres tinham um enorme potencial e que o caráter individual de cada criança deveria ser desenvolvido ao máximo. No entanto, dando voz à personagem de Fleetwood em seu romance de mesmo nome, ele escreveu que as mulheres não eram

---

* Sistema relacionado à frenologia e que levou ao desenvolvimento desta última.

capazes de se tornar Newtons ou Shakespeares. De todo modo, ele não diferenciava entre a educação fundamental de meninos e meninas e nutria grandes expectativas morais com relação a ambos os sexos.

Embora fizesse o possível pelas garotas, a melhor opção de Godwin era casar-se novamente. Ele já havia pedido duas mulheres em casamento, e sido rejeitado por elas, quando um encontro fortuito o levou a desposar uma vizinha, Mary Jane Clairmont (a quem nos referiremos como sra. Godwin daqui em diante, para evitar confusão com as outras duas Marys da vida de Godwin). No dia 5 de maio de 1801, Godwin fez uma anotação em seu diário: "Encontrar a sra. Clairmont" (o *status* de sra. provavelmente não refletia exatamente sua relação com o sr. Clairmont).

O casal contraiu núpcias no dia 21 de dezembro de 1801 duas vezes. O primeiro casamento de William Godwin com a sra. Mary Jane Clairmont, viúva, aconteceu na presença do bom amigo de Godwin, James Marshall. Então, o casal seguiu depressa para outra igreja, em segredo, e ali William Godwin casou-se com Mary Jane Vial, solteirona. Pode ser que eles temessem que a primeira cerimônia fosse invalidada, visto que Clairmont não era o verdadeiro sobrenome de Mary Jane. Era possível que a nova sra. Godwin estivesse grávida na ocasião do casamento, mas a criança não sobreviveu. Ela trouxe consigo os dois filhos que tinha: Jane (posteriormente conhecida como Claire) e Charles. As crianças provavelmente eram de pais diferentes, de modo que, das cinco crianças que viviam na residência dos Godwin, após a chegada de William, filho do novo casal Godwin, nascido em 1803, nenhuma partilhava dos mesmos pai e mãe.

Não havia dúvidas de que Godwin nutria grande afeição pela segunda esposa, mas a maioria de seus amigos demonstrou grande antipatia pela nova sra. Godwin. Por trás da fachada de cortesia reservada para as visitas, ela revelava um temperamento terrível: era ardilosa, lia as cartas de outras pessoas e disseminava fofocas pelas costas. Contudo, seu principal crime parecia ser o fato de que ela não era Mary Wollstonecraft, algo que ela percebia com amargura e que pode ter instigado seus atos mais maldosos. Mary, que idolatrava a memória da mãe, Mary Wollstonecraft, nunca se deu bem com a madrasta. Ela se furtava às tarefas domésticas e fugia sorrateiramente da casa para ir ao cemitério junto da igreja St. Pancras, onde se sentava junto do túmulo da mãe e lia.

Todavia, apesar de seus defeitos, a sra. Godwin sabia identificar boas oportunidades de negócios e levou o marido a abrir uma editora de livros infantis, a fim de aproveitar o crescente interesse na educação de crianças. A Biblioteca Juvenil forneceria material para escolas e para indivíduos da classe média que se expandia. A sra. Godwin também contribuiu diretamente com vários títulos para a lista, traduzindo contos de fadas franceses e suíços, já que ela era fluente em francês.*

Godwin também contribuiu com diversos títulos para a biblioteca publicados com pseudônimos e preservando o próprio nome para obras mais acadêmicas. Valendo-se de seus contatos pessoais, Godwin conseguiu agregar muitos autores respeitados, tais como Charles Lamb e Thomas Holcroft, para integrar a lista de obras. A residência dos Godwin tinha a vantagem de abrigar cinco crianças, permitindo que ali se testassem novos títulos, e uma atividade regular na rotina da casa era que todos se sentassem em semicírculo diante de Godwin para ouvi-lo ler a mais recente inclusão à Biblioteca Juvenil.

Na virada do século XIX, havia muitas publicações especificamente voltadas para crianças, e várias delas apresentavam rico conteúdo científico. Por exemplo, *A Biblioteca Juvenil* (que nada tinha a ver com os Godwin), um periódico mensal publicado entre 1800 e 1803 e que foi reunido em uma enciclopédia de seis volumes para a educação de meninos e meninas, continha amplas seções sobre ciência e história natural. Por sua vez, a Biblioteca Juvenil dos Godwin era o título de uma série de livros dos quais a maioria era de adaptações de obras de literatura clássica e de história. Havia pouco ou nenhum conteúdo científico nessas obras, mas uma riqueza de outros materiais para inspirar a jovem Mary Godwin.

As contribuições de William Godwin para a Biblioteca Juvenil eram obras sobre mitologia grega e romana, história inglesa e outros tópicos que ele acreditava que constituíssem uma boa base para a educação de seus filhos, apesar de a experiência de aprendizado deles ser muito mais abrangente que isso. A educação de Mary foi convencional para sua época, no sentido de que ela recebeu pouca instrução formal na escola e foi educada sobretudo em casa, mas o ambiente em que ela

---

* Foi graças a ela que o clássico infantil *The Swiss Family Robinson* [A Família Suíça Robinson], de Johann David Wyss, chegou aos leitores ingleses.

cresceu era excepcional. Godwin ensinara Mary a ler e escrever o próprio nome desenhando as letras gravadas na lápide da mãe. Quando a garota já conseguia ler, Godwin fez todo o possível para alimentar seu amor pela leitura. E, nesse aspecto, ele foi muito bem-sucedido, pois Mary foi uma leitora voraz ao longo de sua vida, chegando a ler até dezesseis horas por dia. Godwin tinha uma grande biblioteca pessoal, e, com o início da Biblioteca Juvenil, ainda mais livros apinharam a casa. Havia ainda livros específicos deixados para a educação de Mary. Durante a segunda gravidez, Mary Wollstonecraft havia escrito uma série de aulas para Fanny e "William".

Mary tinha ainda uma vantagem adicional com relação a muitas jovens de sua época: era filha de pais intelectuais que tinham opiniões progressistas sobre a educação das mulheres, embora o segundo casamento de Godwin possa tê-lo restringido de colocar todas elas em prática. Godwin era frequentemente indagado se estava educando os filhos à maneira Wollstonecraft, ao que ele respondia que "A atual sra. Godwin" não aceitava todas "as noções" da mãe de suas filhas, e que nenhum deles tinha tempo suficiente "para colocar em prática novas teorias educacionais".

Depois que Godwin conheceu a segunda esposa, Mary uniu-se à irmã, no verão seguinte, em uma escola diurna, mas a situação parece não ter durado muito tempo, e Godwin seguiu ensinando as meninas em casa. Em contrapartida, os irmãos de Mary foram enviados para internatos. Até mesmo a irmã postiça de Mary, Claire, parece ter recebido melhor educação formal que Mary, passando certo tempo em escolas para meninas. A expectativa era que Claire se tornasse professora. A sra. Godwin parece ter investido mais tempo e recursos na educação dos próprios filhos que na das filhas de Mary Wollstonecraft.

A educação doméstica era a regra para as garotas e dava muita ênfase a atividades femininas como trabalhos com agulha, arte e música. Mary teve professores particulares de música e desenho, bem como uma governanta, a srta. Maria Smith, por quem nutria grande afeição. Todavia, esperava-se que toda jovem fosse versada em uma gama de assuntos, de sorte a ser capaz de uma participação inteligente em conversas, e eram poucos os lares na Inglaterra da época que tinham condições de oferecer uma educação tão rica e diversificada em temas instigantes como o lar dos Godwin.

Qualquer coisa que Mary possa ter perdido em termos de instrução formal foi certamente mais que compensada pela torrente inspiradora de visitantes que frequentava a casa dos Godwin. Em 1807, a família mudou-se para o número 41 da Skinner Street, em Londres, com o intuito de estabelecer uma sede para sua atividade editorial, uma residência para a família e uma loja que, além de livros, vendia também mapas, artigos de papelaria e brinquedos. A Skinner Street ficava em uma área bastante insalubre do distrito de Holborn à época e era cercada de matadouros. Além disso, era possível ouvir as execuções nas forcas em Old Bailey, perto dali. As multidões passavam apressadas pela loja rumo a algum enforcamento, e os corpos dos assassinos eram levados à Faculdade de Cirurgiões próxima dali para ser anatomizados.

Apesar do endereço nada elegante e da infâmia que recaiu sobre a família por causa do livro que Godwin escreveu com as memórias da primeira esposa, muitos de seus amigos e admiradores ainda iam até lá para visitá-lo. Muitos também iam para ver Mary, a pródiga filha dos dois grandes radicais, e ficavam impressionados com sua bela aparência e sua inteligência evidente.

Os visitantes de Godwin constituíam uma gama incrivelmente diversificada de intelectuais, desde médicos como Antony Carlisle, até cientistas como Humphry Davy, e artistas como Henry James Richter e James Northcote (que pintou o retrato de Godwin). Políticos, filósofos e atores também ceavam ali, bem como grandes escritores como William Wordsworth e Samuel Taylor Coleridge. Mary e Fanny costumavam entrar sorrateiras no escritório de Godwin para ouvir as conversas quando, na verdade, deveriam estar dormindo. Em uma ocasião memorável, Mary, então acompanhada da irmã postiça Claire, escondeu-se debaixo do sofá a fim de ouvir Coleridge recitar seu famoso poema *The Rime of the Ancient Mariner* [A Balada do Velho Marinheiro]. A menina ficou tão impressionada que, décadas mais tarde, ainda conseguia recordar-se do acontecido, e o poema foi uma de suas inspirações para escrever o romance *Frankenstein*.

Além da profusão de leituras e das aulas particulares de música e desenho, havia ainda viagens a Londres para visitas a exposições de arte, teatros e palestras (dentre as quais, uma visita à Royal Institution para ouvir Humphry Davy), atividades que despertavam enorme entusiasmo em Mary. Além disso, quando Godwin era convidado a jantar com amigos, ele geralmente levava os filhos consigo.

Mary era bastante modesta com relação a suas capacidades intelectuais, e alguns estudiosos sugerem que a maior parcela de sua instrução foi resultado de sua convivência com Percy Bysshe Shelley. Porém, como espero ter demonstrado, ela era tão instruída quanto Shelley e, em alguns aspectos, até mais do que ele, sobretudo em seu conhecimento da literatura e da história inglesas, assuntos pelos quais Godwin era apaixonado. Por outro lado, Shelley era muito mais versado nos clássicos e em ciência e foi um guia para Mary enquanto esta desbravava as antigas literaturas grega e romana.

Shelley dava muita importância ao fato de ter publicado dois romances ainda na universidade. Na verdade, Mary havia sido publicada com ainda menos idade e sua estreia teria sido possivelmente mais bem-sucedida. Ela escrevia histórias desde muito jovem, mas acredita-se que aos dez anos Mary também tenha escrito e publicado uma versão ampliada de uma canção cômica popular chamada *Mounseer Nong Tong Paw*. Esse foi um acréscimo de sucesso à Biblioteca Juvenil e foi republicado diversas vezes, embora Mary não fosse reconhecida como sua autora, exceto em correspondências particulares de Godwin.[*] Em casa, Godwin também incentivava a família a sentar-se para ouvir os discursos do jovem William. Ergueu-se um púlpito improvisado para que o garoto pudesse falar adequadamente à sua pequena plateia doméstica. Por vezes, os conteúdos desses pequenos sermões eram escritos por Mary.

O lar de Mary foi, sem dúvida, um ambiente intelectualmente instigante, mas não era um lugar feliz. A escritora idolatrava o pai, mas este podia ser bastante reservado e severo como um professor. A hostilidade crescente entre Mary, Fanny e a madrasta, bem como preocupações financeiras — apesar das vendas cada vez melhores da Biblioteca Juvenil e, graças a uma confusão legal, da isenção de aluguel, dívidas amontoavam-se — tudo isso criava uma tensão no lar.

Tais dificuldades e conflitos em casa, assim como a relação turbulenta com a madrasta, podem ter contribuído para o período de enfermidade pelo qual Mary passou aos catorze anos. Um médico, tratando-a da

---

[*] A verdadeira autoria do poema ainda é objeto de debate. A jovem Mary poderia ter dado a ideia ou base inicial do texto, que teria sido então ampliado por um escritor mais experiente.

fraqueza e das erupções cutâneas que apareceram em seu braço, recomendou banhos salgados, e isso fez com que Mary fosse logo enviada à cidadezinha litorânea de Ramsgate, onde a adolescente melhorou um pouco. No entanto, seu retorno a Skinner Street provocou um agravamento de sua condição, e tomaram-se medidas mais drásticas.

Em 7 de junho de 1812, ainda antes de completar quinze anos, sozinha e com o braço em uma tipoia, Mary foi colocada a bordo de um navio rumo à Escócia. Godwin escreveu para um conhecido, o dissidente radical William Baxter, assim descrevendo a jovem que Baxter concordara em hospedar por seis meses: "Ela é particularmente ousada, um tanto autoritária e com a mente muito ativa. Sua sede de conhecimento é grande, e sua perseverança em tudo o que se propõe a fazer é quase invencível". No cais, Godwin encontrou uma mulher que embarcaria com a filha no mesmo navio e pediu que ela cuidasse da jovem Mary até que esta desembarcasse em Dundee aos cuidados dos Baxter.

Deve ter sido uma experiência intimidadora, mas Mary vicejou na Escócia, onde criou um forte vínculo de amizade com as garotas Baxter, principalmente com Isabell. Os Baxter levaram Mary em viagens pela Escócia, passando temporadas em Edimburgo e St. Andrews, e subiram o rio Tay por entre as montanhas Grampian até Inverness. A Escócia e a cidade de Dundee deixaram uma marca indelével na jovem Mary. Vários cenários escoceses viriam a ter papel de destaque em *Frankenstein*, embora a remota ilha escolhida por Victor Frankenstein para construir sua segunda criatura seja provavelmente fruto da imaginação de Mary em vez de um local onde ela já estivera. Outros aspectos de sua estadia na Escócia também integraram o enredo do romance.

De acordo com uma tradição em Dundee, Mary teria começado a escrever *Frankenstein* enquanto vivia com os Baxter. Conquanto isso não deva ser verdade, não há dúvidas de que algumas sementes de inspiração foram plantadas na escritora durante o tempo em que viveu na cidade. No início do século XIX, Dundee era um imenso porto, do qual zarpavam navios para expedições baleeiras e explorações científicas das gélidas regiões setentrionais — o cenário de abertura e fechamento de *Frankenstein*. E, segundo as recordações da própria Mary, fora na Escócia que ela deixara a imaginação correr solta, construindo "castelos no ar" e contos fantasiosos.

Enquanto Mary se deleitava com a nova vida em solo escocês, na casa de sua família na Skinner Street, Godwin havia recebido uma carta de um novo jovem admirador. Isso não era algo inusitado: muitos rapazes sentiam-se inspirados por Godwin e começavam a trocar correspondências com o grande escritor, mas aquela carta teria uma repercussão especial, pois vinha de Percy Bysshe Shelley. Godwin respondeu com palavras encorajadoras, e, na segunda carta de Shelley, o jovem radical deixou escapar que era herdeiro de uma propriedade de grandes dimensões, fato que despertou a atenção do sempre endividado Godwin.

Percy Bysshe Shelley era o primogênito legítimo de Sir Timothy Shelley, segundo Baronete de Castle Goring, membro do parlamento e rico proprietário de terras. Shelley vivera uma infância um tanto idílica em Field Place, West Sussex, onde podia explorar a ampla casa e seus terrenos, inventando histórias fantásticas sobre serpentes gigantes e alquimistas para entreter e assustar as quatro irmãs menores. Embora tenha sido inicialmente educado em casa, com professores particulares, aos dez anos Shelley foi enviado para a Syon House Academy, na parte oeste de Londres, a fim de receber a educação mais convencional esperada de um garoto de seu *status* social. Ele odiava a escola, onde era ridicularizado por seu sotaque interiorano e sua excêntrica natureza sonhadora e imaginativa, mas o garoto também vivenciou experiências positivas em seu período escolar.

Na Syon House e em seguida na Eton, Shelley ficou exposto à influência de Adam Walker. Walker percorria o país ministrando séries de palestras sobre ciência e sobretudo eletricidade. Era um grande defensor do potencial da eletricidade para o progresso da sociedade e partilhava seus conhecimentos com entusiasmo. Ele publicou um livro — *Syllabus of a Course on Natural Philosophy* [Ementa de um Curso de Filosofia Natural] — que tinha por objetivo divulgar suas palestras, mas que também trazia descrições detalhadas de equipamentos elétricos, permitindo assim que seus leitores conduzissem os próprios experimentos. Walker era amigo de Joseph Priestley, o eletricista mais famoso da Inglaterra, bem como de outros membros da Lunar Society. Essa sociedade sediada em Birmingham reunia pessoas como James Watt, Matthew Boulton e Erasmus Darwin para discussões científicas e experimentos informais. Quando não estava em seu circuito de palestras ou inventando máquinas incríveis, Walker lecionava em algumas das escolas mais prestigiadas da Inglaterra. Sua teatralidade e perícia em demonstrações científicas devem ter-lhe sido muito úteis ao lecionar para classes repletas de garotos. Um desses garotos, Percy Bysshe Shelley, ficava fascinado com o que via e ouvia.

Shelley tornou-se um fervoroso cientista amador, paixão que o poeta nutriu por muitos anos. Um dos assistentes de Walker lhe vendeu ou ajudou Shelley a montar seus próprios equipamentos elétricos. As irmãs de Shelley contavam histórias sobre as roupas do irmão estarem sempre manchadas e cobertas das marcas de combustão de suas investigações químicas. Ele tinha paixão por eletricidade e mandou construir sua própria célula galvânica em Field Place. Shelley fazia experimentos com as irmãs, convencendo-as a ficar de mãos dadas ao redor da mesa do quarto das crianças enquanto ele lhes dava choques elétricos. Posteriormente, uma das irmãs contou sobre seu pavor ao ver Shelley aproximando-se com "um pedaço de papel marrom de embrulho debaixo do braço, um pedaço de fio e uma garrafa". À proposta do irmão de curar suas frieiras com choques elétricos, o "terror superou todos os demais sentimentos".

Em 1804, Shelley foi para a Eton, recebendo praticamente o mesmo tratamento que conhecera na Syon House. Com isso, ele se retraiu, recusando-se a participar das atividades corriqueiras da escola, como esportes e serviços a outros alunos,[*] e era consequentemente atormentado e tiranizado todos os dias. Os experimentos elétricos de Shelley continuaram na Eton, e ele desenvolveu também interesse por histórias de fantasmas, magia e ocultismo. O rapaz passou uma noite vagueando pelos campos, convencido de que seus feitiços haviam funcionado e ele estava sendo perseguido pelo Diabo. Talvez não seja de admirar que ele tenha recebido o apelido de "Shelley Maluco" [Mad Shelley].

Aos dezoito anos de idade, Shelley foi enviado à Universidade de Oxford, onde conheceu seu grande amigo e biógrafo Thomas Jefferson Hogg. Hogg foi convidado aos aposentos de Shelley na faculdade e ali o rapaz encontrou "um equipamento elétrico, uma bomba de ar, a cuba galvânica, um microscópio solar [...] tudo à mostra em meio ao amontoado de coisas". Shelley anunciava com entusiasmo as possibilidades

---

[*] Os estudantes mais jovens deviam agir como servos dos alunos mais velhos, que costumavam ser bastante brutais no tratamento que dispensavam aos menores.

da ciência e o enorme poder da eletricidade, que transformaria a sociedade se pudesse ser controlado. Hogg descreveu-o, nessa época, como "o químico em seu laboratório, o alquimista em seu gabinete, o mago em sua caverna".

Mas Shelley e Hogg ficaram pouco tempo na Oxford. Juntos, eles escreveram um panfleto sobre a "necessidade do ateísmo", o que ocasionou a expulsão de ambos da universidade no dia 25 de março de 1811. O pai de Shelley ficou tão furioso que seu contato subsequente com o filho foi por meio de seu advogado. Caso Shelley não se retratasse e se submetesse incondicionalmente à vontade do pai, ele seria desligado da família e receberia apenas uma mesada de 200 libras por ano (aproximadamente 13.200 libras esterlinas segundo o poder de compra atual) para seu sustento. Shelley permaneceu fiel a seus princípios radicais e recusou-se a fazer uma retratação, aceitando a mesada de 200 libras, um montante muito pequeno para alguém de sua classe social.

Cinco meses depois de sua vexatória expulsão de Oxford, Shelley, então com dezenove anos, fugiu para a Escócia com a jovem Harriet Westbrook de dezesseis anos. Harriet era filha do proprietário de uma cafeteria bem-sucedida e havia sido educada em uma escola para garotas refinadas, onde conhecera a irmã de Shelley, Hellen. Era inteligente e encantadora, mas muito jovem e claramente insatisfeita com a vida que levava em companhia do pai. Talvez Shelley julgasse estar salvando uma donzela em apuros.

Uma vez casados, Percy e Harriet mudavam-se com frequência, padrão que se sustentaria pelo resto da vida de Shelley. O casal passou algum tempo em Lake District, em visita ao poeta Robert Southey, e também viveu no sudoeste da Inglaterra e no País de Gales. Eles fizeram ainda uma viagem irrefletida para a Irlanda, onde Shelley tentou envolver-se na causa católica pela emancipação do país. Os interesses do rapaz ganhavam caráter cada vez mais político, sobretudo no radicalismo. Ele havia lido *Political Justice* e obras de Mary Wollstonecraft, mas o fato de ele escrever uma carta para Godwin, de forma inesperada e sem conhecê-lo, pedindo a orientação ao escritor foi algo um tanto inusitado.

Godwin acreditava piamente que as riquezas deveriam ser distribuídas àqueles que podiam fazer o uso mais adequado delas, filosofia sobre a qual ele escrevera em *Political Justice*. Por isso, ele não teve nenhum escrúpulo em adular o jovem Shelley e oferecer-se como mentor na esperança de que, em troca, Shelley viesse a ajudá-lo em suas dificuldades financeiras. Com esse intuito, Godwin encorajou o jovem Shelley a reconciliar-se com a família.

 O que começou como uma ávida correspondência transformou-se em visitas regulares à residência da Skinner Street quando Shelley e a esposa Harriet iam a Londres. Na Escócia, Mary recebeu a notícia sobre o novo admirador do pai e suas visitas, mas ainda demorou algum tempo para que os jovens se conhecessem. Quando Mary retornou a Londres, na companhia de Chrissy Baxter, uma das filhas de William Baxter, para uma visita de seis meses, é possível que ela tenha tido um breve encontro com Shelley. Em 11 de novembro de 1812, Shelley, a esposa e a cunhada jantaram na residência da Skinner Street. Mary e Chrissy haviam chegado no dia anterior, permanecendo em Londres até junho de 1813, mês em que regressaram à Escócia. Mary e Shelley viriam a reencontrar-se apenas em março de 1814, quando do retorno da jovem ao lar. Nessa mesma época, Shelley retomou suas visitas a Godwin.

Ao voltar para casa, em 1814, Mary estava completamente curada de todos os problemas no braço e demonstrava enorme entusiasmo pela Escócia. A jovem usava até mesmo um vestido de lã xadrez, típico na Escócia, mas incomum na Londres da época. Enquanto isso, Shelley afastava-se cada vez mais de Harriet. Seu casamento ruía, e, em fevereiro de 1814, ele já passava semanas inteiras longe da esposa e da filhinha Ianthe.

 Quando Mary e Shelley se encontraram pela segunda vez no dia 5 de maio de 1814, houve uma atração imediata. O intelecto de Mary encantou Shelley tanto quanto a beleza da jovem, e ele a descreveu como a mais erudita dentre todas as moças que já havia conhecido. Ela também era uma jovem insatisfeita com a vida em família e talvez representasse outra oportunidade para ele agir como salvador.

 Os dois passavam cada vez mais tempo juntos. Shelley costumava acompanhar Mary em suas visitas ao túmulo da mãe no campo-santo da igreja St. Pancras. Eles estavam sempre acompanhados da irmã postiça de Mary, Claire Clairmont, que devia estar ali como dama de companhia, mas geralmente deixava o casal a sós. Foi ali, junto ao túmulo de Wollstonecraft, que Shelley e Mary declararam seu amor um pelo outro e planejaram viver juntos.

Enquanto isso, as esperanças de Godwin com relação a um suporte financeiro de Shelley viram-se frustradas logo de início. Incapaz de reconciliar-se com a família, ou relutando em fazê-lo, Shelley não tinha condições financeiras de ajudá-lo diretamente, e por isso Godwin incentivava-o a contrair empréstimos, com a garantia futura de sua herança, a exorbitantes taxas de juros. Em 6 de julho de 1814, depois de Shelley ter assinado os documentos para obter um de tais empréstimos, que teria uma parte destinada a aliviar as dificuldades financeiras de Godwin, o rapaz saiu para uma longa caminhada com o escritor e contou-lhe sobre os planos que ele e Mary tinham de viver juntos. Como Godwin defendia o amor livre em *Political Justice* e era muito franco acerca de seu relacionamento com Mary Wollstonecraft antes do casamento, é provável que Shelley e Mary esperassem que Godwin lhes desse sua bênção. No entanto, o escritor ficou indignado e tentou separar o casal, fazendo duras advertências à filha e a Shelley. O rapaz foi proibido de frequentar a casa, e Mary recebeu ordens de não se comunicar com o poeta em hipótese alguma. Mary declarou que seria fiel a Shelley, pois não conseguiria amar nenhum outro homem, mas concordou em não ver o rapaz nem lhe dar esperanças.

Porém, esse não foi o fim. Após a separação forçada, certa tarde, Shelley invadiu a sala de estudos da casa e disse: "Querem separar-nos, minha amada, mas a morte haverá de unir-nos". Em seguida, entregou um frasco de láudano para Mary. O rapaz também trazia consigo uma pistola. "Isto me unirá a ti novamente", disse ele. Mary acalmou-o e ele foi embora, mas, pouco depois da meia-noite, o toque da campainha despertou a casa toda: era a notícia de que Shelley havia tomado uma overdose de láudano. Os Godwin saíram às pressas para salvar o rapaz, embora Mary tenha sido deixada em casa, aflita. O poeta sobreviveu à tentativa de suicídio.

Todos os esforços dos Godwin para manter o casal separado falharam no dia 28 de julho de 1814. Shelley aguardava em uma carruagem à porta da residência na Skinner Street enquanto, dentro da casa, Mary fazia as malas e deixava um bilhete no gabinete de estudos do pai. Às 4h da madrugada, Mary saiu do número 41 da Skinner Street e entrou na carruagem à sua espera, que levou o casal depressa para Dover. Para surpresa de todos, Claire Clairmont partiu com eles. De Dover eles decidiram viajar para a França. Clairmont explicou que seria útil ao casal, pois era a única ali que sabia falar francês. É provável que a jovem também estivesse fugindo da atmosfera tensa da casa dos Godwin, ou talvez ela já estivesse apaixonada por Shelley, ou fosse um pouco de tudo isso. Quaisquer que tenham sido os motivos de sua fuga, Claire permaneceria em companhia dos amantes, consideradas suas idas e vindas, pelos oito anos subsequentes.

No dia da fuga dos jovens fez um calor escaldante, e à noite uma tempestade açoitou o canal enquanto o trio fazia a travessia, com Mary deitada no colo de Shelley sofrendo de enjoos (e talvez dos primeiros estágios da gravidez). Uma chuva torrencial, acompanhada de trovões, raios e relâmpagos abateu-se sobre eles, mas, quando o barco chegou a Calais, o sol nascia para iluminar sua nova aventura.

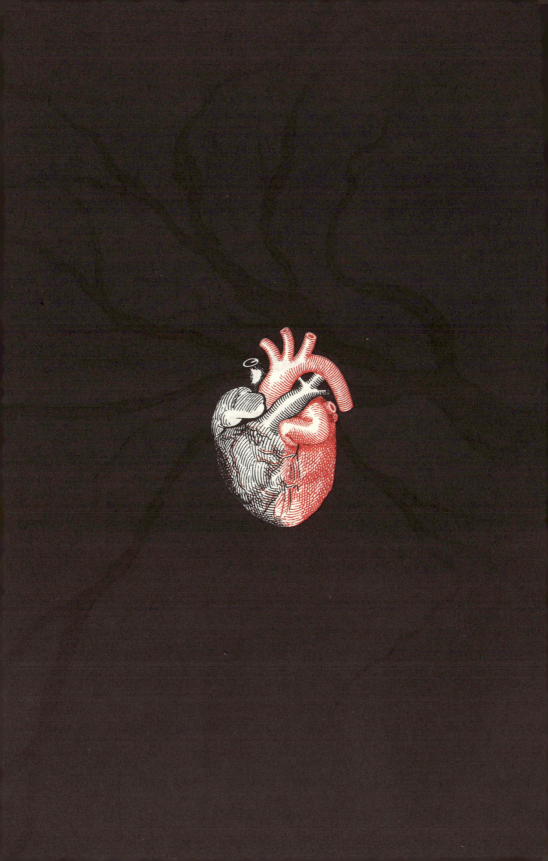

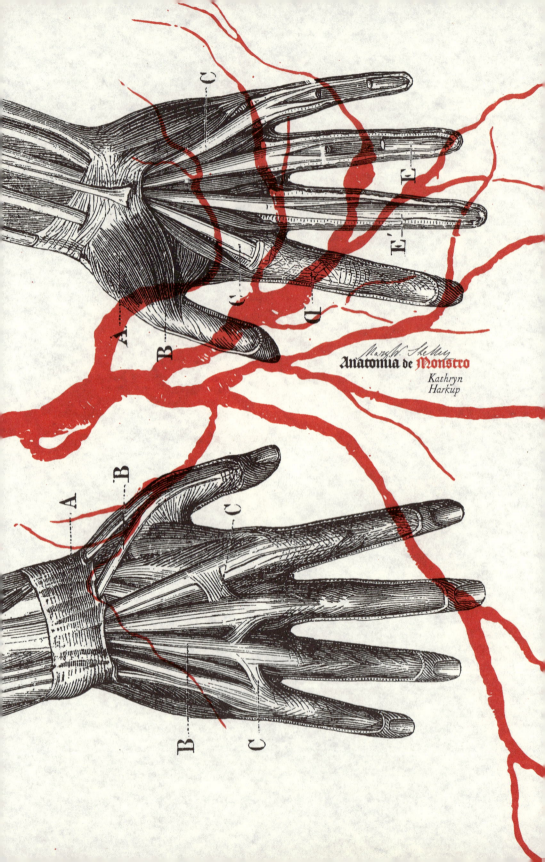

Anatomia de Monstro

Kathryn Harkup

BIBLIOTECA MEDICINA MACABRA APRESENTA

CAPITULUM III

EVASÃO

> *[...]estávamos em uma viagem de exploração [...]*

Poucos dias depois de sua chegada à França na companhia de Claire Clairmont, Mary e Shelley começaram a escrever um diário conjunto de sua nova vida juntos. De início, ambos contribuíam para as descrições das paisagens, da gente local e dos percalços de sua jornada, mas, com o tempo, foi Mary quem assumiu o papel de diarista. Posteriormente, Mary valeu-se desse diário como principal fonte de material para sua primeira obra publicada na vida adulta,* *A History of a Six Weeks' Tour* [História de uma Viagem de Seis Semanas], mas a jornada do trio também propiciou elementos para *Frankenstein*.

---

* Na realidade, o livro foi publicado em nome de Percy Bysshe Shelley, mas Mary constava como coautora.

Aliás, os primeiros dois anos da vida de Mary com Shelley forneceram uma enorme quantidade de temas para seu romance de estreia, e não apenas a fuga do casal (que foi a primeira das muitas viagens da escritora para a Europa). Acumulava-se uma variedade de excertos, ideias, cenários e personagens nas memórias de Mary, os quais ela viria a unir e costurar ao criar seu monstro. Mas tudo isso ainda levaria alguns anos para acontecer. No verão de 1814, Mary estava embarcando em uma aventura com seu amado Shelley.

A primeira viagem do casal foi cheia de expectativas. A novidade e a emoção de viajar para novos lugares mantinham os jovens felizes, apesar dos parcos recursos financeiros. A Europa estivera praticamente fechada aos turistas durante a maior parte dos vinte anos anteriores por causa de guerras. As consequências devastadoras de tais conflitos, bem como as revoluções na França, ficaram evidentes aos viajantes, mas isso não os dissuadiu, enlevados que estavam em sua própria felicidade.

Em suas andanças, o trio atravessou a França arrasada pela guerra e chegou à Suíça, uma jornada que, em grande parte, foi feita a pé por causa dos recursos financeiros limitados dos jovens. Tornozelos torcidos, mulas que não cooperavam e cocheiros rabugentos não conseguiram obscurecer o entusiasmo do grupo. Eles tinham esperança de ficar nas montanhas suíças, junto a um dos lagos da região, mas, já quase sem dinheiro, não lhes restou escolha senão retornar à Inglaterra pelo meio de transporte mais barato disponível — de barco pelo Reno. Ao longo do trajeto pelo rio, eles passaram por movimentados entrepostos comerciais, cidadezinhas fervilhantes de atividade e antigos castelos em ruínas. No início de setembro de 1814, fizeram uma importante parada para passar a noite em Gernsheim, pouco abaixo de Darmstadt e de uma colina em cujo topo se ergue o Castelo Frankenstein.

A importância do castelo como inspiração para o romance de Mary tem sido estudada há dois séculos, e, além de seu nome, existem, sem dúvida, muitas coincidências e possíveis fontes de inspiração para a obra.

O Castelo Frankenstein foi construído no século XIII pelo Lorde Konrad II Reiz von Breuberg, que, depois de erigir o castelo, mudou seu nome para von Frankenstein. Frankenstein significa apenas "pedra dos Franks" e constituiria uma forma habitual de dar nome a uma área de propriedade da família Frank, um sobrenome alemão bastante comum. No século XVII, o castelo havia se transformado em refúgio e hospital para aqueles que fugiam da guerra com a França. No dia 10 de agosto de 1673, dois refugiados abrigados no castelo tornaram-se os pais de seu mais infame residente, Johann Konrad Dippel.

Dippel tornou-se alquimista, e os boatos que corriam entre os moradores da região diziam que ele teria vendido a alma ao Diabo em um pacto ao estilo de Fausto em troca de ganhos materiais. Pululavam rumores acerca de Dippel e seus experimentos, inclusive histórias de que ele havia descoberto a pedra filosofal[*] e fizera experiências de transferência de almas. Não se sabe se ele de fato realizou este último experimento, mas, em um de seus livros, *Maladies and Remedies of the Life of the Flesh* [Moléstias e Remédios da Vida da Carne], Dippel escreveu como, com a ajuda de um funil, era possível transferir a alma de um cadáver para outro.

Seu interesse por alquimia e medicina surgiu em 1698 quando estudava em Göttinghen. Um de seus professores descreve Dippel como um "escritor ininteligível, além de químico, e cujo cérebro parece ter sido aquecido a um alto grau de fermentação pelo fogo do laboratório".

Por volta do ano de 1700, Dippel começou a investigar novos potenciais remédios e tinha os animais como foco de interesse. Ele produziu um óleo a partir da destilação destrutiva de partes animais. No século XVIII, o uso medicinal de partes de corpos animais, e até humanos, tinha uma longa história, e muitos alardeavam seus benefícios. O químico francês Pierre-Joseph Macquer escreveu que os óleos ou gorduras

---

[*] Material supostamente capaz de transformar metais inferiores em ouro e popularizado no século XXI por um certo garoto bruxo.

animais gozavam de excelente reputação na medicina. Peter Shaw, médico e escritor do século XVIII, os descrevia como "bons para febres e reconfortantes aos nervos". Dippel afirmava que seu óleo era bom não apenas para moléstias menores, mas que se tratava também de um remédio universal capaz de curar *todas* as doenças e até exorcizar demônios. Ele dedicou grande parte de sua tese de medicina à discussão das propriedades de seu óleo.

Ao lado dos experimentos com cadáveres e das tentativas de transformar metais inferiores em ouro, Dippel fez uma genuína contribuição para a ciência moderna, conquanto mais por obra do acaso que por intenção do cientista. Em 1704, Dippel vivia em Berlim, onde um artista gráfico — Johann Jacob Diesbach — estava desenvolvendo um corante vermelho a partir da cochonilha. Diesbach tomou emprestado um pouco de sal de tártaro [carbonato de potássio] de Dippel, que usava a substância na produção de seu óleo animal. Quando o sal foi acrescido ao processo de Diesbach com a cochonilha, em vez do esperado corante vermelho, produziu-se um pigmento de um azul-escuro, que recebeu o nome de azul de Berlim e, mais tarde, ao ser usado para tingir os uniformes do exército prussiano, de azul da Prússia. Esse pigmento já foi usado por artistas, impressores e fotógrafos, bem como em medicina para o tratamento de envenenamento por tálio e por patologistas como reagente para identificar a presença de ferro. O trabalho de Dippel produziu algum benefício médico afinal, embora não da maneira como ele previa.

Dippel estudou medicina na universidade de Leiden, graduando-se em 1711 e dando início à sua prática médica perto de Amsterdã. No entanto, apenas três anos depois, se viu preso na ilha dinamarquesa de Bornholm por suspeitas de que estivesse envolvido em uma série de intrigas políticas. Ele passou o restante da vida na Suécia e no norte da Alemanha. Foi contratado pelo duque de Wittgenstein-Gutzow e dispunha de um laboratório no castelo do nobre. Ali, em 25 de abril de 1734, Dippel foi encontrado morto aos sessenta anos de idade, poucos meses após ter previsto que viveria ainda 74 anos. Alguns amigos afirmaram que ele havia sido envenenado, talvez propositalmente por aqueles que queriam roubar seus segredos alquímicos ou por acidente por causa do estado de seu laboratório, mas é provável que a razão de sua morte tenha sido um derrame.

As ruínas do gótico Castelo Frankenstein eram um destino turístico popular no tempo de Mary. As histórias sobre um alquimista que vivia no castelo realizando experimentos macabros em cadáveres humanos devia tornar o castelo uma atração ainda mais curiosa. O lugar parece a inspiração óbvia de *Frankenstein*, salvo pelo fato de que, embora tenha passado a uns quinze quilômetros do castelo em sua viagem e feito paradas de algumas horas nas cidades de Mainz e Mannheim próximas dali, não existe prova alguma de que Mary tenha visitado o castelo.

Se ouviu histórias sobre o castelo e seus sinistros moradores — o que é bastante possível se ela tiver conversado com pessoas do lugar ou companheiros de viagem no navio — Mary não mencionou em seu diário nem em nenhum outro escrito. Talvez ela tivesse lido a respeito de Dippel e seus experimentos, mas nunca se encontrou uma ligação conclusiva. Os paralelos entre Dippel, o castelo Frankenstein e o romance *Frankenstein* são tão evidentes que muitos acreditam que a visita *deveria* ter acontecido, ainda que jamais tenha ocorrido de fato.

O grupo de Shelley continuou sua viagem e acabou chegando à Holanda quase sem dinheiro. Dali eles fizeram a travessia de volta à Inglaterra, mas, quando aportaram, já não tinham recursos suficientes para pagar pelo transporte. O barqueiro viu-se forçado a segui-los por toda a Londres, enquanto eles buscavam banqueiros e amigos que lhes pudessem emprestar dinheiro para saldar a dívida. Por fim, Shelley implorou que a esposa abandonada lhe desse o dinheiro, deixando Mary e Claire à sua espera por horas em uma carruagem à porta da casa de Harriet. Foi um péssimo início para o que viria a ser um período sombrio na vida conjunta de Mary e Shelley.

As dificuldades financeiras continuaram. Sir Timothy Shelley, furioso diante das atitudes do filho, suspendeu totalmente a mesada que lhe dava. E ele não foi o único a condenar o comportamento dos amantes. Os três foram rechaçados por amigos e pela família. Espalharam-se rumores de que Godwin havia vendido Mary e Claire a Shelley por 800 e 700 libras esterlinas, respectivamente (mais de 52 mil e 45,5 mil libras respectivamente no valor da moeda atual). Godwin e a esposa cortaram relações com Mary e Claire: eles ficariam mais de dois anos sem fazer contato com Mary, chegando mesmo a proibir que os irmãos visitassem as jovens. Por vezes, Fanny enviava um bilhete em segredo, ou o caçula William conseguia fazer-lhes uma rápida visita, mas em absoluto sigilo.

Nos oito meses subsequentes, Shelley tomou dinheiro emprestado com quem pôde, e Mary e Claire chegaram mesmo a empenhar o precioso microscópio de Shelley para comprar comida. O trio mudou de residência diversas vezes para evitar os credores, e por algum tempo Shelley viu-se obrigado a viver longe das jovens, escondendo-se dos cobradores. Ele visitava Mary aos domingos, o único dia da semana em que não poderia ser preso.

Para piorar a angústia de Mary, a esposa de Shelley, Harriet, deu à luz um menino saudável, chamado Charles, em novembro de 1814. O poeta ficou felicíssimo: o nascimento de um filho e herdeiro traria melhores perspectivas de obtenção de empréstimos. Ele visitava Harriet e o bebê, mas sempre voltava para Mary.

Em 22 de fevereiro de 1815, Mary deu à luz uma filha, dois meses prematura. O médico que fez o parto não esperava que a criança sobrevivesse, mas Mary amamentava e cuidava do bebê, de modo que o médico foi forçado a admitir que talvez houvesse esperança. Com o frágil bebê de apenas alguns dias, o grupo de Shelley mudou-se mais uma vez, e Mary seguiu a pé até o novo endereço carregando a recém-nascida nos braços. No dia 6 de março de 1815, Mary escreveu em seu diário: "encontrei meu bebê morto". Ela ficou compreensivelmente arrasada. Shelley parece não ter sido tão afetado pela perda e continuou com suas viagens diárias para Londres na companhia de Claire.

Uma semana depois da morte da criança, Mary sonhou com a filha: "Sonhei que meu bebezinho voltava à vida; que ela havia ficado fria, mas que a esfregávamos diante da lareira e ela sobrevivia. Acordei e não encontrei bebê algum. Penso na pobrezinha o dia todo. Não estou feliz".

A presença constante de Claire também exasperava Mary, que queria ficar a sós com Shelley. Ela o atormentava, implorando que o poeta mandasse Claire embora, mas, por causa do conflito com a residência da Skinner Street, a jovem não tinha para onde ir. Por fim, Claire foi persuadida a mudar-se sozinha para perto de Lynmouth. Em maio de 1815, Mary traçou uma linha em seu diário e escreveu: "Começo um novo diário com nossa reconciliação". Esse diário se perdeu, e outro se inicia em julho de 1816, *depois* da escandalosa comemoração na Villa Diodati onde *Frankenstein* nasceu.

Portanto, o que se sabe desse período registrado no diário perdido é uma verdadeira colcha de retalhos, mas é fato que Mary e Shelley fizeram uma viagem para o sudoeste da Inglaterra. Cartas mostram que o casal passou um tempo em Torquay, uma estância litorânea conhecida à época como um destino comum para pessoas que sofriam de tísica (tuberculose). Shelley foi acometido de dores no flanco e cólicas renais que iam e vinham durante grande parte de sua vida mas, nesse período, ele acreditava sofrer de tísica. No início do século XIX, não havia nenhum tratamento eficaz para o que constitui uma infecção bacteriana geralmente dos pulmões. Antes do surgimento da teoria dos germes e da descoberta dos antibióticos, a única coisa que se podia fazer era aliviar o sofrimento do paciente e tentar retardar o pior. Recomendavam-se ar puro e temperaturas mais elevadas. No verão de 1815, Shelley colocou-se aos cuidados médicos de William Lawrence.

Para a sorte de Shelley, ele não tinha tísica e escreveu aos amigos que se sentia muito melhor aos cuidados de Lawrence, de modo que os Shelley foram periodicamente tratados pelo médico pela maior parte de suas vidas. A relação entre o médico e os Shelley transcendeu aquela de médico de confiança para com paciente. Por exemplo, Shelley compareceu à festa de casamento de Lawrence. Além disso, Mary conhecia Lawrence desde a infância, visto que o médico visitava Godwin com frequência na Skinner Street. À época, ele era um médico recém-formado, mas tinha grande erudição e esposava opiniões persuasivas a respeito do tratamento dispensado a escravizados e outras políticas radicais, o que talvez o tenha aproximado da residência Godwin e de Shelley.

Lawrence era um médico muito respeitado. Em um estágio mais avançado de sua carreira, teve a rainha Vitória por paciente e foi eleito presidente da Faculdade Real de Cirurgiões. Ele se mostrou uma figura importante no processo de escrita de *Frankenstein* e pode ter contribuído muito para a composição da aparência e o desenvolvimento da criatura, como veremos.

Em 1815, Mary e Shelley encontraram uma casa para morar em Bishopsgate, perto da residência do amigo Thomas Love Peacock, que os visitava regularmente. O casal instalou-se, permaneceu ali por nove meses (uma espécie de recorde para eles) e parecia bastante satisfeito. No início de setembro daquele ano, Shelley, Mary, Peacock e Charles Clairmont fizeram uma viagem de barco de dez dias pelo rio Tâmisa para visitar Oxford. Shelley mostrou seus antigos aposentos na faculdade, nos quais ele conduziu seus experimentos científicos.

Embora seja conhecido por sua poesia e pelas influências científicas que incorporou em seus poemas, Shelley também escreveu peças teatrais e ensaios. A maioria de seus ensaios eram políticos, mas esses textos cobriam uma vasta gama de temas, dentre eles o princípio da vida. Talvez tenha sido a influência de William Lawrence que inspirou Percy a escrever em seu ensaio *On a Future State* [Sobre um Estado Futuro] de 1815: "mas encaremos o pensamento como uma substância peculiar que permeia e é a causa da animação dos seres vivos [...] suponhamos que seu princípio seja uma substância que escapa à observação do químico e do anatomista".

No mesmo ano, Lawrence foi nomeado professor de cirurgia na Faculdade Real de Cirurgiões. A aceitação do posto exigia que Lawrence desse uma série de palestras, que aconteceram em março de 1816. Embora Mary estivesse vivendo em Bishopsgate, Shelley também mantinha residência em Londres, já que ele estava sempre na cidade para tratar de negócios e assim teve a oportunidade de assistir às palestras, mesmo que talvez tenha discutido o assunto com Lawrence informalmente. Tais palestras costumavam ser uma formalidade em que o palestrante agradecia a colegas e antecessores e analisava o trabalho destes, bem como o seu próprio. Lawrence esposava uma opinião controversa e começou a criticar seu mentor John Abernethy, cirurgião e anatomista de enorme influência. A discussão que se seguiu ficou conhecida como o "debate do vitalismo" e girava em torno da natureza da vida e da energia vital.

O argumento de Lawrence era de que a vida surgia da complexidade do organismo. Já Abernethy defendia a explicação dada por John Hunter, mentor de Abernethy, do qual voltaremos a falar em capítulos posteriores. Hunter acreditava que algum tipo de substância era necessária para insuflar vida em um organismo, mas a natureza de tal substância era objeto de acalorados debates. Poderia ser um fluido elétrico ou outra matéria etérea demasiado sutil para ser isolada ou quantificada. Na mente de muitas pessoas, esse fluido sutil correspondia à manifestação física da alma. Lawrence argumentava que, por sutil que esse fluido vital pudesse ser, ele deveria ser capaz de penetrar outros materiais, não apenas fibras animais e, se assim o fosse, seria possível usá-lo para animar outros materiais. A experiência cotidiana parecia mostrar que não era esse o caso, com exceção talvez do caso fictício da criatura de Frankenstein, e por isso Lawrence questionava a existência de um fluido vital.

Os debates acerca da natureza da vida não se restringiam aos anfiteatros londrinos e ao lar dos Shelley em Bishopsgate. O assunto era amplamente discutido em toda a Europa, tanto nos círculos científicos como nos salões elegantes e na alta sociedade. Os Shelley gozavam da vantagem de manter estreitas relações de amizade com alguns dos intelectuais de vanguarda no assunto e, portanto, provavelmente eram muito bem-informados a esse respeito.

No início de 1816, depois de viver nove meses longe de Mary e Shelley, Claire Clairmont voltou a residir com o casal em sua casa em Bishopsgate. Talvez cansada de permanecer à sombra da romântica vida de transgressão da irmã postiça, Claire também decidiu viver sua própria aventura. Ela havia concentrado suas atenções em Lorde Byron e aproveitou-se da presença frequente de Shelley em Londres para viajar com ele e apresentar-se ao grande poeta.

À época, Byron estava no auge da fama, separado da esposa e da filha e gastando mais do que ganhava em Londres. Claire começou a corresponder-se com o poeta, um feito e tanto em uma época em que a escrivaninha do poeta mal sustentava o peso das cartas de suas adoradoras do sexo feminino. Por meio de uma adulação incansável, uma atitude coquete e bravatas constantes sobre o fato de ser enteada de William Godwin e viver com o poeta Shelley, ela conseguiu um encontro com Byron. A certa altura, eles se tornaram amantes. Claire tinha ambições de estabelecer uma relação permanente, mas Byron não tinha interesse nisso.

O casamento, a separação e as fofocas sobre os casos amorosos de Byron estavam causando desconforto ao poeta na Inglaterra, e, tão logo os papéis da separação foram assinados, ele fez as malas e deixou o país. Claire estava determinada a acompanhá-lo. Shelley também havia decidido sair da Inglaterra, provavelmente por causa de sua saúde, do silêncio diante da publicação de seu mais recente poema, *Alastor*[*] e das constantes preocupações financeiras, entre outros motivos. Mary e Shelley pretendiam ir para a Itália, mas, de algum modo, Claire fez com que eles mudassem seus planos de viagem para que coincidissem com os de Lorde Byron.

Menos de dois anos antes, o trio partira em uma viagem semelhante para a Europa. Dessa vez, porém, havia mais alguém no grupo. Em janeiro de 1816, Mary dera à luz o segundo filho, William (conhecido como Willmouse), que recebeu o nome do pai de Mary em uma tentativa de reconciliação (que não teve êxito). O casal tinha verdadeira adoração pelo garoto. No dia 2 de maio de 1816, o grupo de Shelley deixou a Inglaterra rumo a Genebra e para o que viria a tornar-se a reunião literária mais famosa da história.

O grupo de Shelley e o de Byron renderam espetáculos bastante diferentes enquanto viajavam pela Europa. Mary, Shelley, Claire e o bebê William formavam um pequeno grupo doméstico que atravessou a França com a máxima rapidez e os menores custos possíveis. Byron, por outro lado, viajava com tamanha ostentação que as pessoas saíam às ruas para, boquiabertas, admirar sua carruagem inspirada na carruagem de Napoleão e decorada com o brasão da família do poeta, seguida por uma longa fila de carruagens menores que levavam suas roupas, livros, aparelhos de jantar e empregados.

Byron partira acompanhado de seu habitual séquito de servos, mas havia um novo membro em sua comitiva: John William Polidori, um jovem médico com ambições literárias. Polidori vinha de uma família respeitável com conexões no mundo literário. O pai, Gaetano Polidori, havia sido secretário de Vittorio Alfieri, dramaturgo e poeta considerado

---

[*] O poema guarda algumas semelhanças com *Frankenstein*: seu protagonista também dorme em ossários e caixões em busca da resposta para a questão última, tal como Victor Frankenstein durante seus estudos em Ingolstadt.

o criador da tragédia italiana. John Polidori era um médico excelente, formado pela universidade de Edimburgo, para a qual se qualificara com apenas dezenove anos de idade, sendo o estudante mais jovem que a instituição vira até então. Ele tinha apenas vinte anos quando se associou a Byron. O médico escrevera sua tese de doutoramento sobre sonambulismo, mas ele também escrevia ficção. Viajar com Byron, que já era reconhecido como um dos maiores poetas de sua geração, era uma oportunidade fantástica para o jovem doutor.

Infelizmente, Polidori também era vaidoso e, ao tentar competir com os talentos literários de Byron e Shelley, ficava aquém. Enquanto aguardavam o momento de zarpar de Dover, Polidori leu para Byron e o amigo John Cam Hobhouse uma peça que havia escrito recentemente, uma tragédia. A leitura tirou tremendas gargalhadas de Byron e Hobhouse. Polidori tornou-se, então, vítima do sarcasmo maldoso de Byron e objeto das piadas do poeta. Ele acabou sendo demitido de suas funções quando Byron já não suportava permanecer em sua companhia, conquanto o poeta reconhecesse que Polidori era um bom médico, com uma carreira promissora em medicina.

Após ser dispensado de seus serviços a Byron, Polidori perdeu o rumo e nunca conseguiu desenvolver todo o seu potencial. Por fim, ele voltou à Inglaterra e acumulou dívidas de jogo até que, em 21 de agosto de 1821, seu corpo foi encontrado na casa do pai. Ele havia cometido suicídio por ingestão de ácido prússico — cianureto. Mas tudo isso ainda viria a acontecer. No verão de 1816, Polidori participou de uma instigante aventura com o poeta mais famoso de seu tempo e estava prestes a conhecer outros gigantes literários.

Sem que Byron soubesse, seu editor, John Murray, havia pagado a Polidori o valor de 500 libras (cerca de 40 mil libras esterlinas atuais) para manter um diário das viagens da dupla, material que seria preparado e publicado posteriormente. Foi a partir do diário de Polidori, do prefácio que Shelley escreveu para *Frankenstein* e das recordações que Mary registrou, mais tarde, em sua introdução à edição de 1831 do romance que foram reconstruídas as semanas cruciais junto do Lago Genebra e na Villa Diodati.

O relato que Mary faz dos acontecimentos é diferente do relato de Polidori. À época em que Mary escreveu sua introdução, Shelley, Polidori e Byron já estavam mortos. Claire não desejava nenhum envolvimento com qualquer coisa que sequer sugerisse o incidente na Villa Diodati, de modo que sua presença ali foi habilmente minimizada ou apagada nos relatos da época. Assim, Mary estava livre para romantizar os fatos como bem quisesse. Ou talvez ela apenas não se recordasse bem da sequência dos acontecimentos.

Mary, Shelley e Claire mantinham diários, e também Byron por vezes, mas, do verão crucial de 1816, sobreviveu tão somente o diário de Polidori. As fofocas escandalosas que cercavam o grupo, conhecido como "A Liga do Incesto", podem ter levado os diaristas a destruir seus próprios cadernos em uma tentativa de manter em segredo o episódio como um todo, embora os mexericos tenham certamente criado muitos fatos que não existiram.

Como se sabe, o diário de Polidori foi publicado somente em 1911, quase um século depois, quando seu famoso sobrinho, William Michael Rossetti, encontrou-o por acaso em meio aos pertences da mãe. Maria Francesca Rossetti havia transcrito o diário, excluindo as anotações mais obscenas e tudo o que considerou "impróprio" antes de confiar o original às chamas. Por sorte, Rossetti lera o original e lembrava-se de alguns dos detalhes que a mãe havia excluído.

Quando a magnífica procissão de Byron chegou ao Hôtel Sécheron d'Angleterre em Genebra no dia 25 de maio de 1816, todos logo ficaram sabendo, sobretudo Claire, que aguardava o poeta com impaciência. Embora o grupo de Shelley tivesse deixado a Inglaterra depois de Byron, sua rota fora mais direta e eles já estavam hospedados no hotel dez dias antes da grandiosa chegada de Byron.

Shelley e Byron encontraram-se pela primeira vez em 27 de maio no quebra-mar do hotel. Shelley acabava de retornar de um passeio de barco pelo lago. Apesar de Byron conhecer Claire na intimidade e esta provavelmente o tivesse apresentado a Mary quando ainda estavam em Londres, os poetas conheceram-se apenas ali. Eles se deram muito bem de imediato e jantaram juntos naquela mesma noite na companhia de Mary, Claire e Polidori. As primeiras impressões de Polidori com relação a Shelley são reveladoras: "Percy Shelley, autor de *Queen Mab*, veio: acanhado, tímido, tísico, 26 anos, separado da esposa, mantém consigo as duas filhas de Godwin, que vivem de acordo com suas teorias". Shelley tinha 23 anos à época e, embora não fosse tuberculoso, por certo o aparentava. Polidori também imaginava que Mary e Shelley fossem casados (Mary apresentava-se em público como sra. Shelley), mas que Claire e Mary "compartilhavam" Shelley. O jovem médico também sabia que Claire era amante de Byron. Em poucos dias, porém, ele já entendia a situação um pouco melhor — talvez Byron o tivesse colocado a par de tudo.

Depois de alguns dias de encontros, os dois grupos já passavam cada vez mais tempo juntos e planejavam alugar casas próximas ou vizinhas às margens do lago. É possível que Mary e Shelley estivessem algo deslumbrados com Byron e, embora Byron e Shelley viessem de berços aristocráticos, eles tinham interesses diferentes, o que provavelmente servia de inspiração para uma gama maior de assuntos para conversar e noites interessantes passadas na companhia um do outro.

O grupo de Shelley alugou uma pequena casa de campo, a Maison Chappuis, e Byron, ainda no Sécheron, atravessava o lago em um barco a remo para visitá-los todas as noites. No dia 10 de junho, Byron mudou-se para a Villa Diodati, uma casa de campo muito maior a apenas dez minutos de caminhada da Maison Chappuis pelos vinhedos. Claire tirou muito proveito da proximidade de Byron, escapulindo para a Villa Diodati sempre que tinha oportunidade. Byron sentiu que não tinha escolha senão retomar o envolvimento entre ambos.

O poeta seguia horários extravagantes, acordando por volta de meio-dia, saindo para longas cavalgadas e escrevendo ou recebendo amigos até as primeiras horas da madrugada. Mary, Shelley e Claire adaptaram-se aos horários de Byron. Eles se levantavam mais cedo, mas passavam as manhãs lendo e estudando, como era seu hábito, a fim de ter tempo livre para estar na companhia de Byron o restante do dia.

Logo surgiram fofocas sobre as duas residências e o tempo que seus moradores passavam juntos. O proprietário de um hotel do outro lado do lago, com seu tino para negócios, comprou telescópios e os instalou na sacada de seu hotel para que seus turistas pudessem espiar o que se passava na Villa Diodati. O dia em que roupas de cama foram penduradas na sacada da Villa Diodati provocou especial rebuliço, pois os mexeriqueiros ingleses pensaram que o que viam pelos telescópios fossem as anáguas das damas. Byron e Shelley, porém, faziam o possível para resguardar sua privacidade e raramente iam a reuniões sociais, preferindo a companhia um do outro.

Mais tarde, muitos anos depois da morte de Shelley e de Byron, Mary recordaria que aquele havia sido um dos períodos mais felizes de sua vida: "Costumávamos ficar conversando até o raiar do dia. Nunca faltavam assuntos e, fossem sérios ou divertidos, estávamos sempre interessados". Mary e Claire deviam fazer-se presentes durante as discussões de Shelley e Byron, ainda que não participassem ativamente. Polidori também devia participar dessas sessões de conversas noite adentro. Isso talvez trouxesse às irmãs lembranças de suas experiências na infância, quando se sentavam no gabinete de Godwin e ouviam as conversas de caráter intelectual que surgiam à sua volta.

Nesse contexto, não surpreende que as conversas se voltassem para questões científicas. A ciência era o assunto da moda à época, e o grupo reunido na Villa Diodati era bem-informado a esse respeito. Polidori era um médico recém-formado e mostrava enorme entusiasmo em impressionar a dileta companhia em que se encontrava. Ele também estava encantado por Mary e disposto a destacar-se em toda e qualquer oportunidade. Shelley sempre tivera interesse (alguns diriam obsessão) por tudo o que tivesse caráter científico. Sabe-se que até mesmo Byron tinha grande interesse por ciência e discutia notícias e descobertas científicas com o amigo John Pigot, estudante de medicina. Byron e Pigot divertiam-se com piadas vulgares acerca da vida sexual das plantas, sobre a qual haviam lido na obra de Erasmus Darwin, *The Botanic Garden* [O Jardim Botânico]. Byron também fazia pequenas referências científicas casuais em sua correspondência.

Essas discussões noite adentro foram importantíssimas no processo de concepção de *Frankenstein*. Por isso, vale a pena abordá-las mais detalhadamente. A escassez de informações sobre os acontecimentos daquele mês de junho e o fato de a principal fonte de dados a esse respeito, a introdução de Mary, ter sido escrita quinze anos depois dificulta a reconstrução da sequência exata dos acontecimentos. No dia 15 de junho, Polidori registrou em seu diário uma conversa que teve com Shelley sobre "princípios — se se deveria considerar o homem um mero instrumento". Possivelmente essa seja a conversa que, mais tarde, em sua introdução à edição de 1831 de *Frankenstein*, Mary atribuiu a Byron e Shelley.

> *Muitas e longas eram as conversas entre Lorde Byron e Shelley, as quais eu ouvia devotada, mas praticamente silenciosa. Durante uma delas, debateram várias doutrinas filosóficas e, entre elas, a natureza do princípio da vida e se acaso existia alguma possibilidade de este ser descoberto e comunicado. [...] Talvez um cadáver pudesse ser reanimado. O galvanismo já dera uma amostra de tais coisas. Talvez as partes que compõem uma criatura pudessem ser manufaturadas, ajuntadas e dotadas de ardor vital..*

As discussões científicas provavelmente se deram ao longo de várias noites. Há outras referências à ciência na introdução e no prefácio, e podemos supor que todas elas foram tópicos de conversa durante as noites e madrugadas na Villa Diodati.

No prefácio do romance, escrito por Shelley em 1817, há uma única referência a questões científicas: "O evento em que está baseada esta ficção foi suposto pelo dr. Darwin e por alguns autores de fisiologia da Alemanha como uma ocorrência não de toda impossível". Os escritores de fisiologia da Alemanha podem ser uma referência a Johann Wilhelm Ritter, Christoff Heinrich Pfaff e Alexander von Humboldt, todos eles entusiastas de experimentos com eletricidade e de seus efeitos em seres humanos.

Ritter, como muitos filósofos naturais do fim do século XVIII, fez experimentos para verificar os efeitos da eletricidade em sapos e em si mesmo, o que pode ter contribuído para sua saúde frágil desde então — ele morreu com apenas 33 anos de idade. Ritter foi o primeiro a explicar os efeitos da eletricidade galvânica como resultado de reações químicas, em vez da "eletricidade animal" de Galvani ou da teoria de que metais eram "eletromotores", preconizada por Alessandro Volta. Essas duas teorias contrárias deram origem a uma "controvérsia voltaica" acerca de como a invenção de Volta — a pilha voltaica — realmente funcionava. Essa controvérsia será estudada em capítulos posteriores. A explicação de Ritter é a que mais se aproxima do entendimento atual de como se produz corrente elétrica.

Pfaff foi um médico, químico e físico germano-dinamarquês reconhecido especialista em fenômenos elétricos e o maior defensor de Volta na comunidade científica de língua alemã. Ele era uma autoridade em galvanismo e eletricidade voltaica e defendia a teoria dos metais como "eletromotores" no debate voltaico.

Alexander von Humboldt foi um explorador infatigável e também pesquisador, colecionador e filósofo natural. Seu interesse obstinado por uma vasta gama de assuntos propiciou-lhe uma incrível perspectiva de toda a extensão do mundo natural. Rios, correntes costeiras, animais e até mesmo regiões da lua receberam o nome dele. Em muitos aspectos, ele foi o epítome dos filósofos iluministas e compartilhava seu conhecimento e sua paixão por meio de palestras e obras escritas.

Inspirado na obra de Galvani sobre eletricidade animal, Humboldt conduziu mais de quatro mil experimentos elétricos em sapos e em si mesmo, prejudicando, sem dúvida, a própria saúde. Ao viajar para a América do Sul, ele aproveitou a oportunidade para capturar e dissecar enguias-elétricas. Colocavam-se cavalos nas piscinas naturais para fazer com que as enguias liberassem seus choques elétricos até esgotarem-se e, assim, fossem capturadas com segurança. Embora alguns cavalos morressem durante o processo, as enguias ainda retinham energia elétrica suficiente para fortes choques em Humboldt e seu companheiro, Aimé Bonpland, enquanto dissecavam os animais. A dupla realizou todos os experimentos elétricos que pôde conceber nos pobres animais, em um trabalho que deixou os dissectores exaustos e enfraquecidos.

No entanto, o único filósofo natural citado na introdução e no prefácio de *Frankenstein* é o dr. Darwin, que já foi mencionado quando falamos de Byron. O dr. Erasmus Darwin, avô de Charles Darwin, era médico, poeta e inventor, sendo uma figura bastante influente no grupo que se reuniu na Villa Diodati. Nascido em 1731 na família Darwin-Wedgwood, ele foi o membro-fundador da Lunar Society sediada em Birmingham. Também foi amigo de Benjamin Franklin por toda a vida e com ele mantinha correspondência. Erasmus Darwin viveu em Lichfield, no condado inglês de Staffordshire, por muitos anos, e ali fez uma brilhante carreira como médico, além de encontrar tempo para inventar máquinas falantes, desenvolver uma teoria inicial da evolução e escrever poesia de inspiração científica. Na segunda metade da vida, ele desenvolveu ideias sólidas sobre a importância de educar as mulheres e ajudou a fundar duas escolas para garotas. Não surpreende que alguém como ele tivesse despertado o interesse de William Godwin, de sorte que ambos se encontraram uma vez quando Godwin estava em viagem nas proximidades da residência de Darwin.

Darwin publicou diversas obras sobre uma variedade de temas — de botânica a educação feminina —, mas suas obras poéticas *The Botanic Garden* [O Jardim Botânico] e *The Temple of Nature* [O Templo da Natureza] alcançaram um público leitor muito mais amplo. Os poemas lançavam mão de assuntos científicos e faziam-se acompanhar de extensas notas em prosa que explicavam o contexto científico do poema. Esse formato veio a provar-se de grande influência no movimento romântico, e Shelley usou a mesma estrutura em várias de suas próprias composições.

Os poemas de Darwin fazem muitas referências à eletricidade, e as notas trazem detalhes acerca de peixes elétricos, garrafas de Leiden e outros dispositivos elétricos, bem como das teorias da época sobre a natureza da própria eletricidade. Eles também discutem a possibilidade de a eletricidade ser o fluido que estimula os nervos. Além de introduzir aspectos científicos em sua poesia, ele escreveu obras em prosa, dentre elas o livro médico *Zoonomia*, que contém uma passagem que trata da geração, da ligação entre espécies diferentes e que traz especulações sobre teorias evolutivas. As ideias de Erasmus Darwin sobre a evolução seriam desenvolvidas de forma mais adequada pelo neto Charles, porém a contribuição de Erasmus é notável, sobretudo porque antecede a obra de um dos mais famosos dentre os primeiros teóricos evolutivos: Jean-Baptiste Lamarck.

Mary certamente conhecia Erasmus Darwin e seu trabalho. Embora sua lista de leitura não incluísse Darwin, tal lista está incompleta. Sem dúvida, tanto Byron como Shelley haviam lido *The Botanic Garden*. Além disso, o fato de Mary mencionar um experimento específico em seu prefácio à edição de 1831 — a animação espontânea de um pedaço de aletria — e afirmar que ele era erroneamente atribuído a Darwin, o que está correto, indica que ela conhecia bem o trabalho do estudioso. A menção de Mary a esse experimento também sugere que a animação espontânea tenha sido tema de conversas na Villa Diodati.

A geração espontânea e a reprodução em geral eram objeto de especulação havia milênios. Histórias sobre homúnculos — seres humanos diminutos totalmente formados — ou outros animais que podiam "crescer" e tornar-se adultos surgiram com os antigos gregos que buscavam explicações para o aparecimento de larvas, moscas e pulgas supostamente do nada. Genitores não pareciam necessários para o surgimento de tais criaturas.

Aristóteles propunha a teoria de que alguns seres vivos podiam ser gerados a partir de coisas sem vida, porque a matéria inanimada continha *pneuma* ou "calor vital" (um termo não muito distante de centelha de vida). As ideias de Aristóteles vigoraram por quase dois mil anos até serem finalmente negadas por experimentos realizados por Louis Pasteur no século XIX. A teoria da geração espontânea não era uma simples teoria científica de nicho ou conhecida tão somente por estudiosos gregos (Mary tinha bons conhecimentos de grego, e Shelley lera diversas obras de Aristóteles, embora possivelmente não sua obra *História dos Animais*). A ideia da geração espontânea também era adotada por alquimistas que falavam da geração do homúnculo, um ser humano sem alma, criado a partir do esperma, sem a contribuição da mulher, geralmente cultivado no solo.

Outro exemplo de geração espontânea vinha do ganso-de-faces-brancas — usado como símbolo do nascimento virginal antes que se compreendesse o fenômeno da migração —, as aves pareciam surgir do nada e nunca eram vistas fazendo ninhos na Europa. A ideia de criaturas sem genitores alcançou até mesmo a cultura popular no Renascimento — Shakespeare fez alusão à geração espontânea em *Antony and Cleopatra* [Antônio e Cleópatra]: na obra, cobras e crocodilos formavam-se na lama do Nilo. Na era moderna, a ideia de abelhas surgindo espontaneamente da cabeça de um leão morto, imagem que apareceu pela primeira vez na Bíblia, foi usada para divulgar o melaço dourado no Reino Unido. Além disso, Mary pode ter tido em Andrew Crosse mais uma fonte de informação a respeito da geração espontânea.

Andrew Crosse vivia na casa de campo Fyne Court em Somerset, e sugere-se que Mary e Shelley possam tê-lo visitado no período em que estiveram no sudoeste da Inglàterra em 1815. Infelizmente, essa é a época coberta pelo diário perdido de Mary, de modo que não se pode confirmar a visita, transformando qualquer indício em algo circunstancial.

Aos doze anos, Crosse assistira a uma série de palestras de cunho científico, inclusive sobre fenômenos elétricos, e ele se apaixonou por essa nova ciência. Crosse deu continuidade a seus estudos elétricos na escola, construindo sua própria garrafa de Leiden quando estava no sexto ano. Mais tarde, ele construiu uma célula voltaica na casa de sua família. Quando os pais morreram, herdou a propriedade aos 21 anos. Ele abandonou a faculdade de direito e voltou para a casa, onde conseguiu dedicar-se conjuntamente a seus interesses em eletricidade e mineralogia.

Crosse construiu grandes aparatos elétricos nos jardins e cômodos da casa. Havia um arranjo feito com uma série de cabos e pregos presos a árvores para atrair e conduzir eletricidade atmosférica, que ele usava para carregar fileiras interconectadas, ou baterias, de garrafas de Leiden. Esse arranjo teria sido de grande interesse para Shelley, já que o poeta especulava sobre a possibilidade prática de aproveitar a energia de raios para uso posterior. Embora Crosse raramente saísse para interagir com grupos científicos, sua casa estava aberta a qualquer um que mostrasse interesse por ciência, ele abria seu laboratório para visitação e explicava seus experimentos com correntes elétricas sempre com grande entusiasmo a qualquer um que batesse em sua porta.

Ele usava suas garrafas de Leiden para armazenar eletricidade até sentir necessidade dela. Contudo, seus principais experimentos usavam pilhas voltaicas para transmitir eletricidade a recipientes de água que continham toda sorte de rochas, sais e outros compostos químicos. Seu objetivo era investigar a possibilidade de que o surgimento de cristais e formações de minerações em cavernas e rochas derivasse de fenômenos elétricos. Para sua surpresa, em um conjunto de experimentos, ele notou não apenas a formação de cristais, mas também o surgimento de minúsculas criaturas em alguns dos discos depois de eletrolisados. Parecia que ele havia gerado vida pelo uso de eletricidade.

As criaturas — que pareciam insetos com patas semelhantes a cerdas — continuaram a proliferar ainda por algumas semanas e, entusiasmado, Crosse divulgou seus resultados em um artigo enviado à Sociedade Elétrica de Londres. Um jornal local também noticiou os resultados, batizando as criaturas de *Acarus crossii*, embora Crosse se referisse a elas como *Acarus electricus*. As descobertas de Crosse causaram um verdadeiro rebuliço. Alguns cientistas as contestaram, outros tentaram reproduzi-las, alguns com aparente sucesso. Todavia, os fervorosos debates éticos que ele criou assustaram outros investigadores, impedindo-os de publicar seus próprios resultados em apoio a Crosse.

Para tristeza de Crosse, as criaturas que ele julgava ter criado eram provavelmente ácaros de queijo ou poeira que haviam contaminado seu equipamento. Para prejuízo da história de *Frankenstein*, os experimentos de Crosse no campo da geração espontânea foram realizados em 1836, quase vinte anos depois da publicação do romance.

Quaisquer que tenham sido as discussões de que Mary participou na Villa Diodati acerca de teorias de geração espontânea, ela acolheu as ideias e as desenvolveu ao extremo quando levou Victor Frankenstein a criar seu monstro.

As condições climáticas do verão de 1816 também tiveram influência tremenda sobre os acontecimentos na Villa Diodati. O inverno anterior havia sido lastimável, e o mau tempo continuou até o verão. Mary descreveu-o como "um verão úmido, desagradável, de chuva incessante"; ao escrever a um amigo, Byron fez menção a brumas, nevoeiros, chuvas e "densidade perpétua". Acenderam-se lareiras na Villa Diodati em meados de junho, e, no dia 16 desse mês, na noite que se seguiu à conversa de Polidori e Shelley "sobre princípios", a chuva foi tão torrencial que o grupo Shelley teve de passar a noite na Villa Diodati em vez de fazer a caminhada de dez minutos de volta à Maison Chappuis.

A causa do mau tempo, embora não se soubesse à época, fora uma erupção vulcânica. Em abril de 1815, o vulcão indonésio Tambora entrou em erupção. Foi uma das erupções mais intensas de que se tem registro na história. Na região, seu efeito sobre a população foi devastador: estima-se que dez mil pessoas tenham morrido no fluxo piroclástico [de lava] (estimativas mais recentes sugerem um número muito mais alto), mas uma quantidade ainda maior de pessoas morreu de fome ou doenças nos meses e anos subsequentes.

Tão grande foi a proporção dessa erupção que seus efeitos foram globais. As enormes quantidades de fragmentos e cinzas atiradas na atmosfera criaram uma coluna de erupção que atingiu 43 km de altura. Escombros maiores continuaram vindo ao chão por semanas, mas as partículas menores ficaram suspensas no ar durante meses e espalharam-se pelo globo, criando poentes espetaculares em setembro de 1815, visíveis até mesmo em Londres e imortalizados em algumas das extraordinárias pinturas de J. M. W. Turner.

A longo prazo, o efeito da nuvem de poeira e cinzas, que coincidiu com um período de radiação solar atipicamente baixa, foi a redução de 0,4 a 0,7ºC nas temperaturas do mundo todo. Pode parecer uma queda muito pequena na temperatura, mas seu efeito foi arrasador: 1816 ficou conhecido como "o ano sem verão"; na Alemanha, foi apelidado de "o ano da pobreza"; e, nos Estados Unidos, "mil oitocentos e congelado". No dia 4 de junho de 1816, observou-se geada em New Hampshire, e caiu neve em Albany, Nova York, no dia 5 de junho. Na Europa, as colheitas ficaram prejudicadas porque as plantações eram destruídas pela chuva incessante. Houve revoltas por causa da escassez de alimentos na Alemanha, e agricultores galeses percorriam longas distâncias para mendigar comida. Um surto de febre tifoide acometeu a região mediterrânea.

O desequilíbrio no clima de monções da Índia prejudicou três safras seguidas, e houve uma epidemia de cólera em Bengala. Relatos da época descrevem cenas horrendas, como que tiradas do *Inferno* de Dante no tocante a seu horror e escala. Pessoas que pareciam acordar com boa saúde pela manhã caíam subitamente mortas na mesma tarde. Os corpos empilhavam-se ao longo das margens dos rios no delta do Ganges.

Para ter uma ideia do horror da destruição e de como aconteceu de repente, leia *O Último Homem*, de Mary Shelley, publicada em 1826 e considerada a primeira obra de ficção apocalíptica. No romance, uma doença misteriosa arrasa a população de regiões inteiras do globo, deixando um grupo disperso de sobreviventes vagueando pela Europa em busca de um porto seguro. Mary teria ouvido os relatos sobre a calamidade na Índia em primeira mão do primo de Shelley, Thomas Medwin, que havia servido o exército na Índia durante o surto de cólera e mudara-se a fim de restabelecer contato com o primo após encontrar um livro de sua poesia em uma loja em Bombaim [a Mumbai de hoje].

Se o impacto da nuvem de cinzas do Tambora foi mundial, as enfermidades que ela trouxe consigo também o foram. A cólera espalhou-se e, ultrapassando as fronteiras da Índia, fez lentamente o caminho de volta até Java e Tambora, matando 125 mil pessoas em 1819-1820 — um número maior do que o dos mortos na erupção inicial. Em 1830, a epidemia de cólera já havia atingido a Europa. Em Paris, arlequins caíam mortos nos bailes de máscaras. Tamanho era o medo à época que as vítimas eram enterradas às pressas em buracos, ainda vestindo suas fantasias. A cólera chegou à Grã-Bretanha em 1832, e o surto que ocorreu em Londres tirou a vida do meio-irmão de Mary, William Godwin.

A Suíça, onde estavam os Shelley, foi um dos países europeus mais prejudicados pela erupção. Após o fracasso da colheita de 1816, o número de mortes ultrapassou o de nascimentos tanto em 1817 quanto em 1818. Os carregamentos de grãos enviados pela Rússia, que praticamente não havia sido afetada pela nuvem de cinzas do Tambora, foram a única coisa que impediu uma fome em larga escala. Os Shelley quase não foram afetados pela escassez de alimentos. Não obstante, Mary e Shelley registraram, em seu diário, terem visto crianças desnutridas em suas excursões por Genebra. Pequeninas e muito magras, com pescoço intumescido, elas brincavam, morosas. O casal ficou tão comovido com o que viu que ficou tentado a adotar uma das crianças.

Protegidos dos piores efeitos da escassez de alimentos graças a sua relativa riqueza e *status*, o grupo da Villa Diodati parecia desalentar-se apenas com o mau tempo. À noite, espetaculares tempestades de raios desabavam em torno dos picos das montanhas circundantes. A certa altura, o assunto passou de ciência para algo mais assustador. Em uma carta, Shelley mencionou uma história contada por Polidori que fez seu sangue gelar. Nenhum detalhe de tal história chegou até nós, mas as experiências de Polidori como estudante de medicina tinham enorme potencial, e, dadas suas inclinações literárias, é provável que ele soubesse como floreá-las. Os amigos reunidos na Villa Diodati também haviam encontrado uma tradução francesa de um livro alemão de histórias de fantasmas, *Fantasmagoriana: On Recueil d'histoires, d'apparitions, de spectres, revenans, fantômes etc.*, e divertiam-se lendo os contos em voz alta. Então, no dia 16 de junho, Byron propôs: "Escrevamos, cada qual, uma história de fantasmas".

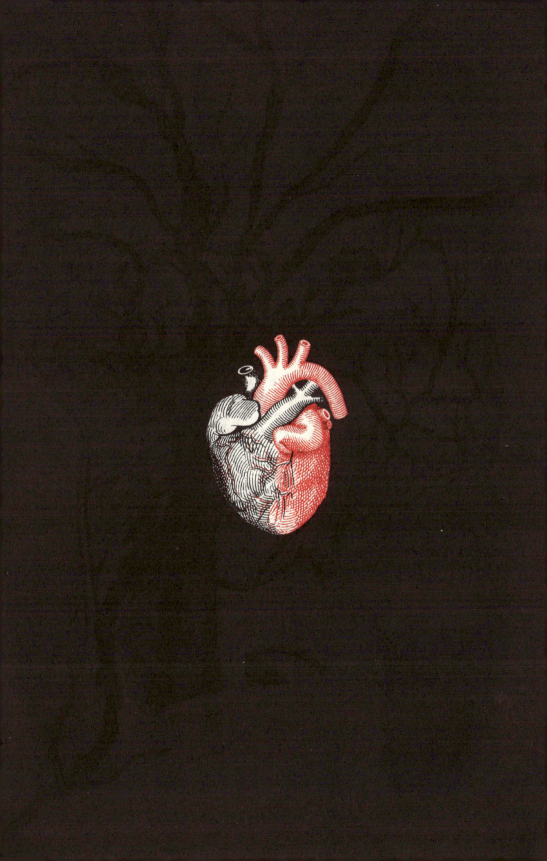

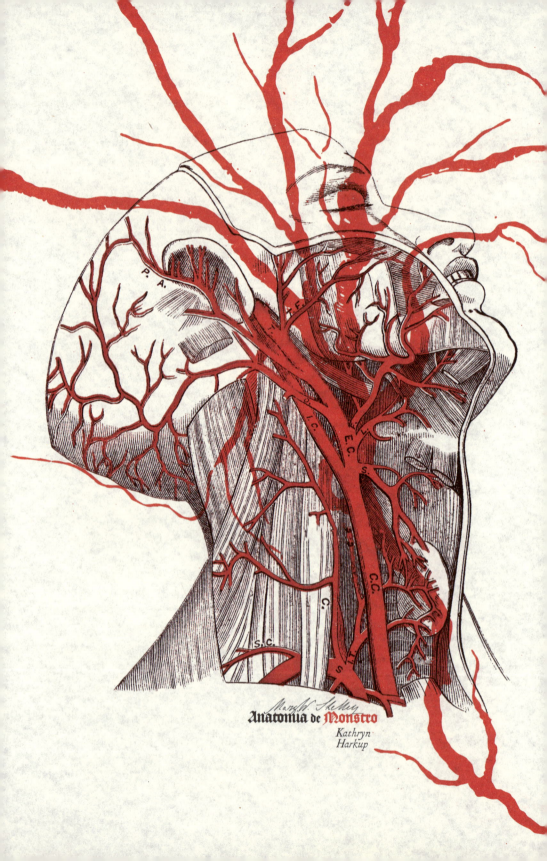

Anatomia de Monstro

Kathryn Harkup

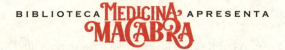

BIBLIOTECA MEDICINA APRESENTA
MACABRA

CAPITULUM IV

NASCEDOURO

☦ *[...] quando remonto o nascimento daquela paixão que depois governou meu destino, a vejo surgir, como um rio de montanha, das fontes mais ignóbeis e quase esquecidas [...]*

O desafio de Byron para escrever uma história de fantasmas foi aceito com entusiasmo por todos na Villa Diodati. A chuva e as histórias horripilantes prosseguiram pelas noites seguintes, alimentando a imaginação dos escritores. Polidori escreveu em seu diário no dia 17 de junho: "Todos começaram as histórias de fantasmas, menos eu". Porém, das cinco histórias iniciadas, apenas duas foram concluídas e, para surpresa de todos, não foram os escritores já reconhecidos, Byron e Shelley, que fizeram as contribuições mais duradouras. O desafio de Byron pode não ter produzido muito em quantidade; porém, esse simples desafio divertido, proposto para quebrar o tédio de um verão de tempo ruim, produziu duas das figuras mais típicas da ficção gótica e de terror: o monstro de Frankenstein e o vampiro.

O grupo continuava a reunir-se à noite na Villa Diodati, e, em 18 de junho, alguns dias após o início da competição de escrita, o tema do sobrenatural permanecia presente. Em voz alta, Byron leu "Christabel", de Coleridge, um poema inacabado com uma forte temática sobrenatural, ao grupo ali reunido. A certa altura, Shelley começou a gritar e saiu correndo da sala. Polidori foi atrás do poeta para acalmá-lo. Byron ficou pasmo diante da reação de Shelley ao poema, "pois não lhe falta coragem", e Shelley adorava histórias sobrenaturais assustadoras na madrugada. Depois que Mary se recolhia, Shelley e Claire costumavam permanecer acordados, aterrorizando um ao outro com histórias de fantasmas até que a imaginação de Claire arrebatasse a moça e o pavor a impedisse de dormir. Mary era a pessoa serena e sensata do trio, de modo que era normalmente chamada para tranquilizar Claire.

Em sua introdução à edição de 1831 de *Frankenstein*, Mary afirma que a inspiração para o romance veio apenas alguns dias depois de lançado o desafio. Certa noite, talvez a noite da leitura de "Christabel", Mary teve um pesadelo apavorante: "Eu via um pálido estudante das artes profanas ajoelhado ao lado da coisa que acabara de criar. Via o odioso fantasma de um homem deitado que, então, ao funcionamento de um poderoso motor, mostrava sinais de vida e remexia-se com movimentos desajeitados, como que vivos". A leitura de "Christabel" talvez tivesse deixado na escritora uma impressão mais intensa do que ela quisesse admitir. O medo que ela sentira no sonho era exatamente o tipo de sentimento que Mary vinha tentando expressar em sua história, de modo que ela logo se pôs a registrar e desenvolver o sonho.

Coleridge citara um pesadelo semelhante como origem de seu poema "Kubla Khan". Horace Walpole também afirmava que a ideia para *O Castelo de Otranto*, a primeira obra de ficção gótica cuja influência foi enorme, veio-lhe em um sonho. Mary teria talvez relutado em comparar-se com Coleridge e Walpole, ou deixar a impressão de que tentava imitá-los, e não fez menção nenhuma ao sonho quando *Frankenstein* foi publicado pela primeira vez em

1818. Ao escrever a introdução à edição de 1831, pode ser que ela quisesse uma inspiração romântica para sua grande obra, não a realidade de discussões e histórias assustadoras noite adentro na Villa Diodati. Ou talvez essa seja a verdade.

Independentemente do que tenha de fato acontecido naquelas poucas noites às margens do Lago Genebra, os resultados foram espetaculares e um tanto inesperados. A história de Mary foi a única que se transformou em um romance que sobreviveu e fez sucesso ao longo dos dois séculos subsequentes. Por maior que tivesse sido o entusiasmo em torno da proposta inicial de Byron, ele logo feneceu.

Não existem referências à história de Claire, nem a qual teria sido seu enredo ou quanto progresso ela fez em sua escrita. Os dois escritores já reconhecidos, Shelley e Byron, começaram suas histórias, mas não as concluíram. A história de Shelley parece ter abordado suas experiências na infância, mas nada sobreviveu. O fragmento de uma história de Byron foi anexado a seu poema "Mazeppa", quando de sua publicação, em 1819. Mary comenta que o "pobre Polidori" estava escrevendo um conto sobre uma mulher cuja cabeça era um crânio, e pode ser que ele tenha começado com essa ideia, mas sem resultados. Contudo, ao contrário do relato de Mary em sua introdução, Polidori apoderou-se da história que Byron descartou e transformou-a em um conto.

A reelaboração da história de Byron por Polidori foi publicada, sem o conhecimento de ambos, na *New Monthly Magazine* como "O Vampiro" em 1819. O conto gótico de um vampiro aristocrata, Lorde Ruthven — um Byron mal disfarçado — é reconhecido como a primeira história moderna de vampiros e instigou o nascimento de seu próprio subgênero literário, que culminaria com a publicação de *Drácula* 78 anos depois. Quando "O Vampiro" foi publicado, o conto foi inicialmente atribuído ao próprio Byron, mas o poeta negou a autoria com a mesma veemência com que Polidori a reivindicou ao saber de sua publicação.

A ideia central de *Frankenstein* pode ter ocorrido a Mary por meio de um pesadelo, mas o tema de um homem trazido à vida não é original. Além dos relatos científicos contemporâneos a ela, no século XVIII, a respeito do galvanismo e da geração espontânea, os quais ela reconhece em sua introdução, Mary tinha os muitos mitos e histórias de sua infância nos quais se inspirar. A educação que Godwin dera aos filhos dedicava grande atenção aos clássicos das antigas Grécia e Roma. Shelley e Byron também eram muito versados nos clássicos graças a seus anos nos bancos escolares.

O subtítulo de *Frankenstein*, "O Prometeu Moderno", revela que Mary se valeu muito da mitologia clássica e do folclore como fontes de inspiração. Ela teria conhecido o mito de Prometeu ainda na infância provavelmente a partir do livro escrito pelo próprio Godwin — *The Pantheon* [O Panteão] — sobre mitos gregos e romanos.

Existem duas versões do mito de Prometeu. Em uma delas, Prometeu rouba o conhecimento dos deuses, enquanto na outra ele cria um homem a partir do barro e rouba o fogo da vida a fim de vivificar seu homem de barro. Em ambas as versões do mito, o roubo do conhecimento ou do fogo enfurece os deuses. Prometeu já havia aborrecido Zeus anteriormente, mas isso foi a gota d'água. A punição de Prometeu foi ser acorrentado a uma rocha e ter o fígado comido por um abutre. O fígado regenerava-se e o processo recomeçava a cada dia por toda a eternidade.

As semelhanças com *Frankenstein* são evidentes: um homem perpetuamente atormentado por ter a audácia de desafiar os deuses e criar vida. Mas Godwin faz um relato mais longo da lenda em *The Pantheon*, e Mary pode ter lançado mão desse aspecto adicional do mito como deixa para refletir sobre as implicações mais abrangentes da criação de Victor Frankenstein.

Em *The Pantheon*, Godwin conta que, antes do castigo de Prometeu, Júpiter (o equivalente romano do deus grego Zeus) tentou fazer uma armadilha de caráter sexual e ordenou que Vulcano criasse uma criatura do sexo feminino a partir do barro. Júpiter deu vida a essa criatura feminina, e os demais deuses conferiram-lhe atributos e ensinaram-lhe todas as melhores qualidades a fim de torná-la a pessoa mais atraente e envolvente possível. Em virtude de seus muitos dons, a criatura feminina recebeu o nome de Pandora. Júpiter deu-lhe ainda um vaso selado, que deveria ser aberto pelo marido de Pandora. Ela foi levada primeiramente a Prometeu, mas este percebeu a cilada de Júpiter e a rejeitou. Em seguida, ela foi levada a Epimeteu, irmão de Prometeu, que se apaixonou por ela e a desposou. Quando ele abriu o vaso, todos os males do mundo foram liberados, restando apenas a esperança no fundo.

A lenda de Prometeu era popular entre os escritores românticos, e Mary não foi a única a usar o mito como fonte de inspiração. A própria mãe da escritora, Mary Wollstonecraft, via a lenda prometeica como uma inspiração importante para as mulheres da revolução que tentavam derrubar a autoridade aristocrática e religiosa. Byron publicou seu poema "Prometheus" em julho de 1816, e Shelley escreveria sua própria interpretação do mito de Prometeu em seu épico drama lírico, *Prometeu Desacorrentado*, publicado em 1820. Todos eles fizeram sua própria interpretação do mito e muitos o usaram como metáfora política e social.

Os antigos gregos não estão sozinhos em seus mitos de criação do homem a partir do barro. Histórias de homens e outras criaturas criadas do barro, ou de vida criada a partir de matéria inanimada, estão presentes em muitas culturas por todo o mundo. Na tradição hindu, o deus com cabeça de elefante, Ganesha, foi criado do pó. O homem também é criado a partir do barro nas mitologias chinesa, egípcia e inca. Desse modo, Mary bebia de uma rica fonte cultural, e sua história tinha o potencial de falar ao mundo inteiro.

Lendas judaicas a respeito do "golem" também revelam semelhanças marcantes com a ideia de *Frankenstein*, e é bem possível que Mary as conhecesse e as tenha usado como fonte de inspiração. O golem era uma figura de barro moldada por um rabino e trazida à vida para realizar tarefas domésticas e serviços para a comunidade. No entanto, reza a lenda que, dia a dia, o golem cresce e torna-se cada vez mais difícil de controlar, até que, um dia, perde-se todo o controle sobre ele.

Existem diversas versões da lenda, ou várias ocasiões, na história judaica, em que um golem foi criado, mas a mais famosa delas é o "Golem de Praga" do século XVI. Esse golem foi moldado a partir do barro pelo rabino Judah Loew ben Bezalel e, em uma versão dessa história, foi trazido à vida por meio de encantamentos e orações especiais e da inscrição da palavra *emet* [תמא, "verdade" em hebraico] na fronte da criatura. O poderoso golem mudo havia sido criado para proteger o gueto judaico em Praga, mas ele logo saiu do controle e começou a ameaçar vidas e lares no bairro judaico. O Rabino Loew saiu às pressas da sinagoga e apagou a primeira letra da palavra gravada na fronte do golem (א). A palavra passou a ser *met* ou "morte", e a criatura se desintegrou.

Por certo, Mary dispunha de muita matéria-prima para criar sua história, mas ela continuaria a enriquecer seu repertório de influências e ideias durante sua estadia na Suíça com ainda mais leituras.

Após uma interrupção de catorze meses (correspondente ao diário que se perdeu), as anotações de Mary recomeçam no dia 21 de julho de 1816, mais de um mês após a data do desafio de Byron. No dia 24, ela registra: "escrever minha história". Na ocasião, Mary, Shelley e Claire estavam hospedados no Chamonix nos Alpes franceses e visitavam geleiras e outras atrações turísticas quando as condições climáticas o permitiam. As anotações no diário são particularmente longas nessa época, visto que ela e Shelley escreviam suas impressões das paisagens, montanhas, geleiras e avalanches espantosas que viam. Não há dúvidas de que o cenário deixou Mary muito impressionada, sobretudo a Geleira Montanvert (hoje conhecida como Mer de Glace — Mar de Gelo) nas encostas do Mont Blanc. Foi aí, nessa geleira enregelante e frágil, que ela situou o confronto dramático entre Victor Frankenstein e sua criatura.

No dia 21 de agosto, Mary escreveu em seu diário: "Shelley e eu conversamos sobre minha história". Shelley incentivava-a a desenvolver sua história, transformando-a em um romance. É possível que o casal também tenha discutido a trama como um todo e outros detalhes. O tamanho da contribuição de Shelley para a versão final do romance tem sido objeto de intensos debates nos séculos que se seguiram à publicação da obra e ainda não se chegou a uma conclusão definitiva a esse respeito. Seria natural que o casal discutisse a obra: Shelley já era um escritor reconhecido e tinha uma educação científica mais formal, de modo que é quase certo que ele tenha contribuído com outras ideias. Todavia, anos mais tarde, Mary mostrou-se irredutível ao afirmar que a história era apenas dela. Em que medida Shelley moldou e orientou Mary até a obra final é um assunto que será discutido mais adiante. Durante aquele mês de agosto, Mary continuou a escrever.

O estilo gótico de narrativa já havia se estabelecido em 1816 graças a livros como *O Monge* de Matthew Gregory Lewis e os romances de Ann Radcliffe, muitos dos quais Mary havia lido. Lewis ficou hospedado na Villa Diodati por uns poucos dias em meados de abril daquele ano, e Shelley reuniu-se com Byron para ouvir as histórias de terror do escritor. Shelley ficou tão impressionado com tais histórias que as registrou quase que literalmente no diário que escrevia junto com Mary.

Até mesmo o pai de Mary, William Godwin, havia publicado obras de ficção como, por exemplo, *St. Leon*, que abordava temas góticos como alquimia e o segredo do elixir da vida, exercendo uma óbvia influência sobre *Frankenstein*. O segundo projeto de romance gótico empreendido por Shelley, *St. Irvyne*, escrito quando o poeta ainda era adolescente, apresenta um gigantesco ser hediondo que oferece receitas secretas de imortalidade. Contudo, essas são obras de fantasia, voos de imaginação que lançam mão de fenômenos sobrenaturais e mágicos como expedientes literários para movimentar a trama. O que surpreende na história de Mary é que, apesar de todas as histórias horripilantes contadas na Villa Diodati, dos romances góticos que ela gostava de ler e do desafio de escrever uma "história de fantasmas", a obra de Mary não é, em nenhum aspecto, sobrenatural nem fantasmagórica. Como escreveu Shelley no prefácio do romance: "O evento em que se baseia a ação da história está isento das desvantagens de um simples conto de espectros ou de encantamento". É esse fato que distingue *Frankenstein* de outras histórias de terror escritas à época e justifica a classificação do romance como uma obra de ficção científica. Isso também contesta *Fantasmagoriana* e "Christabel" como fontes de inspiração, já que ambas têm forte apelo a aspectos sobrenaturais.

Frankenstein destaca-se como algo novo e diferente, porque recorre aos avanços da ciência da época. O espetáculo aterrador de uma criatura trazida à vida, formada a partir de um conjunto de partes de cadáveres recolhidas de salas de dissecação e cemitérios, era ainda mais aterrorizante porque se mostrava algo possível. As discussões científicas na Villa Diodati parecem ter deixado uma impressão muito mais vívida em termos de fontes de material para a "história" de Mary. Os contos sobrenaturais talvez tenham contribuído mais para a atmosfera macabra que permitiu que Mary imaginasse o horror de uma criatura construída a partir de cadáveres e trazida à vida.

O grupo da Villa Diodati era um recurso fantástico a que Mary tinha acesso, ao qual podia indagar qualquer coisa que desejasse no tocante à construção e reanimação da criatura de Victor. Polidori podia responder quaisquer perguntas sobre como obter, dissecar e recombinar partes do corpo humano, e Shelley era uma fonte útil de informação acerca de experimentos elétricos e química. Mary, porém, deu continuidade a suas pesquisas por si mesma quando o grupo se separou mais tarde, naquele verão, e os Shelley retornaram à Inglaterra.

Em algum momento daquela estação, Claire revelara estar grávida. Byron queria que a criança fosse criada por um terceiro mas, graças a negociações entre ele e Shelley, concordou-se finalmente que o bebê seria criado por um ou outro dos genitores: não havia possibilidade de Claire e Byron permanecerem juntos e criar a criança. No dia 28 de agosto de 1816, Mary fazia as malas na Maison Chappuis para que o grupo pudesse viajar de volta à Inglaterra via Paris. Em 10 de setembro de 1816, eles já haviam se estabelecido em Bath, bem longe de Londres e da residência Godwin, o que lhes possibilitava manter a gravidez de Claire em segredo. Mary, Shelley e o filhinho do casal, William, viviam separados de Claire, que foi instalada a uma pequena distância deles e, a fim de manter as aparências, adotou o nome de sra. Clairmont, alegando que o marido estava fora, viajando pelo continente.

Bath proporcionava muito divertimento ao grupo de Shelley. Era uma cidade em que pululavam teatros, palestras públicas e outros eventos sociais, mas os Shelley mantinham-se isolados na maior parte do tempo. Mary tinha um instrutor particular de desenho e frequentava palestras científicas nos Salões da Sociedade Literária e Filosófica, embora grande parte do seu tempo fosse dedicada à escrita. No outono de 1816, Mary estava provavelmente concentrada em escrever o primeiro volume de *Frankenstein*, que estabelece a história pregressa de Victor Frankenstein, sua educação na juventude e seu período na Universidade.

Conjugadas, as indicações de mau tempo e tempestades, os temas das conversas na Villa Diodati e o pesadelo de Mary sugerem que ela começou sua história na altura de "uma noite lúgubre de novembro", quando Victor fez o movimento crucial de dar vida à sua criatura. No romance publicado, esse momento da reanimação vai acontecer somente no início do Capítulo IV.

Em outubro e novembro de 1816, Mary leu *Chemistry* [Química], de Sir Humphry Davy, a título de pesquisa para as circunstâncias de sua obra. A *"Química"* a que Mary se refere em seu diário pode ser tanto a obra de 1812 de Davy, *Elements of Chemical Philosophy*, como uma publicação anterior das primeiras palestras do escritor na Royal Institution. Ambos os livros traziam descrições gerais da história da química desde a alquimia até as conquistas da época. Seja qual for a obra que Mary estivesse lendo, ela provavelmente inspirou as descrições das aulas assistidas por Victor Frankenstein na Universidade Ingolstadt (veja o Capítulo 6).

A história de Mary progrediu ao longo de boa parte do outono, e ela passou o período de meados de outubro até o fim de novembro escrevendo quase todos os dias. Em uma carta a Shelley, escrita entre os dias 4 e 5 de dezembro, Mary contava: "Terminei também o Cap. 4 de *Frankenstein*, que é bem longo, e acho que você ia gostar dele" — trata-se do capítulo em que Victor descobre o segredo da geração e da vida.

Mary trabalhava em um período de enorme pressão emocional. Embora vivesse em outra casa, Claire ainda era um estorvo em sua vida. O pai continuava recusando-se a fazer contato com ela, mas ainda importunava Shelley pedindo dinheiro. E tudo estava prestes a piorar.

Em 9 de outubro, chegou à casa de Mary uma carta preocupante de Fanny Imlay, sua meia-irmã. Fanny era a filha mais velha da família Godwin, mas a única na residência da Skinner Street que não tinha nenhum dos pais biológicos por perto. Calada e inteligente, ela costumava ser aquela que ficava no fogo cruzado por tentar agradar a todos. A moça apaziguava os ânimos e reconfortava os egos feridos, mas acabava sendo objeto de chacota de todos. Seus talentos teriam florescido em outro ambiente; porém, sua inquestionável inteligência empalidecia quando comparada com a de Mary. Sua natureza calada e seu comportamento tranquilo parecem ter encoberto uma existência verdadeiramente infeliz. No dia 9 de outubro de 1816, Fanny viajara para Bristol e escrevera um bilhete angustiante e doloroso, que Mary recebeu na mesma noite.

O casal ficou alarmado com o que leu, e Shelley seguiu para Bristol às pressas, mas era tarde demais. Fanny havia partido para Swansea, onde, no dia 10 de outubro, foi encontrada morta no Mackworth Arms Hotel, vítima de uma overdose de láudano. Havia deixado um bilhete desejando a todos que tiveram alguma ligação com ela "a bênção de esquecer que uma criatura tal existira".

Godwin também fora depressa em busca de Fanny, mas voltou quando leu a notícia de sua morte em um jornal local. A moça fora identificada por um colar que Mary e Shelley haviam comprado para ela na Itália e pelas iniciais em seu espartilho. Temeroso da vergonha que recairia sobre a família já habituada a escândalos, Godwin insistiu que o suicídio fosse abafado. Fanny foi enterrada em Swansea em um túmulo para indigentes e sem a presença de ninguém da família. Mary ficou arrasada. Amigos e parentes foram informados de que Fanny havia viajado para a Irlanda e, ali, fora acometida de uma febre e morrera.

Dois meses depois do suicídio de Fanny, o corpo de Harriet, a esposa abandonada de Shelley, foi encontrado no rio Serpentine. Para agravar a polêmica, Harriet estava em estado avançado de gravidez na ocasião de sua morte, fato que, por respeito a Harriet, ou por puro constrangimento, Mary e Shelley jamais revelaram nem discutiram com ninguém. Infelizmente, essa atitude bem-intencionada do casal deu margem a acusações de que Shelley havia levado a esposa ao suicídio, e nem Mary nem Shelley sentiram-se capazes de desmenti-las ou dar explicações.

Agora, Shelley requeria aos tribunais a custódia dos dois filhos que tivera com Harriet. Na Inglaterra do século XVIII, era natural que o pai tivesse plenos direitos de custódia em tais situações, pois esposas e filhos eram considerados quase como propriedade do marido. Ao contrário do que era comum à época, o caso arrastou-se por muito tempo, e não havia nenhuma certeza de que Shelley venceria. Seu ateísmo e radicalismo declarados eram os principais fatores que pesavam contra ele, embora sua fuga com Mary certamente não melhorasse a situação.

Em uma tentativa de aumentar suas chances de vitória judicial e sanar o rompimento entre Godwin e a filha, Shelley e Mary casaram-se, ainda que com relutância, em 30 de dezembro de 1816. Os Godwin compareceram à cerimônia, mas Claire permaneceu confinada em Bath, visto que estava já no fim da gravidez. O matrimônio colocou um fim à desavença entre pai e filha, e Godwin começou a gabar-se, perante os amigos, do casamento de Mary com o herdeiro de um rico baronete.

Os recém-casados voltaram para Bath e não contaram a quase ninguém sobre o enlace. O acontecimento era tão insignificante na opinião de Mary que, em seu diário, ela anotou sobre o casamento com a data errada. Anos mais tarde, muitos dos que se encontravam com o casal ainda imaginavam que eles não fossem casados e, por isso, evitavam sua companhia.

Mary continuou a escrever quase diariamente. Seu trabalho foi interrompido apenas quando, em 12 de janeiro de 1817, Claire deu à luz uma menina, que recebeu o nome de Alba (em atenção ao apelido Albé, de Byron, mas a garota foi batizada como Allegra a pedido do poeta).

Em seu diário, Mary anotou: "quatro dias de inatividade". O nascimento da filha de Claire foi ocultado dos Godwin por meio de uma sequência de mudanças de residência entre Bath, Londres e Marlow, a qual envolveu uma família de amigos dos Shelley, os Hunt, que tinham muitos filhos. Assim, explicavam a presença de Alba na casa dizendo que se tratava da filha de um amigo. Durante os meses de fevereiro e março de 1817, os Shelley ficaram instalados na Albion House em Marlow, onde Claire e Alba também foram morar.

A estadia em Marlow foi um período produtivo tanto para Mary como para Shelley. Foi ali que Shelley escreveu o poema "The Revolt of Islam" [A Revolta do Islã] e editou *Mont Blanc* para publicação. Alguns dos tópicos presentes em *Frankenstein* foram discutidos, sem dúvida, enquanto Mary concluía sua história na primavera de 1817.

Em abril, Mary já havia terminado de escrever *Frankenstein* e trabalhava nas correções. Foi grande o envolvimento de Shelley no romance de Mary nesse estágio, como revelam partes do manuscrito inicial e de cópias transcritas do romance, documentos mantidos na Bodleian Library. Os manuscritos estão repletos de anotações com a letra de Mary e de Shelley, e é a partir deles que se pode inferir o grau de envolvimento de Shelley no trabalho. Do esboço original, há aproximadamente metade do romance, além de cerca de mil palavras escritas por Shelley. As últimas treze páginas do documento passado a limpo estão inteiramente na letra do poeta.

Estimativas da contribuição de Shelley para *Frankenstein* variam, desde posições que apontam o poeta como um "colaborador secundário" (na opinião de James Reiger) até aquelas que lhe atribuem modificações normalmente feitas por um bom editor (opinião de Leonard Wolf). Grande parte do que Shelley acrescentou ao esboço inicial esclarecia, corrigia ou contextualizava o que Mary já havia escrito. Outras alterações são acréscimos criativos ou mudanças às "ousadias de estilo que necessariamente ocorrem na produção de um escritor muito jovem".

Mary não aceitou todas as alterações de Shelley, e o valor das contribuições do poeta para a qualidade de *Frankenstein* é objeto de discussão (veja a biografia escrita por Anne K. Mellor). Leitores mais modernos talvez apreciem a narrativa descomplicada e direta, considerando os acréscimos mais floreados de Shelley uma depreciação da narrativa. O que está claro é que, independentemente do grau de envolvimento de Shelley no processo de escrita e da importância de suas contribuições ao estilo do romance, a ideia e o conteúdo da história são de Mary.

Em um ímpeto final de atividade, as correções foram concluídas, e o romance foi passado a limpo, pronto para ser enviado a potenciais editores. No dia 14 de maio de 1817, quarta-feira, Mary escreveu em seu diário: "escrever o prefácio — Concluído".

Mary e Shelley fizeram uma viagem para Londres no final daquele mês, em parte a fim de levar o manuscrito de Mary para John Murray, editor de Byron. Murray manifestou uma opinião positiva com relação ao romance, mas acabou recusando a proposta de publicá-lo, como Mary já esperava. Afinal, aquela não era a linha editorial de Murray. Outros editores foram abordados, e chegaram mais recusas, uma delas por devolução imediata via correios. Por fim, *Frankenstein ou O Prometeu Moderno* encontrou um lar na Lackington, Hughes, Harding, Mavor & Jones. A Lackington era especializada na publicação de romances fantásticos, sobretudo aqueles que envolvessem necromancia e ocultismo. Embora o romance tenha sido aceito em agosto, as negociações estenderam-se até boa parte de setembro. Shelley negociou com afinco um bom contrato em nome da esposa e acabou conseguindo um retorno melhor do que jamais obteve por suas próprias obras.

Quando as provas ficaram prontas, elas foram enviadas diretamente para Shelley, a quem Mary deu carta branca para fazer quaisquer alterações que julgasse necessárias. É provável que Mary estivesse exausta após um intenso período de transcrições e correções. Dera à luz pela terceira vez, no dia 2 de setembro, logo após seu vigésimo aniversário. A criança era uma menina, Clara Everina. Mary devia estar ocupada com a recém-nascida enquanto Shelley dava continuidade às negociações com a Lackington em Londres. Shelley provavelmente seguiu à risca as instruções da esposa e pode ter feito outras alterações sem consultar Mary.

Em 31 de dezembro de 1817, houve mais uma chegada. Em seu diário, Mary anotou: "Chega Fran[kens]^tein". Quinhentas cópias de *Frankenstein*, dedicadas a William Godwin, haviam sido impressas e estavam prontas para sua publicação anônima em março de 1818.

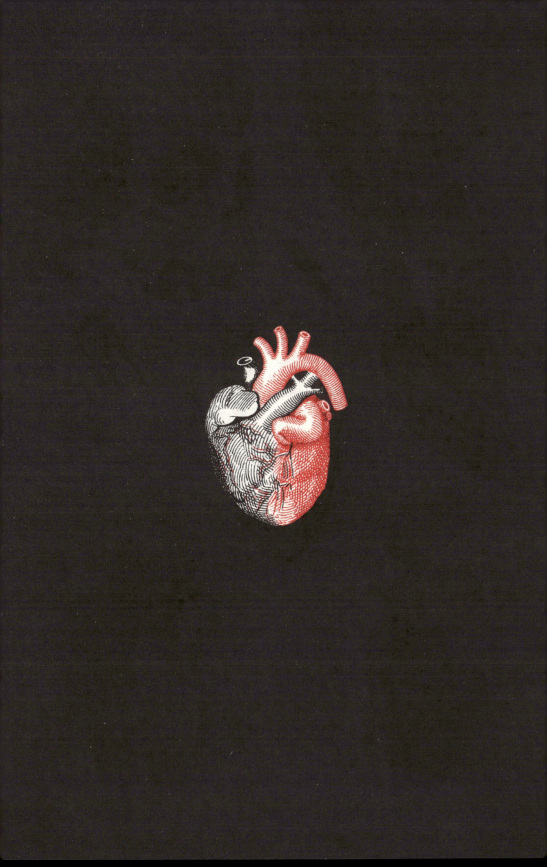

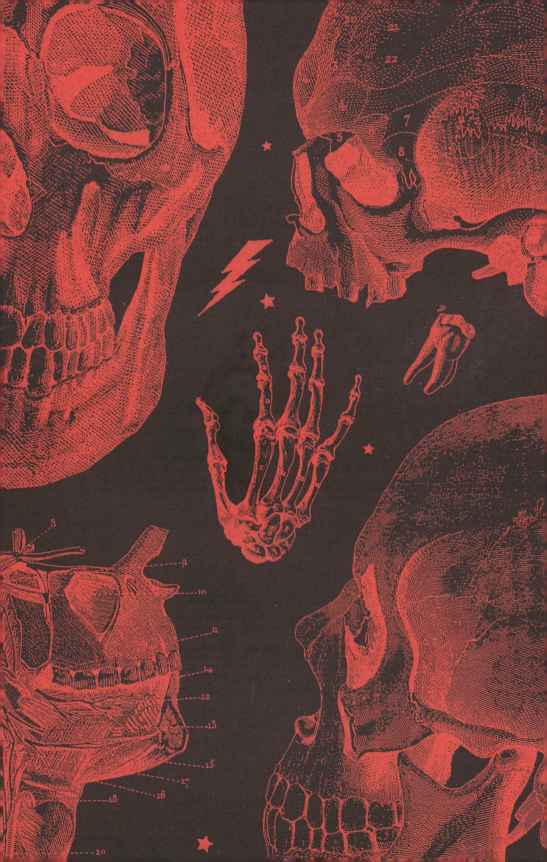

PARTE 2

PARS DUO: CREATIO

CRIAÇÃO

Anatomia de Monstro

Kathryn Harkup

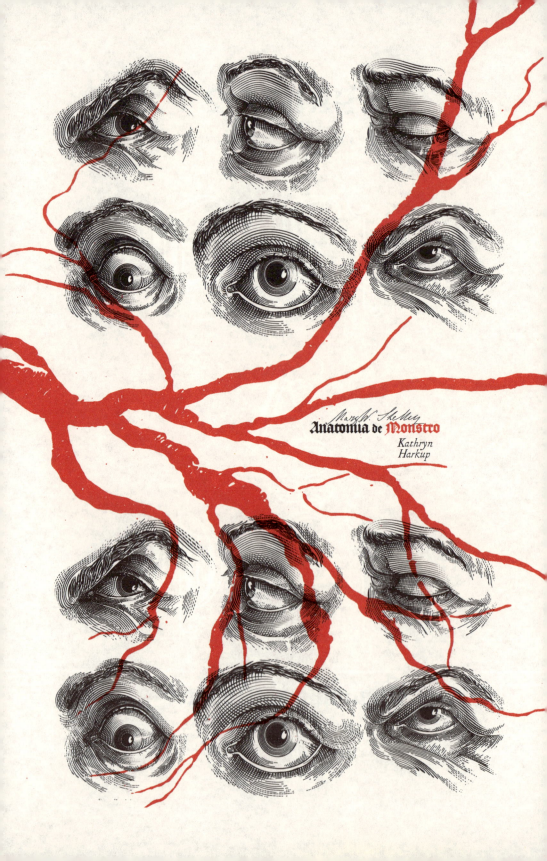

BIBLIOTECA MEDICINA APRESENTA
MACABRA

CAPITULUM V

EDUCAÇÃO

Em minha educação, meu pai tomou as maiores precauções para que eu não me impressionasse com horrores sobrenaturais.

O pesadelo de Mary que inspirou a obra *Frankenstein* girava em torno do momento da animação da criatura. Incentivada pelo marido, ela expandiu seu conto, transformando-o em um romance. O momento da animação foi transferido ao Capítulo IV. Os três capítulos precedentes contam, com detalhes, a história de como Victor Frankenstein acabou seguindo o caminho sombrio que levou a seu experimento fatal. O romance é estruturado a partir da narrativa do Capitão Robert Walton, um aventureiro que lidera uma expedição científica ao Polo Norte. O interesse científico de Walton, transformado em uma obsessão que coloca em risco não só sua vida, como a de toda a sua tripulação, é semelhante à própria atitude obstinada de Victor com relação a sua pesquisa.

Já nas primeiras páginas, temos nosso vislumbre inicial da criatura, uma figura gigantesca vista ao longe. Uma silhueta escura recortada contra a gélida paisagem congelada. Quando Victor é encontrado, macilento e exausto, ele é levado a bordo do navio de Walton para recuperar-se. Durante sua recuperação, ele conta a Walton como chegou ao Ártico em busca do "demônio" que a tripulação vira no dia anterior.

A viagem científica de Walton para o norte reflete o interesse pela exploração durante o Iluminismo. O século anterior vira imensas regiões do mundo sendo exploradas e mapeadas, mas ainda havia muito o que descobrir. Ninguém havia chegado ainda ao Polo Norte.* Na inexistência de fatos sobre o Ártico, pululavam teorias. Uma delas afirmava que o Polo Norte era uma ilha congelada cercada por mar, o que levou muitas pessoas a zarpar em busca de uma rota marítima, a Passagem Noroeste, que circundaria essa grande ilha de modo a encurtar rotas comerciais com as Américas, a Rússia e regiões mais distantes. Outros acreditavam que o Polo Norte em si fosse uma área de mar aberto cercada por uma parede circular de gelo. Alguns esperavam que o Ártico fosse um tesouro de novas espécies de animais e plantas, ou mesmo de rochas e minérios ricos em metais valiosos, inclusive ouro. Havia ainda aqueles que indagavam sobre a origem da atração magnética e saíam em busca do que conseguia levar todas as bússolas a apontarem para a mesma direção.

A própria Terra era uma grande desconhecida, e muitos especulavam que o planeta pudesse ser oco, com vias de acesso a seu amplo interior pelos polos. Décadas depois de *Frankenstein*, a teoria da terra oca seria reacendida pelo romance de Júlio Verne de 1864, *Viagem ao Centro da Terra*.

---

* E ninguém chegaria até 1926, quando o grupo de Roald Amundsen sobrevoou o polo, pela primeira vez, em um avião. O primeiro grupo a pisar no Polo Norte foi uma equipe soviética liderada por Alexander Kuznetsov em 1948.

O fato de o planeta ser uma massa sólida havia sido estabelecido recentemente por experimentos de Henry Cavendish realizados entre 1797 e 1798, poucos anos após as datas aproximadas em que ocorre a história de *Frankenstein*.

Não obstante, umas poucas pessoas fizeram tentativas sérias de chegar ao Polo Norte, ainda que organizações respeitadas, como a Royal Society, planejassem e propusessem expedições do tipo. Tratava-se de uma empreitada perigosíssima, e a maioria das embarcações e tripulações estava mais interessada na pesca de baleias, que era uma fonte confiável de renda à época. Afirma-se que um baleeiro, comandado pelo sr. Ware e o Capitão Wilson, havia perseguido um grupo de baleias até 82º de latitude e, encontrando o mar totalmente livre de gelo, cogitou na tentativa de avançar ainda mais para o norte. Porém, a tripulação não aceitou a proposta, temendo que o navio se desmantelasse quando o Polo lhe arrancasse todas as peças de ferro.

Algumas expedições científicas teriam partido de Dundee, onde Mary vivera na adolescência, mas muitas das embarcações que zarpavam dos molhes da cidade seguiam para o norte a fim de caçar baleias. Ainda assim, o período em que a escritora viveu na cidade escocesa deve ter-lhe propiciado uma grande quantidade de informações sobre as paisagens e as condições do Ártico.

A expedição de Walton partira em busca da misteriosa terra no topo do mundo, "a neve e o gelo foram banidos, e navegando pelo mar calmo, podemos ser gentilmente levados para uma terra que supera, em maravilhas e belezas, qualquer região descoberta até agora no globo habitável". Ele também falava de encontrar a origem da atração magnética. Mary, por meio da personagem de Walton, destaca alguns dos interesses e especulações mais comuns da ciência com relação ao Polo Norte.

Walton partira alegremente, mas as coisas mudaram quando a realidade da exploração do Ártico ficou evidente. Havia vendavais, nevoeiros e grandes placas de gelo que se alastravam aos poucos pela embarcação. Quando o nevoeiro clareou, a tripulação avistou ao longe um enorme vulto sobre um trenó puxado por cães. No dia seguinte, Victor foi trazido a bordo, mas levaram dois dias para que ele recuperasse a força para falar e contar sua história.

Victor Frankenstein tornou-se o protótipo de praticamente todas as descrições subsequentes de cientistas malucos ou perversos. Muitas pessoas formam suas impressões de Victor a partir das adaptações do romance de Mary para o cinema e o teatro, ou das interpretações do tipo de cientista Frankenstein que surgiram de tais adaptações. No entanto, a ideia que talvez se tenha de um cientista obsessivo e histérico com ambições perniciosas é muito diferente da personagem que Mary Shelley criou em 1816. Sem dúvida, a figura retratada pela escritora era incansável em suas atividades científicas, talvez até mesmo obsessiva com relação a elas, mas Mary não descreveu Victor Frankenstein como louco. O trabalho de Victor pode ter sido imprudente e destituído de precauções, mas Mary jamais mostrou as intenções do cientista como más. *Frankenstein* também não é um bom exemplo de ciência que deu errado. No tocante a dar vida a um cadáver inanimado, o experimento de Victor foi um sucesso absoluto. Foi sua incapacidade de antever as possíveis consequências de seus atos que provocou sua ruína.

Mary geralmente baseava suas personagens fictícias nas pessoas que ela conhecia. Tipos como Byron e Percy Bysshe Shelley costumam aparecer em seus romances e contos, e exemplos particularmente evidentes deles podem ser vistos em *O Último Homem*, romance de 1826 da autora. Várias pessoas que Mary conhecia podem ter contribuído para a criação da complexa personagem de Victor Frankenstein, conquanto a mais óbvia seja o próprio marido. A juventude e os interesses de Shelley bem podem ter sido o modelo que inspirou a história pregressa de Victor. Aliás, Victor foi o pseudônimo que Shelley usou ao publicar sua primeira coletânea de poemas, *Original Poetry: by Victor and Cazire* [Poesia Primeira: por Victor e Cazire] em 1810.

Shelley nasceu em uma família abastada em Field Place, Sussex, Inglaterra. Seu congênere ficcional, Victor, também vinha de uma família abastada, mas de Genebra, na Suíça. Mary também conferiu a sua personagem uma educação semelhante à que o marido recebera: Victor frequentava a escola, mas se dedicava com afinco a seus interesses pessoais fora dela. A inspiração para a obsessão que Victor tinha, ainda jovem, de descobrir as leis secretas da natureza também pode ter vindo do interesse que Shelley demonstrou desde cedo pela ciência. A edição de 1818 de *Frankenstein* contém mais informações sobre a formação científica de Victor que a edição revisada de 1831, que se tornou o texto oficial.

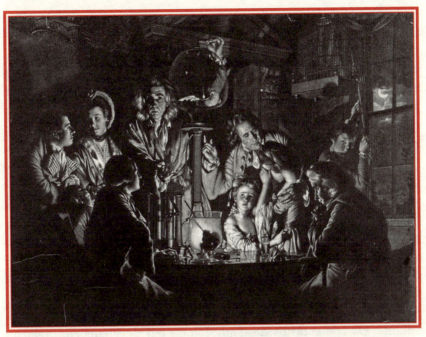

1. Experimento com um Pássaro na Bomba de Ar: um filósofo demonstra a formação de vácuo pela retirada do ar de um frasco que contém uma cacatua-branca. Maneira-negra de J. Wright de Derby, circa 1780. O garoto à janela pode ser um jovem Erasmus Darwin. Wellcome Library, Londres.

Além de mostrar o jovem Victor seguindo a educação normal em ciências oferecida pela escola, Mary também o mostrava fascinado pelas demonstrações científicas que o rapaz testemunhava na casa de um amigo da família. Mary dá poucos detalhes das demonstrações em si, porém, dentre elas estão experimentos populares à época e que eram provavelmente realizados em lares e salões por toda a Europa. Talvez Mary tenha tomado o entusiasmo do marido pela experimentação científica, algo que ele demonstrara em Oxford, como exemplo. Um experimento científico mencionado no texto é o exemplo clássico que emprega uma bomba de ar, imortalizado na pintura de 1768 de Joseph Wright de Derby, hoje mantida na Galeria Nacional em Londres. O quadro mostra uma família reunida em torno de um recipiente de vidro, dentro do qual há um pássaro em óbvia agonia conforme o ar lhe é tirado. O experimento demonstrava a clara presença de algum componente essencial para a vida no ar.

Outros experimentos descritos como parte da educação científica inicial de Victor abrangem: "Destilação e os maravilhosos efeitos do vapor". Em vez de apresentar detalhes específicos, Mary descreve a educação de Victor em termos vagos. Victor foi obrigado a assistir a uma série de palestras científicas, possivelmente semelhantes àquelas a que a própria Mary assistiu quando vivia em Bath. Talvez para garantir que Victor permanecesse em certa ignorância científica nesse estágio do romance ou para evitar descrições detalhadas das palestras, Mary criou um acidente que impediu que Victor assistisse às palestras até que o curso estivesse quase no fim. A escritora incluiu alguns nomes de substâncias químicas, como potássio, boro, sulfatos e óxidos, mas tais palavras eram usadas para afastar sua personagem da ciência da química. Em seu lugar, ela fez com que Victor ficasse fascinado pela alquimia.

O interesse juvenil por alquimia e alquimistas é outra semelhança entre Shelley e o Victor da ficção. Mary faz com que o interesse de Victor despertasse graças à descoberta de um livro de Cornélio Agrippa, um alquimista da vida real do qual voltaremos a falar mais adiante. Os comentários desdenhosos do pai de Victor com relação a Agrippa, "lixo deplorável", servem apenas para aumentar o interesse do jovem por tudo quanto seja alquímico. Na descrição de Mary, o encontro inicial de Victor com a ciência, na escola, é insípido e decepcionante se comparado com o poder e as promessas maravilhosas dos alquimistas. Ela faz com que sua personagem fictícia devore, em pouco tempo, tudo o que consegue encontrar sobre Agrippa e outros. Como principais influências sobre Victor nessa época, Mary cita não apenas Agrippa, mas também as obras de Alberto Magno e Paracelso — exatamente o material de leitura preferido do jovem Shelley. É importante observar que, no romance, Victor percebe que os experimentos testemunhados por ele na casa do amigo não constam nas obras de seus novos autores prediletos.

Shelley teria sido uma excelente fonte de informações sobre alquimistas e alquimia, bem como uma inspiração para eles. Quando criança, o poeta contava histórias de alquimistas que viviam no sótão da casa da família para as quatro irmãs mais jovens. "Nós iríamos visitá-lo 'um dia', mas nos contentávamos em esperar. E uma adega foi escavada no pomar para melhor acomodar esse tal Cornélio Agrippa", recordaria uma das irmãs de Shelley, muitos anos depois. De acordo com seu amigo de universidade, Thomas Jefferson Hogg, Shelley gastava a mesada em um misto de livros de bruxaria, química, galvanismo e magia. Ele ficava acordado até tarde da noite, esperando aparições de fantasmas, e tentava ter acesso à catacumba da igreja de sua paróquia com o intuito de passar a noite ali. Na escola, ele recitava encantamentos, realizava experimentos com eletricidade, sempre mesclando seus interesses científicos com suas leituras de ocultismo e tentativas de invocar o Diabo.

Ao contrário de Shelley, os interesses de Victor, na adolescência, pareciam adstritos aos alquimistas: seu fascínio pela ciência moderna surgiu mais tarde. Uma vez que o interesse de Victor por alquimia foi importante no desenvolvimento de suas atividades, vale a pena estudá-lo mais detalhadamente.

Mary talvez tenha tomado conhecimento da alquimia e dos alquimistas por meio de Shelley, que compartilhava com ela seu entusiasmo juvenil pelo assunto, mas a escritora também pode ter aprendido algo a esse respeito com o pai. Em 1799, Godwin publicara *St. Leon*, uma história de ficção sobre um homem que descobre os segredos da alquimia: como produzir ouro e o elixir da vida. O conhecimento dessas artes secretas propiciou grande riqueza e a vida eterna ao protagonista, mas, com isso, também grande tristeza, e ele foi forçado a abandonar a família para viver uma existência de isolamento. O romance guarda várias semelhanças com *Frankenstein*.

Em 1834 (dezesseis anos depois de *Frankenstein*), Godwin publicou um livro de não ficção intitulado *Lives of the Necromancers* [Biografias de Necromantes], mas sua paixão pelo tema era claramente muito anterior. O título completo dessa obra posterior de Godwin reflete a postura dos séculos XVIII e XIX com relação à alquimia: *Lives of the Necromancers or An account of the most eminent persons in successive ages who have claimed for themselves or to whom has been imputed by others the exercise of magical powers* [Biografias de Necromantes ou um Relato das Principais Pessoas que, em Épocas Sucessivas, Afirmaram de Si, ou Foram por Outros Assim Reputados, Dedicar-se à Prática da Magia]. Trata-se de uma obra que reúne todas as pessoas importantes da história que tiveram algum episódio de magia associado à sua imagem, desde Merlin a Ricardo III, e muitos outros que o leitor talvez sequer imagine. Contudo, o livro também inclui Cornélio Agrippa, Alberto Magno e Paracelso, as três figuras da vida real que Mary usou para inspirar sua personagem Victor Frankenstein.

No século XVIII, ocorrera uma mudança significativa na atitude que se adotava com relação à alquimia e os alquimistas. Os avanços científicos do Iluminismo haviam revelado um universo racional alicerçado em fenômenos compreensíveis, explicáveis e quantificáveis. Em vez de um lugar de mistérios governado pelo capricho dos deuses, o universo era cada vez mais visto em termos mecanicistas. Os filósofos iluministas ridicularizavam aqueles que invocavam o auxílio de demônios para revelar verdades ou tentavam transmutar metais em ouro e os consideravam, na melhor das hipóteses, pessoas iludidas. Na pior das hipóteses, seu comportamento era julgado criminoso ou contrário a Deus. Ouro era tão somente ouro e não podia ser produzido a partir da transmutação de outros metais. Até mesmo a alma humana poderia ser uma substância tangível e mensurável como a eletricidade. Essa postura do século XVIII com relação aos alquimistas prevalece até hoje, conquanto não faça justiça à história da alquimia. Esses estudos iniciais contribuíram enormemente para a ciência moderna.

A ideia que se costuma fazer da alquimia é a de malucos delirantes e obsessivos inclinados sobre tinas borbulhantes ou sabe-se lá o quê, na tentativa de transformar metais comuns em ouro com a ajuda de encantamentos misteriosos, ingredientes obscuros e, talvez, o auxílio do próprio Diabo. A pedra filosofal, o grande objetivo de muitos alquimistas, era um objeto supostamente dotado de muitas das capacidades que os filósofos buscavam. Ela seria capaz não apenas de transformar metais inferiores em ouro, como também teria o poder de curar todas as doenças e prolongar a vida humana por centenas, possivelmente até milhares, de anos. Nesse sentido, a pedra é associada a outro objetivo alquímico: o elixir da vida. Na edição de 1831 do romance, essa propriedade última era de especial interesse para o jovem Victor Frankenstein, embora, em regra, tais elixires alquímicos se propusessem a prolongar a vida ou curar doenças, não gerar vida. Em sua obra *Lives of the Necromancers*, Godwin afirmava que o elixir podia prolongar a vida indefinidamente.

A alquimia também tem uma história muito rica enquanto precursora da química moderna. Os processos alquímicos originaram-se em técnicas de manufatura do Antigo Egito. Papiros do século III descrevem processos associados a ouro, prata, pedras preciosas e tinturas têxteis, técnicas que provavelmente remontam a períodos muito anteriores. São documentos técnicos com descrições tão claras que permitiram que estudiosos modernos reproduzissem tais processos. Nesses textos antigos, fica evidente que as técnicas se referem à produção de efeitos que *imitam* o ouro e a prata. Há também métodos que explicam em detalhes como determinar a verdadeira identidade e a pureza dos metais. É óbvio que as pessoas daquela época compreendiam a diferença entre fazer algo com a aparência de ouro e o ouro verdadeiro — o objetivo de transmutar um metal em outro veio mais tarde.

Os títulos de alguns desses documentos também são enganosos. Por exemplo: o título *Coisas Físicas e Místicas* pode ser mais exatamente traduzido como *Coisas Naturais e Secretas*. O uso da palavra "secretas" no título é provavelmente antes uma referência à necessidade de proteger segredos comerciais, que à influência "mística" do sobrenatural ou espiritual.

A primeira menção ao objetivo de *produzir* ouro e prata, ou seja, à transmutação de outro metal, aparece por volta do ano 300 d.C. Documentos atribuídos a Zósimo de Panópolis descrevem detalhes de instrumentos e equipamentos necessários ao que é basicamente um programa de pesquisa que se concentrava na natureza dos metais e de outras substâncias. Zósimo acreditava que os metais eram constituídos de dois componentes: um corpo sólido e um espírito volátil. Era o espírito que dava cor ao metal, bem como outras propriedades. Com base nessa lógica, era plausível que o espírito pudesse ser separado do corpo e usado para transformar outro metal em algo com a aparência e as propriedades do ouro. Por exemplo, podia-se usar água de enxofre (sulfeto de hidrogênio dissolvido em água) para matizar a superfície da prata com uma cor amarelada, dando-lhe a aparência de ouro. Os escritos de Zósimo empregam uma linguagem obscura, elaborada para ocultar o real caráter de suas descobertas, uma característica que se desenvolveu e se transformou em regra na escrita alquímica.

O segundo principal movimento em alquimia aconteceu entre estudiosos e pesquisadores árabes. É desse período que herdamos a palavra "alquimia". O prefixo *al* é o artigo definido na língua árabe. Já a parte "quimia" tem várias teorias com relação a sua origem, dentre elas a palavra copta *kheme*, que significa negro, em referência à cor negra do lodo do Nilo em terras egípcias. Outra teoria aponta a origem na palavra grega *cheō*, que significa "derreter ou fundir", em uma referência específica a metais. Ambas podem ser verdadeiras, de modo que a palavra *quimia* ganhou um duplo significado.

A figura mais eminente relacionada à alquimia nessa época era Jābir. Reza a lenda que ele nasceu no século VIII, mas uma análise moderna de sua obra sugere que ele escrevia mais ao estilo dos estudiosos árabes do século IX. Dado o caráter misterioso da escrita alquímica e seus subterfúgios, por vezes deliberados, muito da vida e dos escritos de Jābir ainda são objeto de controvérsia. Seja como for, Jābir deixou informações detalhadas a respeito de equipamentos, materiais e técnicas práticas, mas sua maior contribuição para a alquimia foi a teoria mercúrio-enxofre da matéria. Jābir acreditava que todos os metais eram formados a partir de diferentes combinações de mercúrio e enxofre, condensados no subsolo em diversas proporções e graus de pureza de modo a formar metais variados.

O ouro e a prata eram tidos por metais nobres, combinações perfeitas de mercúrio e enxofre. Os demais metais conhecidos — ferro, cobre, chumbo, estanho e mercúrio — eram considerados inferiores, porque tinham aparência menos atraente e estavam suscetíveis à corrosão e à perda do brilho, provas de sua imperfeição. Esses metais não eram vistos como elementos por si sós, mas combinações de um material fundamental mais simples. Não obstante, as origens da teoria mercúrio-enxofre remontam a um passado ainda mais distante: a Aristóteles e sua teoria dos quatro elementos — fogo, vento, terra e água — que constituíam a matéria como um todo.

A teoria dos quatro elementos da matéria era análoga à teoria dos quatro elementos da saúde, conquanto essas duas noções não estivessem explicitamente vinculadas à época. Gozavam de boa saúde aqueles que alcançavam o correto equilíbrio de quatro humores: a bile negra, a bile amarela, a fleuma e o sangue.

Os alquimistas greco-egípcios usavam a palavra *xērion* para descrever os pós que usavam para transmutar metais. A palavra tem origens na medicina e refere-se a uma substância capaz de curar ferimentos. Jābir traduziu *xērion* para o árabe, *al-iksīr*, que se transformou em elixir e era usada em referência a uma substância com extraordinárias propriedades de cura. Se tais substâncias podiam curar pessoas, talvez elas também fossem capazes de "curar" metais imperfeitos e produzir ouro e prata.

Assim, o emprego da palavra elixir criou uma ligação entre alquimia e medicina. Os alquimistas passavam cada vez mais tempo investigando compostos que pudessem ter propriedades curativas. Ao longo do tempo, isso evoluiu para a ideia da possibilidade de prolongar a vida muito além das expectativas normais.

Ao longo de um período de mais de mil anos, as contribuições árabes para a ciência e a filosofia foram tremendas. Fizeram-se avanços importantes na física, na astronomia, na matemática e na química. Técnicas, instrumentação e aparatos foram aperfeiçoados. Os estudiosos procuravam entender como funcionavam o universo e tudo o que ele continha. Suas ideias sobre a natureza da matéria e das doenças humanas estavam essencialmente erradas, mas seus experimentos na tentativa de transmutar metais e curar doenças eram absolutamente razoáveis e coerentes com seu entendimento à época. Em comparação, a ciência europeia do período arrastava-se muito atrás.

A alquimia chegou à Europa latina em 11 de fevereiro de 1144, uma sexta-feira. Conta-se que, nesse dia, Roberto de Chester, que vivia na Espanha, concluiu a tradução de *Da Composição da Alquimia*, cujo original era em árabe. Quando, no século XIII, os europeus cristãos passaram a ter mais contato com os estudiosos muçulmanos, eles descobriram uma profusão de conhecimentos científicos, desde a obra dos próprios estudiosos muçulmanos até antigos textos gregos. Os estudiosos árabes haviam preservado e traduzido tais textos gregos para o árabe, e estes últimos foram, então, reapresentados à Europa, que havia perdido contato com grande parte da obra dos antigos filósofos gregos — apenas fragmentos haviam sobrevivido.

Os filósofos europeus logo começaram a praticar a alquimia, e, ao longo dos 600 anos subsequentes, ela se desenvolveria em todas as suas formas variadas. No início da Idade Média acompanharam o interesse árabe tradicional por alquimia, mas esse interesse se desenvolveu, ramificando-se em uma gama de tópicos, dos quais o principal aspecto era a transmutação de metais inferiores em ouro, embora esse não fosse, em absoluto, o único interesse dos alquimistas medievais.

A alquimia dessa época combinava uma grande variedade de investigações científicas relacionadas à medicina, à natureza da matéria e também à transmutação. Era muito pequena a distinção entre tais práticas e o que chamaríamos de "ciência" atualmente. O universo inteiro estava aberto à investigação, quaisquer que fossem os meios. Embora houvesse obviamente charlatães e impostores, aqueles experimentos alquímicos que hoje consideraríamos equivocados eram realizados por homens respeitadíssimos em seu conhecimento e erudição, e esses experimentos fizeram avançar de fato o conhecimento científico, ainda que baseados em teorias errôneas.

Os séculos XVI e XVII são tidos como a idade de ouro da alquimia, quando homens como Robert Boyle e Isaac Newton passavam uma enorme quantidade de tempo reunindo obras alquímicas, repetindo experimentos e conduzindo suas próprias investigações. Newton, por exemplo, dedicou mais de seu tempo à alquimia que à gravidade ou à ótica, enquanto Robert Boyle é descrito como o primeiro químico e o último alquimista. Todavia, a distinção entre alquimia e *chymistry*[*] [química] começava a surgir, ainda que as palavras tenham continuado a ser usadas de forma intercambiável por algum tempo.

No século XVIII, essa diferença já era mais acentuada, e fazia-se uma distinção mais clara entre alquimia e química. Estudiosos e escritores do século XVIII classificavam os alquimistas de ocultistas que invocavam espíritos e demônios para auxiliá-los em suas práticas mágicas. A alquimia era menosprezada como pensamento retrógrado. A química era uma ciência moderna e racional. Conforme a ciência progredia e os fenômenos passavam a ser cada vez mais entendidos em termos de teorias científicas bem definidas em vez de explicações espirituais, a alquimia e os alquimistas eram ridicularizados.

Quando Godwin publicou sua obra *Lives of the Necromancers* em 1834, sua ênfase era sobretudo em pessoas envolvidas com magia, sem que o livro faça qualquer menção à alquimia como um estudo sério da natureza das coisas. Essa era a atitude que imperava com relação à alquimia

---

[*] A antiga ortografia inglesa da palavra *chemistry* [química] – *chymistry* – é um termo usado por muitos historiadores da ciência para distinguir entre um rol de práticas que poderiam ser classificadas como químicas e alquímicas, mas que definitivamente não constituem o que se espera da química moderna. Ele destaca um período de transição da antiga para a moderna compreensão da química.

e aos alquimistas na época em que Mary escrevia *Frankenstein* e criava um nítido contraste entre o interesse juvenil de Victor Frankenstein pelas ciências ocultas e seus posteriores estudos sérios na seara da ciência.

Através da voz de Waldman, instrutor de química de Victor Frankenstein, Mary justapõe a antiga e a nova atitude com relação à química nestes termos:

> *Os antigos mestres desta ciência — afirmou — prometeram impossibilidades e nada cumpriram. Os mestres modernos prometem muito pouco; sabem que metais não podem ser transmutados e que o elixir da vida é uma fábula. No entanto, esses filósofos, cujas mãos parecem ser feitas somente para revolver a sujeira e os olhos, para se debruçarem sobre o microscópio ou o cadinho, de fato, realizaram milagres. Penetraram nos recessos da natureza e demonstraram como ela funciona em seus recônditos. Subiram aos céus e descobriram como circula o sangue e a natureza do ar que respiramos. Adquiriram poderes novos e quase ilimitados; podem comandar os trovões do céu, imitar um terremoto e até mesmo escarnecer do mundo invisível e de suas sombras..*

Os três alquimistas que Mary escolheu para influenciar a juventude de Victor Frankenstein — Alberto Magno, Cornélio Agrippa e Paracelso — foram três dos principais nomes da história da alquimia como era vista no início do século XIX. No entanto, os interesses dessas três figuras históricas ilustram a enorme variedade de filosofias esposadas pelos assim chamados alquimistas. Curiosamente, nenhum dos três se autointitulava alquimista e todos eles escreveram com desdém sobre aqueles que tentavam transformar metais inferiores em ouro.

O primeiro alquimista a inspirar Victor foi Alberto Magno, um frade dominicano do século XIII que também foi bispo, teólogo e filósofo. Em 1941, ele foi declarado o santo protetor dos filósofos naturais. É conhecido como "o Grande" e "Doutor Universal" por causa de seu vasto conhecimento. Escreveu acerca de uma variedade de assuntos, desde comentários aos evangelhos e às obras de Aristóteles até obras sobre botânica e minerais, mas é possível que a autoria de alguns livros de alquimia lhe seja erroneamente atribuída.

Alberto Magno dedicava-se muito à ciência experimental, tanto que alguns de seus contemporâneos o acusavam de negligenciar seus estudos espirituais. Seu conhecimento de filosofia natural era abrangente, e, embora escrevesse sobre alquimia, ele o fazia dentro de uma argumentação teológica que negava a arte da magia. Isso, porém, não impediu o surgimento de rumores de que ele possuía certos conhecimentos secretos. Após sua morte, houve quem afirmasse que ele conseguira produzir a pedra filosofal, deixando-a por herança a seu pupilo, Tomás de Aquino. Dada a antipatia bem documentada do religioso por essas coisas e o fato de que Tomás de Aquino faleceu seis anos antes de seu mestre, parece improvável que a história seja verdadeira.

Em uma época em que muitos textos alquímicos eram escritos com uma linguagem destinada a velar conhecimentos ou revelá-los tão somente àqueles dotados de compreensão suficiente, muitos encontraram, na obra de Magno, referências e ideias que jamais estiveram ali. Outros, na esperança de dar credibilidade a suas próprias teorias e aumentar as vendas de seus livros, afirmaram que Alberto Magno fora o autor, por exemplo, de *Secreta Alberti* e *Experimenta Alberti*.

Do ponto de vista de Victor Frankenstein, mais curiosas ainda são as lendas de que Alberto Magno construíra um homem de latão. Essa história guarda muitas analogias com as lendas sobre o golem (veja página 89) e também com a obra *Frankenstein*, de Mary Shelley. De acordo com o relato encontrado no livro *Lives of the Necromancers*, de Godwin, conta-se que Alberto trabalhou na construção desse homem mecânico por trinta anos. O produto final era capaz de responder toda sorte de perguntas e era usado para realizar tarefas domésticas na casa de Alberto. Por fim, o pupilo de Alberto, Aquino, ficou tão furioso com a constante tagarelice do autômato que o fez aos pedaços com um martelo. Em seu *Lives of the Necromancers*, William Godwin também afirmava que havia relatos de que o homem mecânico fora transformado em um homem de carne e osso, mas, para ele, isso parecia improvável.

A história do homem mecânico não é exclusividade de Alberto Magno. Histórias semelhantes da criação de autômatos também são atribuídas a Francis Bacon, o filósofo natural inglês nascido no século XVI, e Dédalo (figura da mitologia grega que teria criado o labirinto onde o Minotauro ficou preso e construído asas de cera com plumas para si mesmo e o filho Ícaro). Fala-se ainda que Dédalo tinha estátuas animadas, embora muitos discutissem se se tratava realmente de algum tipo de autômato ou apenas de uma ilusão engenhosa.

O segundo dos heróis alquimistas de Victor Frankenstein, Cornélio Agrippa, foi muito menos útil quando o assunto era ciência ou qualquer coisa que dissesse respeito à construção de um ser humano, mecânico ou não. Heinrich Cornelius Agrippa von Nettesheim, seu nome completo, foi um polímata do século XVI. Estudou a obra de Alberto Magno quando era aluno na Universidade de Colônia. Ainda jovem, escreveu *Três Livros de Filosofia Oculta*, as obras que o tornaram mais conhecido. No entanto, em uma edição posterior do livro, ele abjurou grande parte do que havia escrito anteriormente, afirmando que seu pensamento estivera equivocado.

Os três livros são uma discussão filosófica sobre magia ritualística e seu uso em medicina, alquimia e cristalomancia (divinação pelo uso de bolas de cristal, espelhos etc.). Como fontes, a obra se vale de teorias da numerologia, da astrologia e da cabala. Embora Agrippa a tenha publicado somente em um período tardio de sua vida, a obra era bem conhecida na forma de manuscrito. Apesar de ter escrito sobre temas tão controversos em uma época de forte turbulência religiosa na Europa (Agrippa foi contemporâneo de Galileu e Lutero), ele parece não ter sido perseguido.

Impressionadas com seu conhecimento, muitas pessoas pediam a Agrippa que fizesse seus horóscopos, embora ele estivesse bastante ciente da tolice do que fazia e advertisse seus benfeitores a não confiar em tais coisas. Ele pedia que seus benfeitores o contratassem por suas habilidades em medicina, não por seus questionáveis talentos em astrologia. Agrippa também foi veemente ao escrever contra a prática da necromancia. Escreveu relativamente pouca coisa sobre a prática da alquimia, em termos de transmutação, e é provável que nunca tenha realizado experimentos. Apesar disso, Agrippa tornou-se quase um epíteto de alquimia, alquimistas e ocultismo no século XVIII.

Cornélio Agrippa parecia ter pouco a oferecer a Victor Frankenstein em termos de auxílio prático com seu conhecimento de química e menos ainda no tocante a dar vida aos mortos. Agrippa escreveu sobre medicamentos, mas suas teorias de cura eram baseadas em números. Por exemplo, ele acreditava que uma erva de cinco folhas (possivelmente a *Potentilla*) podia ser usada para curar malária, porque a doença também estava associada ao número cinco. Ele afirmava que a mesma erva também era capaz de expulsar demônios e ser empregada como proteção contra venenos. É evidente que isso não teria aplicações práticas. Contudo, Agrippa era justamente o tipo de alquimista que atrairia a atenção do jovem Percy Shelley, que se deleitava com as ideias propostas nas primeiras obras ocultistas do estudioso. Trata-se de uma excelente personagem para associar Victor com o estranho e o oculto na mente dos leitores.

O terceiro exemplo de alquimista para Victor foi Philippus Aureolus Theophrastus Bombastus von Hohenheim, que gostava de ser chamado de Paracelso, que significa "superior a Celso" (Celso foi uma figura proeminente da medicina romana). Paracelso foi um filósofo germano-suíço que inaugurou uma nova abordagem da teoria médica e toxicológica. Também era contemporâneo de Agrippa, mas rejeitava suas teorias mágicas. O pai de Paracelso, que era químico e médico, deu pessoalmente ao filho uma educação científica, mas também lhe propiciou outros instrutores. Paracelso estudou medicina na Universidade de Basileia e fez doutorado na Universidade de Ferrera, mas nem sempre concordava com o que lhe era ensinado. Ele passou boa parte da vida indo de cidadezinha em cidadezinha da Europa, aprendendo com "anciãs do povo, ciganos, feiticeiros, tribos nômades e velhos ladrões".

Como se pode deduzir do nome que adotou, Paracelso era um tanto arrogante e também conhecido por seu temperamento explosivo. Era ainda combativo e enfureceu muitos médicos de sua época. Muitas vezes desatava a esbravejar, usando linguagem de baixo calão e gritando teorias não testadas, e não se relacionava com pessoas que colocassem títulos acima da prática. Enquanto todos os seus colegas davam palestras em latim, ele o fazia em alemão, de modo que mais pessoas pudessem aprender. Paracelso queimou publicamente as obras de Avicena e Galeno, que eram autoridades em anatomia humana à época, e defendia o aprendizado a partir da experiência prática, estudando os pacientes à sua frente em vez de abstratos textos históricos.

A influência da alquimia medieval sobre Paracelso levou-o a defender um sistema tripartite de enxofre, mercúrio e sal, além de três venenos que contribuíam para o adoecimento do ser humano. A *tria prima* também formava a identidade humana: o enxofre era a alma, o sal era o corpo e o mercúrio, o espírito (o pensamento, a imaginação e as funções mentais superiores). Ele desenvolveu uma teoria bioquímica da digestão e ensinava medicina a seus pupilos mediante o uso de analogias químicas, embora isso não fosse muito apreciado pelo corpo estudantil.

Paracelso tentou criar nada menos que toda uma visão de mundo baseada em processos químicos (conquanto sua química fosse muito diferente da ciência moderna correspondente). A química era responsável por tudo: desde a formação de minerais no subsolo até os processos corpóreos, como a digestão e a excreção. Sua abordagem holística era diferente de tudo que existira anteriormente. Ele foi o pioneiro no uso de substâncias químicas e minerais como medicamento e, embora a ciência moderna tenha comprovado que muitos dos compostos que ele defendia não apresentam nenhuma eficácia médica, fez importantes contribuições. Por exemplo, Paracelso descobriu que a combinação de álcool e ópio era particularmente eficaz para o alívio da dor. Sua combinação de compostos analgésicos conhecida como láudano tornou-se um item de primeira necessidade em tratamentos médicos e foi usada durante séculos.

Embora tenha revisado antigas obras de medicina e escrito obras novas sobre o assunto à época, Paracelso enfrentou dificuldades para encontrar alguém que publicasse seus manuscritos radicais. Mesmo quando a maior parte de sua obra já estava publicada, após sua morte, ela ainda provocava controvérsia, e os livros eram descritos como "heréticos e escandalosos".

As teorias de Paracelso sobre a criação do homúnculo teriam sido de especial interesse para a personagem de Mary, Victor. Em seu ensaio *Da Natureza das Coisas*, Paracelso escreveu que seria possível produzir aquela criatura vedando-se um frasco com sêmen humano e expondo-o a calor suave para o fluido apodrecer. Depois de 40 dias, o conteúdo do frasco começaria a se mover e produziria um ser vivo com forma humana. A criatura precisava ser alimentada com preparações especiais de sangue humano por mais 40 semanas a fim de desenvolver-se em um homúnculo. O homúnculo tinha a aparência de uma criança humana, mas era dotado de "grande conhecimento e poderes" por ser um produto de "arte" (fabricado em vez de oriundo de um processo natural) e um ser masculino "puro", não uma mistura maculada por porções femininas. Paracelso fazia advertências terríveis a quem quisesse criar um ser feminino "puro". Usar o mesmo procedimento, porém com sangue menstrual em vez de sêmen, geraria não uma mulher com grande conhecimento e poderes, mas um pavoroso basilisco.

Como já vimos (nas páginas 78-80), Paracelso não foi o primeiro a propor teorias de geração "artificial" ou espontânea de vida. Muitos alquimistas mostravam-se interessados na possibilidade de gerar vida ou reanimar os mortos. Alguns acreditavam que a geração espontânea era possível apenas com criaturas mais simples, sendo a reprodução sexuada necessária para formas de vida mais complexas. "Sabia-se" que abelhas eram geradas a partir de carcaças de touro em decomposição; ratos podiam ser gerados espontaneamente a partir da lama. Outros iam mais longe, julgando que plantas e pequenos animais podiam ser não só ressuscitados como também trazidos de volta à vida em novas formas aperfeiçoadas. Por exemplo, queimava-se uma árvore até transformá-la em cinzas, que eram misturadas a um óleo especialmente extraído da mesma espécie de árvore, e deixava-se a mistura apodrecer. O material resultante era enterrado em solo fértil, e, no tempo devido, brotaria uma árvore da mesma espécie, porém "mais poderosa e nobre" que antes. Uma receita semelhante podia ser usada para produzir espécimes aperfeiçoados de pássaros e pequenos animais. Havia ainda aqueles que tinham receitas para fazer crescer um ser humano dentro de um molde em forma humana, aquecido sobre fogo brando.

Paracelso escreveu suas obras em uma época em que os detalhes da reprodução sexual eram pouco compreendidos. Embora fosse evidente que eram necessários um macho e uma fêmea, o papel de cada sexo no processo era desconhecido. Muitos acreditavam que o esperma masculino contivesse um ser humano completo em miniatura, pronto para desenvolver-se em um indivíduo adulto. Havia mesmo quem afirmasse ter visto, com o auxílio de microscópios, minúsculas criaturas no esperma. A contribuição feminina era o fornecimento de um ambiente e nutrição que permitisse o crescimento do mini-humano. Pegar esperma humano e proporcionar-lhe um ambiente alternativo de crescimento era nada mais que desenvolver ideias aceitas à época, fazendo-as dar o passo lógico seguinte.

Quando Erasmus Darwin publicou suas teorias sobre reprodução, mais de 200 anos após Paracelso ter escrito acerca do homúnculo, o conhecimento sobre o assunto havia progredido muito pouco. Darwin aceitava sem questionar a ideia da geração espontânea de organismos simples, tais como mofo e animais microscópicos, citando diversos exemplos em suas notas à obra *The Temple of Nature*. Outra obra que já mencionamos aqui, *Zoonomia*, discute a reprodução humana e o papel de homens e mulheres nela. Darwin esposava a teoria de que o esperma continha o pleno potencial para formar um ser humano completo, mas que a mulher era necessária para o desenvolvimento do ser em bebê. Mary e Percy Shelley foram fortemente influenciados por Darwin.

A escolha de Paracelso como inspiração para uma personagem ficcional que dá início a pesquisas independentes com o intuito de responder grandes questionamentos, tais como a natureza da vida, foi excelente. Paracelso ensinava as pessoas a questionar doutrinas aceitas, avaliando seus próprios méritos, e a aprender por meio de observação e experimentação — exatamente o que Mary levou Victor a fazer mais tarde, quando foi para a universidade. Ainda que Paracelso tenha trabalhado muito para derrubar as teorias médicas de seu tempo, seu sistema e suas explicações básicas para a matéria e as doenças e o modo como podiam ser curadas com medicamentos estavam essencialmente equivocados e foram de pouca utilidade para seus pacientes. Todavia, sua paixão atraiu muitos seguidores e imitadores de sua forma de pensar. Ser associado a Paracelso e sua visão de mundo equivalia a ser considerado um *outsider* antissistema — algo que fascinaria românticos radicais como Mary e Percy Shelley —, e isso era adequado à personagem de Victor, que infringia a ortodoxia científica de sua época.

No pensamento do século XVIII, as obras de Alberto Magno, Agrippa e Paracelso eram classificadas como ciências ocultas. Na Idade da Razão, a alquimia entrava em rápido declínio. A obscura, desacreditada e ineficiente alquimia era contrastada com a poderosa ciência racional e esclarecida.

Todavia, nem todos estavam convencidos das promessas do novo movimento científico, e muitos continuaram a ver a alquimia como um método viável para a investigação daquilo que era invisível e inusitado, coisa que a Idade da Razão não oferecia. No final do século XVIII, defensores da alquimia criticavam a "idolatria da razão" e o que julgavam ser os excessos do Iluminismo. E isso levou, em parte, ao movimento romântico e à reação *antiestablishment* contra um mundo mecanicista, todo-poderoso e racional. É esse conflito de opiniões filosóficas que *Frankenstein* desenvolve tão bem.

O equivalente de Victor Frankenstein na vida real, Percy Shelley, teve sua obsessão juvenil pelas ciências ocultas aos poucos invadida por uma paixão pela ciência moderna graças a seu contato com tutores carismáticos nos bancos escolares. Quando esteve na Syon House, Shelley teve aulas com Adam Walker, um dos primeiros palestrantes científicos populares da época. Como vimos no Capítulo 2, o estilo persuasivo de Walker em suas palestras despertou a paixão que Shelley nutriu pela ciência e pela eletricidade ao longo de toda a vida.

Posteriormente, quando Shelley estudava na Eton, seus interesses científicos receberiam a influência de outra grande figura em sua vida: o dr. James Lind, um médico de idade avançada que ainda exercia a profissão em jornadas reduzidas.* Na biografia de Shelley por Thomas Jefferson Hogg, o autor escreveu sobre a afeição do poeta pelo dr. Lind, "a quem ele sempre mencionava com o mais afetuoso respeito". Lind era "muito conhecido entre os professores da ciência médica" e correspondia-se com pessoas como Benjamin Franklin e James Watt. Nascera na Escócia, onde fora educado, e passou muitos anos como cirurgião em um navio.

Quando Shelley conheceu Lind, o médico já era viúvo, estava aposentado e residia em Windsor, onde vivia em uma casa com um laboratório repleto de telescópios, pilhas galvânicas e outros equipamentos elétricos, provas de seu interesse com relação a todos os aspectos da filosofia natural. Lind estava bem-informado sobre os experimentos de Galvani em sapos, visto que mantinha correspondência com Tiberius Cavallo, um médico italiano radicado em Londres, autor de um famoso tratado de eletricidade e grande defensor do trabalho de Galvani. Ele também se correspondia com Joseph Banks, que era presidente da Royal Society e fornecia sapos a Lind para que ele e Cavallo pudessem realizar suas próprias investigações de fenômenos elétricos em animais. Seus experimentos chegaram a ser realizados diante da família real.

Não há dúvidas de que Lind influenciou a obra de Shelley, que chegou até a mencionar o médico em seu poema "Prince Athanase" [Príncipe Atanásio]. Desse poema sobreviveu apenas um fragmento, mas ele está

---

* Não se confunda este com o famoso primo de Shelley, também chamado James Lind, que escreveu um tratado sobre o escorbuto e trabalhou muito para erradicar a doença, provocada pela deficiência de vitamina C, na Marinha Britânica.

associado ao poema "Alastor", este concluído. "Prince Athanase" foi escrito durante o período produtivo de Shelley em Marlow, no ano de 1817, apesar de Shelley ter continuado a trabalhar nele anos mais tarde.

Além do interesse por eletricidade e da influência sobre Shelley, existe ainda outra conexão entre Lind e *Frankenstein*. Lind foi pupilo de William Cullen, médico e químico escocês e uma das principais figuras do Iluminismo na Escócia. Sua popularidade exerceu enorme influência sobre seus alunos. Cullen desempenhou um papel fundamental na sistematização de técnicas de ressuscitação de afogados e vítimas de outros tipos de asfixia. Tais técnicas teriam sido úteis ao Capitão Walton quando arrastou o corpo extenuado do semiconsciente Victor a bordo de seu navio preso no gelo, ou quando o sopro de vida animou a recém-construída criatura de Victor. A obra de Cullen é mencionada em um manual que se sabe ter sido encomendado por Shelley em 1812.

Durante um longo período, Shelley nutriu um interesse simultâneo por ocultismo e pela ciência moderna, o que deu azo a incidentes extraordinários, tais como a ocasião em que um de seus professores escolares o encontrou de pé, sobre uma cadeira, cercado por fagulhas azuis enquanto tentava invocar o Diabo. Em Field Place, parece que um gato foi atado com cabos a uma pipa, e esta foi levada ao ar durante uma tempestade de raios. Em seus dias na Oxford, as estantes de Shelley continham tratados de magia e bruxaria ao lado de tratados de galvanismo e eletricidade.

O Victor da ficção também nutria uma mistura de interesses semelhantes na edição de 1818 de *Frankenstein*. Contudo, na edição de 1831, grande parte do interesse inicial de Victor pelas ciências, tanto as ocultas quanto as modernas, foi significativamente editada a fim de mostrar uma progressão mais clara e uma distinção mais nítida entre os dois interesses.

O resultado foi que o interesse de Victor por ciência moderna surge de forma comparativamente mais súbita. Mary lançou mão de um único incidente dramático, uma "milagrosa mudança de preferência" na vida de Victor, para apresentar uma conversão total de sua prévia obsessão pelo ocultismo.

O incidente em questão acontece quando Victor ainda é muito jovem. Desaba uma assustadora tempestade de raios, e um deles atinge uma árvore próxima de sua casa. A visão espetacular do cepo da árvore destruída despertou uma curiosidade com relação aos raios e deu início a uma discussão sobre sua natureza e a da eletricidade. Na edição de 1818, essa conversa se dá entre Victor e o pai, mas, na versão de 1831, é um filósofo natural em visita à casa que acaba por despertar em Victor o interesse por fenômenos elétricos. Esse filósofo natural que visitava a casa bem pode ter sido um misto ficcional de Walker e Lind. As mudanças que Mary fez no texto enfatizavam o isolamento de Victor com relação à família e corrigiu uma aparente contradição — em um ponto anterior do texto, o pai de Victor é descrito como alguém que não tem interesse por ciência.

Esse incidente com a árvore, retirado de *Frankenstein*, também guarda semelhanças com a infância e juventude de Shelley. Enquanto estudava em Eton, Shelley fora encontrado, perto de seus aposentos na escola, após haver explodido um cepo de árvore com um dispositivo caseiro que continha pólvora.

Até essa altura do romance, Victor desconhecia as leis da eletricidade e a temática do galvanismo. Daí em diante, as obras de Agrippa e Paracelso "de repente, tornaram-se desprezíveis". O prévio interesse de Victor por alquimia é imediatamente substituído pela ciência moderna, e ele se volta para livros de matemática e de todos os ramos da filosofia natural. Anos mais tarde, quando recordava esse período de sua vida, Victor reconhece que esse foi o momento em que ele poderia ter evitado as catástrofes que o aguardavam. No entanto: "O destino era muito poderoso e suas leis imutáveis haviam decretado minha absoluta e terrível destruição".

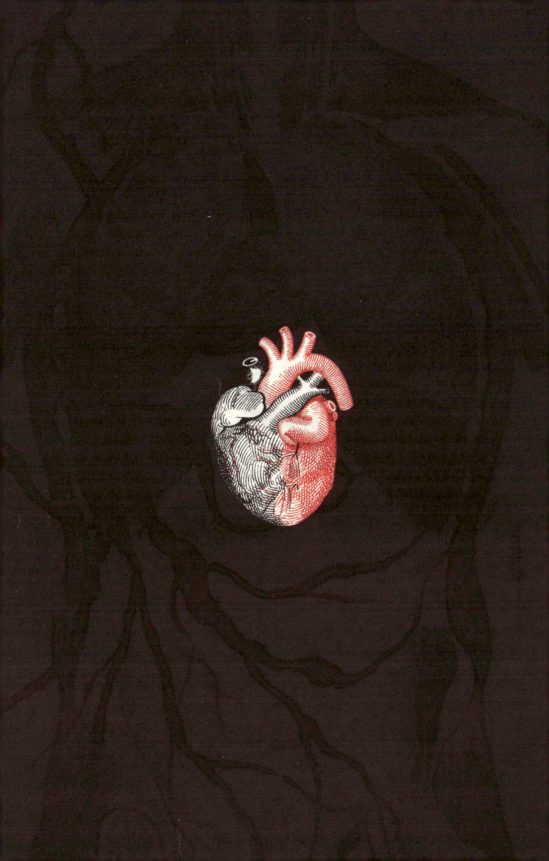

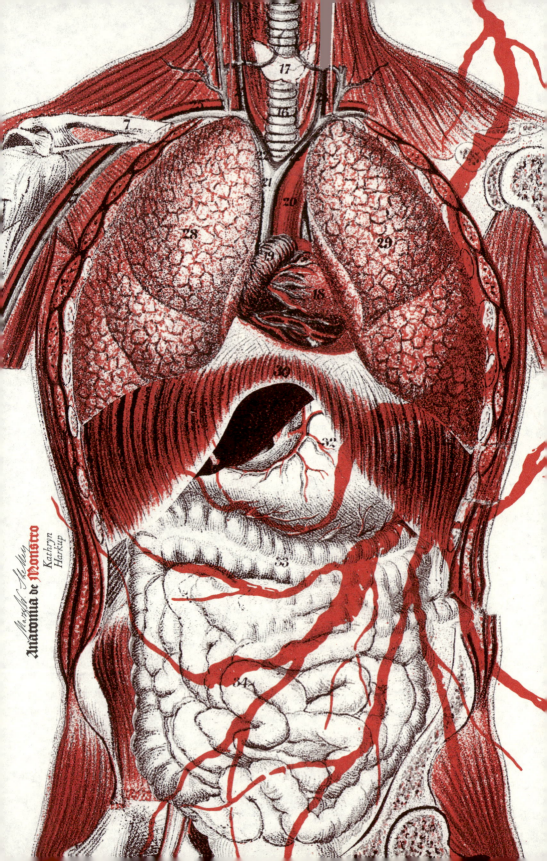

BIBLIOTECA **MEDICINA** APRESENTA
MACABRA

CAPITULUM VI

INSPIRAÇÃO

✝ *O mundo era, para mim, um segredo que desejava desvendar.*

Aos dezessete anos, a personagem ficcional Victor Frankenstein já era um ávido estudante das ciências modernas, conquanto ainda nutrisse certa afeição e interesse pelas artes alquímicas. Foram suas experiências na universidade e a influência de seus professores de química que o instigaram a iniciar sua busca obsessiva pelo segredo da vida e, por fim, o levaram à morte. À medida que o mundo do conhecimento científico se abria para Victor, sua atenção concentrava-se cada vez mais em um único ponto: a criação de um ser.

Mary parecia isolar deliberadamente sua personagem. Em *Frankenstein*, para satisfazer aos desejos de sua família, Victor sai de casa para estudar filosofia natural na universidade. Em vez de estudar na Suíça, sua terra natal, Victor decide viajar para a Baviera, para a cidadezinha de Ingolstadt.

Ingolstadt foi uma escolha interessante de Mary para os estudos de sua personagem: trata-se de uma universidade verdadeira, mas berço de várias controvérsias. A universidade foi fundada em 1472, porém, no século XVIII, ela se tornou o centro dos *Illuminati* (palavra latina para iluminismo ou esclarecimento), uma sociedade secreta que se transformou no cerne de inúmeras teorias da conspiração. A sociedade foi criada em 1776 por Adam Weishaupt, professor de Direito da Universidade de Ingolstadt. A Ordem dos *Illuminati* foi um grupo de livres-pensadores claramente antirreligiosos, mas também interessados nas ideias comuns do Iluminismo Inglês, tais como o igualitarismo. Dentre os membros da Ordem estava o lendário escritor Johann Wolfgang von Goethe, além de aristocratas e políticos.

As teorias da conspiração a respeito dos *Illuminati* não são novidade. Em 1797 e 1798, John Robison publicou *Proofs of a Conspiracy* [Provas de uma Conspiração] e o Abade Augustin Barruel publicou *Memórias Ilustrativas da História do Jacobinismo*, obras que apresentavam teorias de que os *Illuminati* estavam por trás da Revolução Francesa. Além disso, Barruel acreditava que o grupo continuava a ser uma poderosa influência, cujos objetivos eram derrubar governos, a propriedade privada e a religião. Estudiosos modernos consideram essas teorias da conspiração fruto quase que exclusivos da imaginação dos dois autores mas, à época, os livros tornaram-se um inesperado sucesso, alcançando várias edições e sendo traduzidos para muitas línguas europeias. Percy Shelley leu avidamente *História do Jacobinismo* e compartilhou seu entusiasmo com Mary e Claire, que também leram a obra de Barruel quando fizeram sua primeira viagem pela Europa na companhia de Shelley em 1814.

Entre os mecanismos internos dos *Illuminati*, que Barruel descreve com riqueza de detalhes, está a atitude da sociedade com relação à ciência. Barruel afirmava que o objetivo da Ordem era acumular informações científicas e usar esse imenso repositório de conhecimento para criar novas teorias e fazer novas descobertas. Essas são ambições louváveis, mas Barruel alegava que os resultados de tais atividades seriam direcionados à destruição da sociedade e ao retorno a um estado de liberdade ou selvageria. O conhecimento devia ser mantido em segredo e compartilhado apenas com os membros da seita que pudessem empregá-lo da melhor maneira, concretizando os objetivos da seita.

A sociedade teve vida curta. Em 1787, os *Illuminati* já haviam deixado de existir na prática, depois de um edito de 1782 que proibia todas as sociedades secretas. As cartas e os documentos dos *Illuminati* foram confiscados e publicados. Todavia, após anos, muitas pessoas acreditavam que a sociedade ainda perdurava, e alguns acreditam que ela esteja em funcionamento ainda nos dias de hoje, manipulando e influenciando acontecimentos nos bastidores.

Quando a personagem de Mary, Victor, chegou a Ingolstadt no final da década de 1780 e início da década de 1790, as lembranças do escândalo *Illuminati* ainda estariam frescas na memória de todos. Embora *Frankenstein* não faça nenhuma referência direta aos *Illuminati*, leitores do século XIX interpretariam as referências à Universidade de Ingolstadt como uma conexão com sociedades secretas e práticas revolucionárias perigosas.

O curso que Victor escolheu estudar na universidade, filosofia natural, também era repleto de polêmicas nos anos em que a personagem o frequentou. No final do século XVIII e início do século XIX, pululavam discussões acerca de muitos aspectos da ciência, e os pontos mais debatidos tinham impacto direto sobre os estudos de Victor e sua posterior ambição de fazer uma criatura. Os processos vitais começavam a ser interpretados em termos de fenômenos elétricos e químicos, mas os resultados experimentais eram explicados de maneiras diferentes, e linhas de batalha eram traçadas ao lado de linhas nacionais e também científicas. Por exemplo, teorias a respeito da natureza da combustão eram geralmente divididas em britânicas, partidárias da teoria do flogístico, e francesas, que defendiam a teoria do oxigênio. Em uma época em que os dois países estavam em guerra, a opinião de um indivíduo sobre o assunto sofria forte influência de sua nacionalidade.

Em regra, o entendimento da ciência francesa permeava as obras da imponente figura científica de Antoine Lavoisier. Seu envolvimento com diversos comitês aristocráticos, sobretudo o impopular *Ferme Générale*, responsável por muitas formas de tributação e sua cobrança, teve por consequência sua trágica morte na guilhotina em 1794. No entanto, mesmo após sua morte, suas obras científicas ainda eram discutidas e exerceram grande influência em toda a Europa, transformando a filosofia da química. A ele foi atribuído nada menos que o título de pai da química moderna.

Tendo a esposa Marie-Anne como auxiliar de laboratório, tradutora, ilustradora e escrevente do registro de seus experimentos, Lavoisier fez enormes contribuições para as ciências químicas, em especial ao descobrir vários elementos. Ele também popularizou uma metodologia aperfeiçoada para a realização de experimentos, além de propor um sistema alternativo de nomenclatura e classificação de substâncias químicas — sistema que é usado até hoje.

Antes de Lavoisier, as substâncias recebiam nomes derivados de alguma característica que apresentassem, não dos elementos que as constituíam. Não havia um sistema básico de nomenclatura, e, para os não iniciados, os nomes pareciam quase aleatórios. O próprio Lavoisier assim resumiu a situação depois de participar de uma série de aulas sobre química ainda na adolescência: "Apresentaram-me palavras que eles não tinham a menor condição de definir, as quais eu só conseguiria apreender pelo estudo de toda a química. E, assim, quando começaram a me ensinar a ciência, eles supunham que eu já a conhecesse".

Como acontece a qualquer disciplina nova, conforme ela se desenvolve, são necessárias palavras específicas para descrever coisas específicas. À medida que mais elementos e compostos eram identificados e isolados, proliferavam nomes para tais substâncias. Lavoisier tentou levar ordem ao caos. Ele propôs que os nomes dos elementos fossem de origem grega e que deveriam ajudar na identificação da natureza do respectivo elemento. Além disso, esse nome deveria ser mantido como

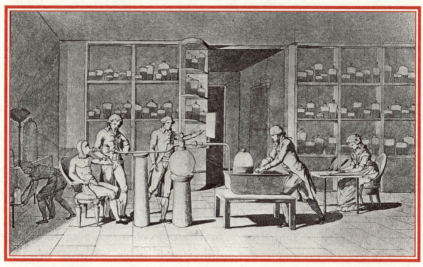

2. *Lavoisier fazendo experimentos relativos à respiração de um homem em repouso enquanto a esposa toma notas. Pintura de Édouard Grimaux, 1888. Wellcome Library, Londres.*

parte do nome de qualquer composto que aquele elemento formasse com outros. Acima de tudo, isso permitiria que a participação de elementos e unidades químicas em reações fosse claramente acompanhada.

Por exemplo, ele sugeriu o nome hidrogênio para o recém-descoberto gás inflamável porque ele era o criador ("*geno*") da água ("hidro"). A combinação do elemento hidrogênio com o cloro em uma solução produziria ácido hidroclorídrico [ou simplesmente clorídrico]. Na reação do zinco com ácido hidroclorídrico, os compostos formados seriam denominados cloreto de zinco e hidrogênio, mostrando que a parte de cloro da reação havia abandonado o hidrogênio para combinar-se com o zinco.

Zinco + Ácido **hidro**clorídrico → Cloreto de zinco + **Hidrogênio**
Zinco + Ácido Muriático → Manteiga de zinco* + ar inflamável

---

* Outro nome do cloreto de zinco, por causa de sua textura e oleosidade. [Notas da Tradutora serão identificadas com NT]

No antigo sistema de nomenclatura, que tinha suas raízes na alquimia, a mesma reação seria descrita como zinco reagindo com ácido muriático, e os compostos produzidos seriam chamados "manteiga de zinco" e "ar inflamável". E essas denominações mais antigas eram justamente aquelas utilizadas na Grã-Bretanha. Outros países tinham nomes diferentes para os mesmos compostos, dificultando a comunicação e a colaboração entre filósofos naturais por toda a Europa.

O sistema francês de nomenclatura era bastante sensato, mas muitos cientistas ingleses criticavam sua adoção porque ele trazia consigo a nova teoria da combustão. A teoria do oxigênio de Lavoisier contradizia a teoria do flogístico proposta pelo cientista alemão Georg Ernst Stahl e largamente defendida por filósofos naturais britânicos do século XVIII, tais como Joseph Priestley e outros. Priestley manteve-se fiel até a morte à teoria de que a misteriosa substância chamada flogístico era o componente essencial da combustão.

A teoria do flogístico seguia a lógica de que materiais mais ricos em flogístico queimavam mais prontamente e liberavam o flogístico no ar. Assim, a mistura de nitrogênio e dióxido de carbono encontrada no ar após a combustão era denominada "ar flogisticado". Quando o recluso filósofo natural Henry Cavendish descobriu o gás hidrogênio, ele o denominou "ar inflamável" e associou diretamente essa substância ao próprio flogístico.

À primeira vista, a teoria do flogístico fez sentido. Infelizmente, porém, ela não conseguia explicar muitos resultados experimentais. Por exemplo, era evidente que alguns materiais ganhavam massa quando queimados. Como isso era possível, se eles deviam estar perdendo flogístico? Na tentativa de explicar o fenômeno, alguns atribuíam massa negativa ao flogístico, mas sempre surgiam novos problemas e a teoria do flogístico não conseguia solucionar todos eles.

Lavoisier resolveu essas questões ao propor a teoria do oxigênio na combustão. Quando as substâncias queimam, elas se combinam com oxigênio. A realização de experimentos meticulosos em recipientes vedados provou que não se perdia nem se ganhava massa no processo da combustão. Os materiais contidos nos recipientes transformavam-se em novas substâncias: o material submetido à combustão ganhava oxigênio, que era retirado do ar.

A descoberta do oxigênio foi reivindicada por Lavoisier, mas a substância já havia sido descoberta tanto por Priestley quanto pelo químico germano-suíço Carl Wilhelm Scheele, estudiosos que trabalhavam separadamente. O não reconhecimento do trabalho de Priestley e do trabalho de Scheele por Lavoisier causou atritos entre os cientistas e uma compreensível resistência da parte dos primeiros em adotar as novas teorias do último. Lavoisier pode ter sido arrogante e até desrespeitoso, mas ele estava correto. Não obstante, sua teoria do oxigênio ainda era imperfeita.*

A teoria do oxigênio na combustão proposta por Lavoisier não tinha explicação para alguns fenômenos, tais como o calor gerado em seu processo químico. A fim de suprir a lacuna, Lavoisier propôs a existência de um fluido sutil expelido pela matéria quando resfriada. A esse fluido, ele deu o nome de "calórico". O calórico era o calor em forma de substância, talvez até mesmo a "centelha" de Victor Frankenstein, e conquanto explicasse muitos fenômenos observados, a teoria ainda não era completa. Para muitas pessoas, o calórico tinha uma atuação muito parecida com a do flogístico, porém com outro nome, e esse era o principal ponto usado nas críticas à teoria da combustão de Lavoisier. De todo modo, os insights de Lavoisier no tocante à combustão foram um grande passo adiante.

O flogístico é descrito como a derradeira teoria alquímica. Lavoisier e outros cientistas levaram a química definitivamente para os domínios da ciência moderna, ainda que a transição não tenha sido total à época. Com fundamentos sólidos e racionais, a química passava a assumir uma posição que permitia uma maior compreensão da natureza do mundo. Se a química podia ser usada para explicar por que alguns materiais queimavam, talvez ela pudesse ser usada para explicar outros fenômenos.

Ao provar que tanto uma vela acesa como a respiração consumiam oxigênio e produziam dióxido de carbono, Lavoisier formulou a hipótese de que era a lenta combustão nos pulmões que produzia

---

* Lavoisier não era infalível: ele deu ao novo gás o nome de oxigênio ("criador de ácidos") porque ele acreditava erroneamente que todos os ácidos continham o novo elemento. Embora a teoria dos ácidos estivesse equivocada, o nome do oxigênio permaneceu.

o calor corpóreo.* A teoria da combustão pelo oxigênio proposta por Lavoisier mostrava que um processo químico passível de ser realizado em laboratório tinha o potencial de explicar processos vivos, um exemplo excelente do potencial da química. Se processos químicos podiam explicar o calor dos seres vivos, o que mais a química seria capaz de alcançar?

Embora Lavoisier tenha dado início a uma revolução na química, ele tomava por base ideias que vigoravam já há algum tempo. Por exemplo, a ideia de que o oxigênio, ou, pelo menos, algum componente do ar, era essencial à vida era conhecida há mais de um século antes de Lavoisier. Os experimentos de Robert Boyle com uma bomba de ar realizados no século XVII, haviam demonstrado que animais colocados em recipientes dos quais se retirava o ar logo morriam. Alguma coisa no ar os mantinham vivos. Chamas de velas também se apagavam quando queimavam em um recipiente fechado. Observações do sangue realizadas nessa época, um período em que a sangria era um tratamento médico comum, haviam mostrado que, sobre o sangue escuro drenado das veias, formava-se uma camada de sangue vermelho vivo e que alguma coisa no ar parecia ser a causa disso.

O médico John Mayow, contemporâneo de Boyle, foi o primeiro a associar tais observações e formular uma teoria coerente da respiração. Ele sugeriu que o corpo absorvia partículas presentes no ar que tornavam o sangue vermelho e que a circulação sanguínea levava tais partículas aos músculos. Então, os músculos usavam essas partículas em minúsculas explosões, o que exigia que fossem reabastecidos com mais partículas. A teoria explicava tudo, até mesmo por que as pessoas respiravam mais intensamente quando faziam esforço — elas precisavam fornecer mais partículas aos músculos. Infelizmente, a obra de Mayow não conquistou um grande público leitor, e muitas de suas ideias ocorreram a cientistas e filósofos posteriores. É improvável que Lavoisier conhecesse a obra de Mayow quando publicou suas próprias teorias sobre a respiração.

---

* Hoje sabemos que os pulmões são apenas o meio para a absorção do oxigênio pelo sangue, que o transporta até as células individuais, onde realmente ocorre a respiração (a reação química do oxigênio com a glicose para a produção de energia).

Em 1774, ao descobrir um novo gás, Priestley denominou a substância "ar vital", ou "ar deflogisticado", por causa de sua óbvia importância na combustão e na manutenção da vida animal. Quando descobriu a nova substância de forma independente em 1771, Scheele lhe dera o nome de "ar ígneo". Experimentos haviam mostrado que animais colocados em recipientes com uma amostra pura do novo gás sobreviviam, e até mesmo vicejavam, por muito mais tempo que o de costume. Contudo, foi Lavoisier que, cento e cinquenta anos depois de Mayow, finalmente deu a tais partículas, ou a tal componente do ar, a denominação "oxigênio". A edição de 1818 de *Frankenstein* deixa claro que o jovem Victor sabia tudo a respeito do componente vital do ar.

Por muito tempo, os filósofos naturais britânicos resistiram ao novo sistema de nomenclatura de Lavoisier. Muitos deles, dentre os quais Joseph Priestley e James Keir, ativeram-se à prezada teoria do flogístico. Outros condenavam o trabalho científico de Lavoisier, porque ele usava experimentos elaborados, criados por ele mesmo e difíceis de repetir e verificar. O estilo autoritário de Lavoisier ao descrever suas descobertas também aborrecia os cientistas iluministas da Grã-Bretanha. Julgava-se que ele estava tirando a ciência do povo, tornando-a acessível tão somente à elite abastada. A opinião popular era de que "a mente do inglês era prática, com os pés na realidade; a do francês era especulativa e abstrata".

Mas a resistência foi inútil. A elegância do novo sistema e sua capacidade de revelar as conexões fundamentais entre os elementos foi mais forte. Lavoisier ajudou a romper com o passado alquímico ambivalente da química e a estabelecê-la como uma disciplina científica autônoma. Ao escrever sua obra *The Temple of Nature*, publicada postumamente em 1803, Erasmus Darwin empregou a nova nomenclatura química a fim de demonstrar sua modernidade.

A personagem do Professor Krempe, um dos instrutores de química de Victor na Universidade de Ingolstadt, tem muito em comum com Lavoisier: certo desdém pela maneira antiga de fazer as coisas, a arrogância em sua certeza quanto ao poder da ciência moderna e uma atitude um tanto prepotente. Victor descreve Krempe como convencido, mas passa a dar valor às aulas do professor, dizendo que elas tinham "muito bom senso e informações verdadeiras", apesar dos modos repugnantes de Krempe — ele bem poderia ser um cientista britânico descrevendo Lavoisier.

A relação de Victor com o Professor Krempe não começou bem. O professor demonstrou desprezo pelos estudos alquímicos que Victor havia feito anteriormente, dizendo ao pupilo: "Você sobrecarregou sua memória com sistemas já refutados e nomes inúteis". Victor ficou desanimado, não por causa da postura desdenhosa de Krempe diante da alquimia — o rapaz já havia chegado quase que à mesma conclusão —, mas porque não se sentia inspirado pelos livros que Krempe lhe recomendara.

As coisas mudaram quando Victor conheceu o Professor Waldman, que se tornou uma espécie de mentor para o rapaz. Embora o principal interesse de Waldman fosse a química (o ramo da filosofia natural que, dizia o professor, revelava os maiores avanços), ele conservava um interesse por todos os demais ramos da filosofia natural e recomendou que Victor fizesse o mesmo. Concentrar-se tão somente na química seria transformar-se em um "mero experimentalista". Victor seguiu o conselho e dedicou-se aos estudos com o mesmo entusiasmo obsessivo que havia demonstrado pelos alquimistas, mas agora seu foco era nas obras dos modernos filósofos naturais. Ele também assistia a palestras e conheceu "os homens da ciência da universidade". O que começou como um dever para Victor transformou-se em uma "ávida e ardente" dedicação às ciências.

Na narrativa, Mary descreve a primeira aula de Waldman aos novos alunos como o momento em que Victor decide abraçar incondicionalmente a ciência moderna. Waldman narra a história da química desde a época dos antigos, passando pelos interesses dos alquimistas até a química moderna, destacando a importância de seus precursores. Sobre os alquimistas, Waldman diz aos alunos: "Os filósofos modernos devem muito a esses homens cujo zelo infatigável tornou possível a maioria das bases do conhecimento. Eles nos deixaram, como tarefa mais fácil, dar novos nomes e organizar classificações relacionadas aos fatos que, em grande medida, eles trouxeram à luz.". A atitude do professor contrasta claramente com a atitude de Krempe.

A inspiração para a personagem de Waldman e suas aulas na Ingolstadt veio sobretudo da figura do químico britânico Sir Humphry

Davy. Mary conheceu Davy pessoalmente — ele era uma das pessoas que visitava a residência Godwin na infância da escritora —, e é possível que ela também tenha assistido a suas palestras na Royal Institution. De uma forma ou de outra, Davy e sua obra publicada acabou, sem dúvida, inspirando *Frankenstein*. Além do Professor Waldman, também é possível ver Davy na personagem de Victor Frankenstein. A carreira de Davy pode ter influenciado na criação da atitude e educação científica de Victor, bem como em sua ascensão de alquimista amador a cientista bem-sucedido.

Humphry Davy foi uma figura importante da ciência iluminista, e boa parte das mudanças de atitude com relação à ciência e às atividades científicas na virada do século XIX podem ser atribuídas a ele. Davy desempenhou um papel fundamental na popularização da química e, em especial, da eletroquímica. Ele também ajudou a promover a ciência, e principalmente a química, de passatempo elegante a uma atividade profissional capaz de revolucionar a indústria e a sociedade.

Nascido em uma família de renda modesta em 1778, na Cornualha, Davy teve pouca educação formal em ciência. Ele nunca estudou na universidade e foi basicamente um cientista autodidata, aprendendo a partir de livros e de seus próprios experimentos. Aos dezesseis anos, precisou escolher uma profissão para sustentar a família depois da morte do pai. Ele escolheu a medicina e tornou-se aprendiz do sr. Bingham Burlase, cirurgião e farmacêutico na cidade de Penzance. Parte de seu treinamento consistiria no aprendizado de conceitos químicos, e ele era, sem dúvida, um pupilo talentoso, pois usava seu conhecimento para divertir-se a si mesmo e à irmã com a confecção de fogos de artifício caseiros. No entanto, o verdadeiro interesse de Davy por química despertou quando, aos dezenove anos, ele leu o *Traité Elémentaire* de Antoine Lavoisier.

Em 1798, Davy foi contratado por Thomas Beddoes para trabalhar em seu recém-criado Instituto Pneumático. Beddoes estava interessado nos possíveis benefícios médicos dos novos gases descobertos, o oxigênio e o óxido nitroso (gás hilariante ou N_2O), e abrira uma clínica a fim de verificar suas propriedades curativas. Davy estudou os efeitos do óxido nitroso experimentando-o em si mesmo, em pacientes e amigos, entre eles o entusiasmado Samuel Taylor Coleridge, que conhecia muito a respeito de sensações de euforia por ser viciado em ópio.

Inalar o gás de óxido nitroso produzia efeitos extraordinários: "Uma plenitude do coração, acompanhada de perda de parte da sensibilidade e do poder da vontade, uma sensação semelhante àquela produzida no primeiro estágio da embriaguez ou intoxicação". Todavia, as experiências pessoais eram distintas. Alguns sentiam euforia; outros, uma "sensação de aumento da força muscular", mas alguns relatavam reações desagradáveis, e muitos tinham dificuldade de descrever as sensações provocadas pela substância e usavam analogias como "renascimento". Davy documentou os resultados com cuidado e os publicou em *Researches, Chemical and Philosophical, Chiefly Concerning Nitrous Oxide and its Respiration* [Pesquisas Químicas e Filosóficas, Principalmente sobre o Óxido Nitroso e sua Respiração] no ano de 1800.

Beddoes havia fundado o Instituto Pneumático com base em princípios iluministas que visavam ao avanço social e conseguiu muito apoio de companheiros radicais. Contudo, ainda que tivesse objetivos nobres, o etos conflitava com normas do *establishment* em uma época de turbulência política, o que deixou o Instituto, Beddoes e os experimentos de Davy vulneráveis à ridicularização na imprensa conservadora. Os relatos dos resultados da inalação do gás hilariante, cuidadosamente reunidos por Davy, forneceram muito material para zombaria.

Hoje, sabemos que a maioria dos tratamentos estudados e aplicados por Davy e Beddoes com os "ares" recém-descobertos produzia poucos benefícios, ou nenhum. A única real exceção foi o óxido nitroso, que talvez promovesse um breve alívio da dor. Davy havia notado que o óxido nitroso embotava os sentidos, chegando mesmo a sugerir que o gás talvez pudesse ser futuramente empregado em cirurgias, mas ele não fez a associação entre tais efeitos e a anestesia. Essa relação seria feita somente 45 anos mais tarde por Horace Wells, que usava o gás em sua atividade como dentista. Não perceber o potencial anestésico do gás foi um lapso significativo da parte de Davy e seus contemporâneos. No entanto, as pesquisas que Davy desenvolveu no Instituto Pneumático e os resultados que ele obteve teriam despertado o interesse de quaisquer possíveis Victors Frankesteins que estivessem tentando produzir uma criatura com força e resistência à dor aparentemente sobre-humanas.

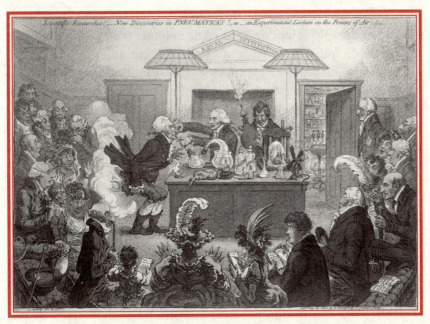

3. A lecture on pneumatics at the Royal Institution [Uma aula de pneumática na Royal Institution], Londres. Água-forte colorida de James Gillray, 1802. Wellcome Library, Londres.

No ano que Davy publicou os resultados de seus experimentos com o óxido nitroso, chegou à Inglaterra a notícia da maravilhosa invenção de Alessandro Volta: a pilha voltaica, que foi a primeira bateria e o primeiro instrumento capaz de produzir corrente elétrica de forma regular, segura e constante. A pilha voltaica será o tema do Capítulo 11.

Davy logo percebeu o potencial da eletricidade e começou a fazer experimentos com a invenção de Volta no Instituto Beddoes. Ele repetiu muitos dos experimentos que Volta e Luigi Galvani haviam realizado e que tinham dado origem à controvérsia sobre a "eletricidade animal", que seria de grande importância tanto para o progresso científico quanto para *Frankenstein*. Não obstante, os verdadeiros êxitos de Davy com a eletricidade vieram depois que ele deixou o Instituto Beddoes para assumir um cargo de maior prestígio em Londres.

O período em que Davy trabalhou no Instituto Pneumático estabeleceu sua reputação de pesquisador e facilitou sua transferência para a Royal Institution da Grã-Bretanha (RI), onde ele pôde dedicar-se plenamente ao estudo da eletricidade e da eletroquímica. Davy chegou a Londres no início de 1801 para assumir o cargo de professor assistente de química. O RI fora aberto no ano anterior, com o duplo propósito de pesquisa científica e educação. Um de seus objetivos explícitos era levar a ciência a um público mais amplo, "difundindo o conhecimento e facilitando a adoção geral de invenções mecânicas úteis e outras melhorias; e ensinando, mediante cursos com aulas filosóficas e experimentais, a aplicação da ciência às atividades comuns da vida".

Além da pesquisa, a função de Davy no RI era também dar palestras abertas ao público em geral. A primeira série de palestras que ele ministrou foi sobre galvanismo. Davy era um orador cativante que conquistava sua plateia com descrições claras, explicações racionais e inteligíveis da ciência, além de demonstrações impressionantes. Sua aula inaugural recebeu críticas positivas da imprensa como um todo, o que incentivou a presença das pessoas nas palestras subsequentes. O público era constituído por uma amostra bastante variada da população, e a presença de um grande número de mulheres chamava a atenção. Isso foi visto como algo promissor, embora alguns jornalistas fizessem piadas sobre as mulheres que escreviam freneticamente durante as palestras, dizendo que elas estariam escrevendo cartas de amor ao carismático Davy, em vez de tomar notas sobre a ciência ensinada ali. Uma das mulheres na plateia de Davy era a jovem Mary Godwin.

A popularidade das palestras de Davy no RI provocou engarrafamentos e fez com que a rua em que ficava o prédio se transformasse na primeira via pública de mão única da Grã-Bretanha. Isso também levou o RI a criar um famoso programa de palestras públicas que continua até os dias de hoje. Transcrições das palestras de Davy foram publicadas a fim de levar a ciência a um número ainda maior de pessoas. Davy também escreveu livros sobre ciência, em especial a obra *Elements of Chemical Philosophy* [Elementos de Filosofia Química], cuja introdução à ciência da química provavelmente inspirou o discurso do fictício Professor Waldman a sua nova turma de alunos na Ingolstadt: Mary estava lendo a obra de Davy quando escrevia as partes do livro em que Victor é estudante na Universidade de Ingolstadt.

O entusiasmo e o carisma de Davy sem dúvida incentivaram uma maior participação do público nas ciências, na forma de leituras sobre o tema, discussões dele em reuniões noturnas elegantes e comparecimento a palestras. O que apenas poucas pessoas podiam fazer era recriar os experimentos de Davy ou desenvolver suas próprias variações ou aperfeiçoamentos deles. O caráter elaborado e os custos das demonstrações de Davy tornavam-nas algo fora do alcance da maioria dos cientistas amadores.

Embora defendesse as possibilidades de transformação social por meio da ciência, Davy tomava o cuidado de fazê-lo dentro da hierarquia social estabelecida e condenava a Revolução Francesa. Ele havia abandonado o Instituto Pneumático e a política radical de seu fundador, mas conservava sua amizade com radicais como Godwin e Priestley. A carreira de Davy progredia, e ele cuidava para que nada que dissesse em público pudesse ameaçar sua ascensão meteórica à fama e à glória científica.

Davy estava sempre atento a qualquer oportunidade que pudesse aproveitar para sua autopromoção. Em 1807, convidaram-no a ministrar a *Bakerian Lecture*[*] na Royal Society, a organização científica de maior prestígio da Grã-Bretanha. Davy não perdeu tempo e passou um período de intenso trabalho no laboratório do RI a fim de criar algo memorável a tempo para a palestra. E conseguiu. Ele usou eletricidade de sua potente bateria voltaica para isolar um elemento até então desconhecido da ciência — o potássio, o primeiro metal isolado pelo processo de eletrólise. Poucos dias depois, usando o mesmo método, ele isolou o sódio. Em algumas semanas, Davy acrescentou dois novos elementos à lista de apenas 37 elementos conhecidos. E ele acrescentaria outros quatro elementos a essa lista no ano subsequente. A intensidade do trabalho, o uso de eletricidade e o firme propósito de fazer uma grande descoberta científica que angariasse fama lembram as ambições de Victor Frankenstein quando começou a trabalhar em sua criatura.

Na *Bakerian Lecture*, Davy anunciou suas descobertas de uma forma dramática. Diante de uma plateia ilustre, ele recriou seus experimentos de laboratório. Em uma dessas ocasiões, Davy aplicou

---

[*] Palestra-prêmio sobre ciências físicas, promovida pela Royal Society. [NT]

eletrodos a uma amostra de potassa (hidróxido de potássio, ou KOH). A eletricidade fornecida pela pilha voltaica separou os elementos que formavam a potassa em puro metal potássio, que se formou em um dos eletrodos. Então, gotas do metal derretido pingaram do eletrodo e reagiram com a umidade do ar, queimando em uma chama lilás ao cair. Deve ter sido uma visão espetacular, de modo que a técnica impressionante da demonstração de Davy logo convenceu o público. O *establishment* científico, porém, não se deixou convencer tão facilmente. Davy construía baterias cada vez maiores e realizava demonstrações públicas ainda mais impressionantes, de modo que era visto como alguém que se inclinava ao estilo francês de investigação científica.

Na opinião de seus detratores, Davy usava de sua personalidade e afinidade com o público para dar credibilidade a sua ciência. O enorme e potente equipamento que ele havia construído para possibilitar suas descobertas somente podia ser pago e construído por instituições como o RI e estavam fora do alcance da maioria dos cientistas. Portanto, suas descobertas não podiam ser testadas por outras pessoas, o que lançava dúvidas acerca de sua validade. No entanto, tais críticos eram uma minoria. Para a maioria, Davy era a estrela da ciência inglesa, e suas descobertas eram tidas por exemplos do sucesso britânico e sua vitória sobre os franceses. Davy foi copiosamente recompensado por seu trabalho: recebeu as medalhas Copley, Rumford e Royal, foi eleito presidente da Royal Society e ganhou um baronato, o primeiro a ser concedido a um cientista, dentre muitos outros prêmios e honrarias.

Em *Frankenstein*, a rápida ascensão acadêmica de Victor durante seu período na universidade é impressionante. Embora ele seja mostrado como um aluno muitíssimo aplicado e dedicado a seus estudos, Mary claramente dota sua personagem de talento para a química. Em pouco tempo, ele se torna o aluno mais brilhante, fazendo até mesmo contribuições valiosas e originais à disciplina. Na realidade, Mary fez de Victor um estudante tão talentoso que ele logo superou a maioria daqueles que estavam à sua volta e, em pouco tempo, já não tinha muito o que aprender com seus mentores acadêmicos.

Tendo superado seus colegas e muitos de seus professores, Victor vê-se perdido com relação ao que fazer em seguida. Parecia não haver motivo para permanecer na Ingolstadt, pois o que a universidade ainda podia lhe oferecer em termos intelectuais era muito pouco.

Embora a química fosse o principal foco de seus estudos, ele conservava o interesse por outras áreas da filosofia natural, como recomendara o professor Waldman, desenvolvendo um interesse especial pelas ciências humanas. Depois de um período procurando algo com que ocupar a mente e debatendo sobre o rumo que deveria dar a seus estudos, Victor passou da química a temas da área de medicina.

Lavoisier havia provado a importância da química para a respiração e a vida. Outros buscavam explicações químicas para diferentes processos fisiológicos, tais como a digestão. O estudo dos processos químicos que denotam a vida desenvolveu-se, dando origem ao hoje enorme campo da bioquímica, bem como a muitas especialidades dentro dessa área da ciência mas, no século XVIII, ele ainda era incipiente. Isso significa que a transição da química para a medicina e as ciências humanas não era tão abrupta ou difícil, à época, como pode ser hoje. Naquele tempo, a filosofia natural era um ramo muito amplo do conhecimento, com fronteiras um tanto vagas e indistintas entre diferentes disciplinas, de modo que teria sido fácil para Victor passar a uma nova área de estudos: o ser humano, sua estrutura e o princípio que lhe dá vida.

Mary faz com que Victor estudasse anatomia e fisiologia, disciplinas que seriam comuns no programa universitário, porém, um ponto crucial é que ela o mostra partindo para esses estudos por conta própria. O antigo interesse da personagem pela alquimia e a noção alquímica de que a vida derivava da morte permitem uma progressão natural para a pesquisa independente da natureza da deterioração: "Para analisar as causas da vida, primeiro devemos recorrer à morte.". Victor vai a cemitérios, passa noites em criptas e ossários observando as minúcias da decomposição: "Contemplei a corrupção da morte que se sucedia às faces rubras da vida; observei como os vermes herdavam as maravilhas do olho e do cérebro.". A partir dessa descrição, parece que Victor testemunha o segredo da vida transferir-se de um corpo a outro.

Quando um corpo se decompõe, ele passa, em geral, por cinco estágios: fresco, inchaço, decomposição ativa, decomposição avançada e restos secos — uma lista enganosamente curta para o que constitui uma série muito complexa de fenômenos. As descrições que Mary faz dos estudos de Victor deixam claro que sua personagem se familiariza com todos os estágios da decomposição. No entanto, é provável que ela se refira ao estágio de decomposição ativa quando Victor descreve a "morte que se sucedia às faces rubras da vida". Esse estágio do processo de decomposição é aquele em que outros animais, geralmente insetos, começam a atuar.

As moscas-varejeiras são os primeiros insetos que se aproximam do cadáver, atraídas pelo odor dos gases e outros compostos voláteis produzidos no estágio inicial "fresco" da decomposição (discutiremos mais sobre ele no Capítulo 8). Essas moscas depositam ovos no cadáver, que é uma rica fonte de alimento para as larvas que surgirão. Outras espécies serão atraídas pelos produtos dos estágios posteriores da decomposição "fresca", tais como gorduras rançosas e compostos amoniacais. Ainda mais espécies de moscas, como moscas-domésticas e moscas da carne, instalam-se no estágio inchado. Em poucos dias, um corpo morto pode pulular de vida, movendo-se com a atividade de larvas e insetos de diferentes espécies que competem por alimento.

Alguns insetos, conhecidos como espécies necrófagas, alimentam-se diretamente do cadáver. Entre eles estão algumas espécies de moscas, formigas, besouros e insetos onívoros, como as vespas. Essa pode ter sido a origem da ideia de que vespas e abelhas eram geradas de forma espontânea nas carcaças de animais em decomposição, como descrevemos no Capítulo 5. Ainda mais insetos e parasitas são atraídos para se alimentar das larvas e outros insetos que se fartam dos restos em putrefação. Toda essa balbúrdia fervilhante de vida pode produzir uma quantidade considerável de calor. Espécies adventícias, tais como certas aranhas e lacraias, tirarão proveito desse refúgio quente criado pela concentração de atividade, incorporando os restos em decomposição a seu *habitat* normal.

O acesso ao cadáver é fundamental para a colonização de um corpo por insetos. Cadáveres deixados ao relento podem ser colonizados muito depressa. Corpos mantidos em locais fechados, tais como aqueles encontrados nas criptas que Victor estudava, podem levar mais tempo para serem encontrados pelos insetos — três ou quatro dias. O processo também será retardado pelas temperaturas comumente mais baixas de criptas e catacumbas subterrâneas. O solo pode ainda impedir o acesso ao corpo, em caso de sepultamento na terra. Um corpo enterrado a mais de sessenta centímetros de profundidade no solo talvez não seja sequer alcançado por moscas que depositem ovos, e, nesse caso, predominam outros processos de decomposição.

De início, os insetos conseguirão entrar no corpo por ferimentos e orifícios, e depois por dobras e rugas em áreas úmidas da pele. Os olhos são outra via de acesso fácil, algo que Victor obviamente observa em seus estudos, conforme seu comentário: "observei como os vermes herdavam as maravilhas do olho".

A evolução do estudo dos insetos envolvidos na decomposição deu origem a uma importante disciplina acadêmica, e o exame dos insetos encontrados em um cadáver pode fornecer pistas forenses cruciais do momento da morte, bem como da história do cadáver desde a morte. Por exemplo, se um corpo foi levado de um lugar fechado para o ar livre; se foi enterrado e os possíveis locais do enterro — tudo isso com base nas espécies identificadas no local, seu estágio de crescimento, ou mesmo quantas gerações já foram produzidas.

No século XVIII, não se perceberia necessariamente que alguns insetos haviam depositado ovos em um cadáver, e que tais ovos posteriormente dariam origem a larvas. O súbito e dramático surgimento de vida a partir da morte, uma abundância de vida que aparece em questão de dias, deve ter sido algo surpreendente para qualquer um versado no conceito da geração espontânea — tal como Victor Frankenstein, uma personagem criada durante o Iluminismo.

Como já vimos, Mary e Percy Shelley seriam conhecedores das ideias da geração espontânea de insetos graças à leitura da narrativa de Aristóteles ou de sua discussão na obra de Erasmus Darwin. Ainda assim, a personagem de Mary, Victor, havia aparentemente estudado toda a transformação de morte em vida de forma mais detalhada que qualquer um antes dele pois, em algum lugar da movimentação da massa pútrida de morte e vida, ele encontrou o segredo da própria vida.

Em um momento brilhante de eureca, Victor descobre o componente, processo ou centelha vital presente em todos os seres vivos. "Obtive êxito ao descobrir a causa da geração de vida; mais que isso, tornei-me capaz de animar matéria sem vida." Ele encontra aquilo que faz a diferença entre vida e morte: "uma luz tão brilhante e maravilhosa, embora tão singela, que, enquanto entontecia com a imensidão do panorama que se ilustrava, fui surpreendido pelo fato de que, entre tantos homens de gênio que dedicavam pesquisas à mesma ciência, somente a mim pudesse estar reservada a descoberta de um segredo tão surpreendente.". Desde então, já se passaram dois séculos de estudos científicos, mas os cientistas ainda discutem sobre o que seria a vida.

Victor prossegue e afirma: "Quando descobri um poder tão assombroso posto em minhas mãos, hesitei por um bom tempo no tocante ao modo pelo qual deveria empregá-lo". Chamá-lo "poder tão assombroso" chega a ser um eufemismo.

É nesse momento do romance que Victor para e contempla a enormidade de sua descoberta. Era de se esperar que uma descoberta dessa magnitude fosse anunciada aos brados sobre os telhados, mas Victor conserva o novo conhecimento para si. Depois de ponderar sobre o que fazer com esse conhecimento, ele decide colocá-lo em prática. A teoria é uma coisa, mas Victor precisa provar que sua teoria é verdadeira — o que constitui uma parte importante do método científico e da filosofia da ciência. Contudo, não compartilhar o enorme potencial de uma descoberta tão fantástica, até mesmo em um estágio ainda tão inicial, parece egoísta e estava totalmente em desacordo com os princípios acalentados pelos cientistas do Iluminismo. Muitos deles, tais como Joseph Priestley, enfatizavam a importância de partilhar ideias e experimentos incompletos para que outros pudessem contribuir para o avanço do conhecimento. Ao não divulgar sua descoberta e escolher trabalhar sozinho, Victor Frankenstein demonstra não participar do etos colaborativo da ciência iluminista.

Victor adquire um conhecimento poderosíssimo e mostra-se inicialmente intimidado pela perspectiva de ser capaz de dar vida a um ser, coisa que, até então, somente o Criador podia fazer. O desejo de usar seu novo poder é grande demais, sobrepondo-se a qualquer análise desapaixonada das consequências daquilo que ele estava prestes a realizar. Victor sequer se dá o tempo de recuperar o fôlego. Tomado de entusiasmo e quase sem pensar nas possíveis consequências, Victor decide construir uma criatura humanoide. Com a mente repleta de pensamentos grandiosos, como a eliminação de todas as enfermidades humanas e, talvez, até mesmo a capacidade de ressuscitar os mortos, ele descarta a ideia de começar com algo menor e mais simples. Embora soubesse que teria dificuldades tremendas, seu primeiro projeto seria criar um ser semelhante a ele mesmo. Victor criaria nada menos que uma nova espécie que o amaria e veneraria como seu criador.

A complexidade da empreitada e as dificuldades que o aguardavam não diminuem seu entusiasmo nem refreiam sua ambição. Ele vê tão somente os resultados mais positivos. Assim, afastando quaisquer dúvidas que pudesse ter, Victor dá início a seu projeto.

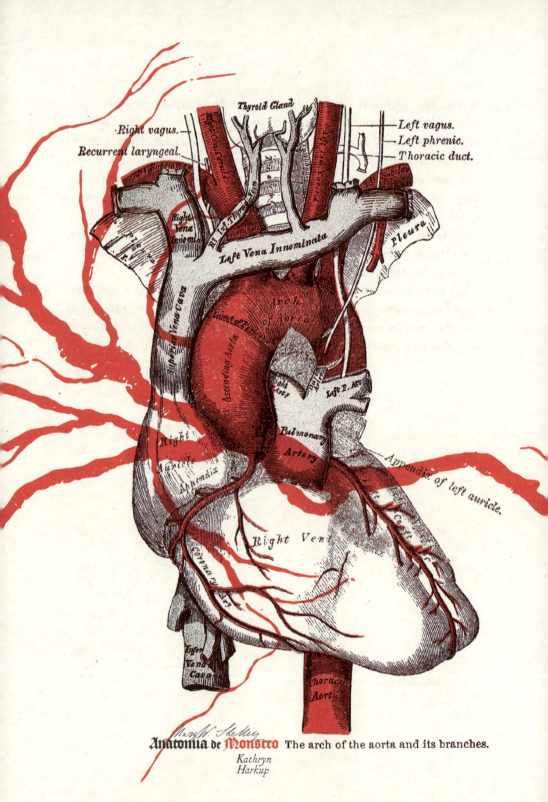

Anatomia de Monstro The arch of the aorta and its branches.
Kathryn Harkup

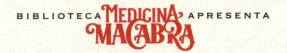

BIBLIOTECA MEDICINA MACABRA APRESENTA

CAPITULUM VII

PARTES

Colecionei ossos de jazigos e perturbei, com dedos profanos, os segredos tremendos da figura humana.

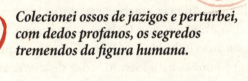

pós a decisão de dar o grave passo de construir a criatura, Mary permite que Victor pare por um breve instante e reflita sobre as dificuldades que o aguardam. Ele espera enfrentar inúmeros problemas e empecilhos, mas segue inabalável e confiante em sua capacidade de ter sucesso. O primeiro problema de Victor seria obter matéria-prima para seu trabalho. Hoje, isso apresentaria dificuldades imensas. Todavia, no final do século XVIII, as coisas eram muitos diferentes, e havia diversas maneiras de coletar partes de corpos humanos. Mary faz uma lista das fontes de Victor: salas de anatomia, ossários e criptas.

Houve um enorme crescimento da popularidade do estudo da anatomia no século XVIII, o que provocou uma proliferação de escolas de anatomia nas principais cidades de toda a Europa. Porém, até o século XVI, o conhecimento sobre o funcionamento do corpo vinha de textos da Antiguidade. A figura aceita como grande autoridade em autonomia era Galeno, filósofo natural grego do século II que viveu no Império Romano e cujo conhecimento direto da anatomia humana derivava do tempo que passou trabalhando como médico de gladiadores, o que lhe possibilitava um vislumbre do funcionamento interno do corpo através dos ferimentos que seus pacientes sofriam em combate. Apenas cinco gladiadores morreram durante os quatro anos em que Galeno permaneceu no posto, o que atesta suas habilidades de médico, mas também indica que foram poucas as oportunidades de dissecar um corpo humano. No entanto, mesmo com mais material de estudo, Galeno teria relutado em dissecar pessoas, pois isso era considerado tabu pelos antigos romanos.

Diante disso, Galeno arranjava-se dissecando centenas de animais, de símios a porcos e tudo o mais em que ele pudesse colocar as mãos. O filósofo usava suas descobertas para desenvolver teorias não só da anatomia do corpo humano, mas também de seu funcionamento e, sobretudo, de como esse funcionamento era prejudicado quando as pessoas adoeciam. Seus êxitos permitiram que ele progredisse em sua carreira, tornando-se médico de vários imperadores romanos, e sua obra escrita sobre anatomia humana e farmacologia foi o material de excelência por 1300 anos, ainda que noções acerca do corpo humano e seu funcionamento tenham ficado perdidas durante séculos após a queda do Império Romano. Quando redescoberta, sua obra ganhou uma autoridade que ninguém ousava contestar, muito embora os europeus já se mostrassem mais dispostos a dissecar cadáveres humanos.

O primeiro grande golpe à supremacia de Galeno na seara da teoria médica veio da parte de Andreas Vesalius, professor de cirurgia e anatomia da Universidade de Pádua em 1537. Ao lecionar, Vesalius valia-se principalmente da dissecação e incentivava seus alunos a realizar suas próprias dissecações. Seus estudos detalhados do corpo humano revelavam erros na obra de Galeno, de modo que Vesalius começou a suspeitar que o filósofo jamais tivesse dissecado de fato um ser humano. Os rins de Galeno mais pareciam os de um porco, e o cérebro era o de uma vaca ou uma cabra. No total, Vesalius encontrou nada menos que 200 partes de anatomia animal no ser humano de Galeno.

Vesalius decidiu corrigir tais erros. Ele contratou ilustradores e artesãos talentosos para imortalizar suas dissecações em belas ilustrações que foram compiladas em um dos livros mais prestigiados de anatomia humana, *De Humani Corporis Fabrica Libri Septum* [Sobre a Constituição do Corpo Humano], publicado em 1543. Tratava-se de um verdadeiro Atlas Oficial da forma humana e rendeu a Vesalius fama e glória internacionais, bem como um suprimento constante de cadáveres, cortesia de um juiz da corte criminal de Pádua.

Mas as teorias de Galeno não foram repudiadas da noite para o dia. Em 1628, William Harvey, médico e anatomista do século XVII, ainda enfrentou hostilidade ao contestar as teorias aceitas de Galeno sobre a função do coração e do sangue. Em uma série de experimentos primorosos e descrições claras apresentada na obra *Exercitatio Anatomica de Motu Cordis et Sanguinis in Animalibus* [Ensaio Anatômico sobre o Movimento do Coração e do Sangue nos Animais], Harvey demonstrava que o coração não passava de uma bomba com duas metades distintas, responsável pela circulação do sangue pelo corpo. De acordo com a teoria de Galeno, o sangue era continuamente gerado no fígado e consumido pelos órgãos do corpo. O sangue fluía de um lado a outro do coração através de minúsculas aberturas ou poros. O fato de que ninguém jamais tivesse visto tais poros era entendido antes como prova do equívoco dos anatomistas que procuravam por eles, e não de um erro na teoria de Galeno. Muitos dos críticos de Harvey não tentaram sequer contestar sua ciência: o fato de Harvey ter questionado Galeno era suficiente para condená-lo.

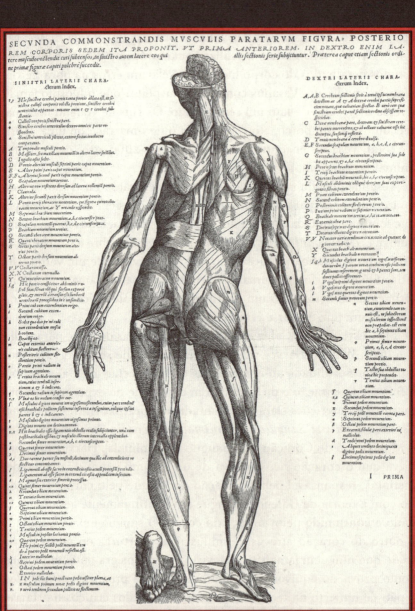

4. De Andreae Vesalii, Suorum de humani corporis fabrica librorum epitome [Os livros de Andreas Vesalius representam o corpo humano]. Xilogravura de Jan Stephan van Calcar. Wellcome Library, Londres.

Essa atitude, contudo, estava mudando. Começou a ficar claro que a melhor maneira de compreender a anatomia humana era a partir da experiência direta da dissecação. Harvey atuava em um ambiente muito diferente do de Vesalius. O número de cadáveres disponibilizados aos anatomistas da Inglaterra do século XVII era de apenas seis por ano, e esses eram os cadáveres de assassinos executados por enforcamento. Mas as coisas eram um pouco diferentes em Oxford, onde Harvey se radicou por um tempo.* Os anatomistas da universidade tinham o direito de dissecar o corpo de qualquer criminoso executado dentro de um raio de 34 km da universidade. Ainda assim, a busca de Harvey por conhecimento, e a escassez de material humano levaram-no a dissecar a própria irmã e o pai quando estes morreram. Curiosamente, Harvey não gostava da ideia de ter o próprio corpo dissecado após a morte e pediu que seu cadáver fosse envolto em chumbo a fim de protegê-lo de outros anatomistas.

Embora Vesalius tenha vivido o início de uma mudança de atitude com relação a teorias modernas, os séculos vindouros testemunharam mudanças mais amplas e fundamentais na compreensão do funcionamento do corpo e do universo. *De Humani Corporis Fabrica* foi um dos primeiros passos em direção a uma visão mecanicista do corpo, e *De Motu Cordis*, de Harvey, foi mais um desses passos rumo à descrição dos seres humanos como máquinas.

Harvey foi contemporâneo de Descartes e Hobbes, homens que viam o universo e tudo o que ele continha em termos um tanto mecanicistas. Os corpos celestes moviam-se no espaço como as engrenagens de um relógio, e fortalecia-se o entendimento de que o corpo era nada mais que uma "máquina de barro" constituída de bombas e alavancas orgânicas. Essa foi uma mudança colossal na atitude científica e, sem ela, romances como *Frankenstein* jamais teriam sido escritos.

---

* No século XVII, a Universidade de Oxford tinha permissão de fazer algumas de suas próprias leis, tanto civis como penais.

Assim, a dissecação, em oposição ao estudo de textos antigos, passou a ser o método preferido para o aprendizado da anatomia. No século XVIII, a combinação do crescente interesse pela anatomia humana e de exigências por bons médicos provocou um grande crescimento no número de estudantes de anatomia. Médicos e cirurgiões precisavam ser aprovados em exames de anatomia humana e, para tanto, os alunos pagavam para ter aulas com cirurgiões vinculados a hospitais ou em escolas particulares de anatomia. Cada vez mais escolas de anatomia eram abertas mas, na primeira metade do século XVIII, os únicos cadáveres legalmente passíveis de dissecação eram os seis entregues pela forca a cada ano.

Em 1752, o Parlamento aprovou a Lei dos Assassinatos para permitir que o corpo de todo e qualquer assassino fosse disponibilizado para dissecação, uma vez que, "em hipótese alguma, o Corpo de um Assassino deverá ser sepultado". Em uma época em que crimes tão diversos como furto e assassinato recebiam a mesma punição — a morte por enforcamento —, alguns acreditavam que deveria haver uma pena maior para o crime mais grave do assassinato. A morte por enforcamento seguida da dissecação pública era literalmente considerada um destino pior que a morte.

A situação do século XVIII foi primorosamente ilustrada por William Hogarth em seu quadrinho satírico *The Reward of Cruelty* [A Recompensa da Crueldade] (o último da série *The Four Stages of Cruelty* [Os Quatro Estágios da Crueldade]). A ilustração mostra Tom Nero em uma sala de audiências, após ser condenado por roubo e assassinato e morrer na forca. Seu corpo é cortado de cima abaixo e dissecado diante da corte. Em um papel duplo, o juiz é também o professor de anatomia, que chama a atenção das pessoas reunidas ali (que representam tanto os advogados como o público, e também estudantes de anatomia) para partes interessantes das entranhas de Tom Nero, enquanto seus assistentes realizam a tarefa mais desagradável e arriscada da dissecação em si. Cada órgão é removido do corpo, os corpos são fervidos, e o cão no primeiro plano fica com o coração do morto. Ao fundo, alguém aponta para um esqueleto, mostrando o destino final do corpo de Tom Nero: permanecer exposto para o estudo de alunos de anatomia.

A florescente indústria das escolas particulares de anatomia era necessária para suprir as necessidades de números cada vez maiores de estudantes de medicina. Isso trazia consigo uma demanda crescente por materiais para dissecação, sobretudo quando algumas escolas se promoviam com a oferta do ensino de anatomia "à moda francesa", uma forma discreta de dizer que cada aluno tinha acesso a um cadáver. A demanda por novos cadáveres logo superou a oferta, e os corpos dos mortos adquiriram valor monetário. No decorrer do século XVIII, desenvolveu-se um comércio lucrativo de cadáveres. Anatomistas negociavam com os carrascos da forca e chegavam mesmo a oferecer dinheiro a condenados que aguardavam a execução. Alguns desses criminosos conseguiam vender várias vezes seu futuro cadáver. Viam-se cenas indecorosas de pessoas tentando roubar cadáveres do cadafalso, mas isso ainda não era suficiente.

Essa era a época dos ladrões de corpos, referidos em inglês como *bodysnatchers, resurrectionistis* ou *"sack-'em-up men"*. Bandos de homens invadiam cemitérios, desenterravam os recém-sepultados e vendiam os cadáveres para escolas de anatomia a preços astronômicos. Era uma profissão lucrativa, aberta a qualquer um que estivesse disposto a sujar as mãos. A demanda era tão grande que algumas escolas de anatomia de Edimburgo chegavam a aceitar que o pagamento pelo curso fosse feito em corpos em vez de dinheiro.

A prática do roubo de corpos foi um problema quase que exclusivamente britânico: a Europa continental praticamente não viveu o horror dos ladrões de cadáveres. Isso não quer dizer que a anatomia fosse menos popular ali. Cada região tinha suas próprias leis, e, por variadas que fossem suas formas, elas permitiam em geral que mais corpos fossem legalmente disponibilizados para a dissecação. Na Alemanha, por exemplo, onde a personagem de Victor Frankenstein estudou anatomia, a lei permitia a dissecação do corpo de qualquer um que morresse na prisão, bem como do corpo de suicidas, a menos que os amigos ou a família estivessem dispostos a pagar uma taxa para que as escolas de anatomia devolvessem o cadáver para sepultamento. Além disso, qualquer pessoa que morresse sem deixar recursos suficientes para seu enterro, ou o pobre que fosse mantido com dinheiro público, também podia ter o cadáver dissecado. Não haveria escassez de corpos à disposição de Victor nas salas alemãs de dissecação.

Para os professores de anatomia britânicos, a situação era muito mais difícil, e a prática moral e legalmente duvidosa do roubo de sepulturas fazia com que eles relutassem em falar sobre como obtinham

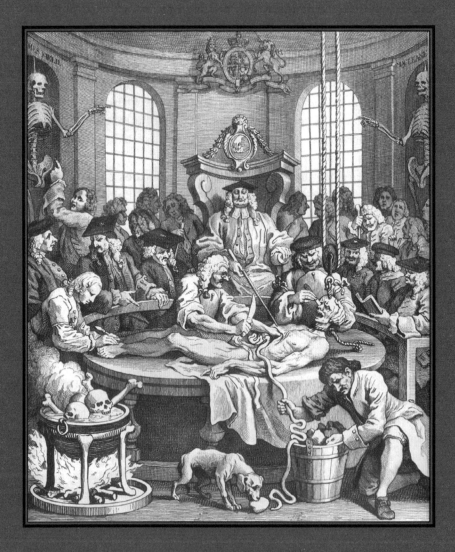

5. *The Fourth Stage of Cruelty: The Reward of Cruelty* [*O Quarto Estágio da Crueldade: A Recompensa da Crueldade*], de William Hogarth, 1751.

seus materiais de estudo. Como ressaltava certo sr. Guthrie: "Um cirurgião poderia ser punido em uma corte por falta de habilidade técnica, enquanto, em outra, esse mesmo indivíduo poderia ser igualmente punido por tentar adquirir a técnica". Era tudo muito diferente na Europa continental, sobretudo na Itália, cujos anatomistas estavam na vanguarda do conhecimento anatômico. Em Bolonha, por exemplo, havia uma dissecação pública anual que se realizava na época do carnaval. Tratava-se de um evento festivo do qual participavam estudantes, autoridades locais e o público em geral. Luigi Galvani, de quem falaremos no Capítulo 11, teve a honra de realizar as dissecações desses eventos populares em diversas ocasiões.

No Reino Unido, ao contrário, a anatomia costumava ser ensinada em pequenas propriedades particulares, na tentativa de atrair o mínimo de atenção do público, que era compreensivelmente bastante avesso à prática do roubo de sepulturas. Grande parte dos detalhes que conhecemos sobre os ladrões de corpos é oriunda do diário mantido por James Blake Bailey entre 1811 e 1812. Além de anotar quantos corpos seu bando roubava e de onde, os preços cobrados e as rivalidades com outros bandos, havia também um calendário lunar escrito no verso, para que o bando evitasse a lua cheia e atuasse nas noites mais escuras.

Ainda que a população demonstrasse repugnância e indignação pela prática, ela era muitíssimo lucrativa, como já vimos, e os bandos aprimoraram suas habilidades na arte de roubar sepulturas. Um ladrão de corpos podia ganhar o equivalente a cinco ou dez vezes o salário médio de um trabalhador braçal à época e ainda tinha férias de verão. Em 1826, estima-se que 600 corpos foram dissecados em Londres. Em 1828, a estimativa era de que havia apenas dez ladrões de corpos trabalhando em tempo integral em Londres, mas cerca de 200 outros atuavam em jornada reduzida ali. Quando havia escassez de cadáveres, os ladrões de corpos deixavam as cidades para atacar cemitérios rurais e chegavam até mesmo a importar corpos da Irlanda.

Os bandos saíam na calada da noite para sondar túmulos novos. Em regra, eles faziam um acordo com o vigilante de um campo-santo que convenientemente fazia vista grossa ou tramava com os bandos para avisá-los quando ocorria um enterro. O bando cavava a terra da terça parte superior do túmulo até chegar à tampa do caixão e usava pás de madeira, a fim de evitar golpes ruidosos caso a lâmina atingisse alguma pedra durante o trabalho. Usando o peso da terra sobre os dois terços inferiores do túmulo como contrapeso, eles abriam a tampa do caixão (que cobriam com cobertores para abafar o som) até que a madeira fina estourasse. Então, um dos integrantes do bando descia até o caixão para inspecionar o cadáver. Por vezes, os corpos estavam decompostos ou infectos demais para serem usados, mas os cadáveres ainda frescos eram amarrados com uma corda passada debaixo dos braços e içados para fora do caixão. Em seguida, o corpo era despido e as roupas eram devolvidas ao túmulo. Levar as roupas configuraria furto, mas levar o corpo em si, não, pois este não se tratava tecnicamente de uma propriedade ou pertence. Por fim, a tampa era recolocada no lugar, e o buraco, coberto e aplainado.

Com receio de ladrões de corpos, muitos parentes deixavam marcadores ou lembranças nos túmulos, de modo que pudessem notar qualquer tentativa de abertura. No entanto, os ladrões de corpos tinham ciência dessa prática e tomavam o cuidado de observar a posição de tais marcadores, recolocando-os meticulosamente no mesmo lugar depois de terminado o trabalho. Aqueles que tinham melhores condições financeiras iam ainda mais longe para proteger seus entes queridos. Os ricos investiam em caixões triplos e travas cerradas com chave pesadas para dificultar o acesso ao corpo. Desenvolveram-se também proteções mais elaboradas: logo abaixo da superfície eram enterradas pistolas atadas a fios de arame, as quais disparariam contra possíveis ladrões de túmulos. Em Glasgow e Edimburgo, ainda é possível encontrar jaulas sobre sepulturas. Essas jaulas não foram feitas para impedir a saída de zumbis ou vampiros, mas para evitar a atuação de ladrões de corpos. Como esses e outros obstáculos mais eficientes custavam caro, eram principalmente os pobres que acabavam nas mesas das salas de dissecação.

Se escolhesse seus alvos com cuidado, um bando experiente de seis ou sete homens conseguia remover um cadáver do túmulo em quinze minutos, roubando dez defuntos por noite. Os corpos tinham os dentes extraídos e vendidos a dentistas, que os usavam para fazer dentaduras. Desse modo, os dentes eram quase tão valiosos quanto o restante do cadáver. Era possível ganhar ainda mais dinheiro com a venda da gordura corporal, por vezes prescrita como remédio para feridas e doenças, além de ser usada na confecção de velas e sabão. Em seguida, o corpo era colocado em um saco e levado para uma escola de anatomia. Tais procedimentos clandestinos aconteciam no meio da noite, de modo que, por vezes, cometiam-se erros. Caixotes de madeira com cadáveres vindos da Irlanda em navios não recebiam marcações nem ganhavam rótulos falsos para que não fossem descobertos. Uma escola de anatomia abriria sua porta pela manhã e encontraria um desses caixotes, contendo "um excelente presunto, um grande queijo, uma cesta de ovos e um enorme novelo de lã".

Desenterrar um cadáver talvez não fosse ilegal, mas ser encontrado de posse de um, sabendo que ele foi desenterrado, *era*. Isso deixava tanto ladrões de corpos como anatomistas em uma situação no mínimo ambígua em termos legais e morais.

Muitas escolas de anatomia faziam acordos meticulosos com bandos específicos de ladrões de corpos. Elas contavam com seus serviços para manter um fornecimento de cadáveres recém-falecidos, pagavam bem pelo material que recebiam, não faziam perguntas e davam apoio financeiro a qualquer integrante que tivesse problemas com a lei. Em 1826, o corpo de um adulto podia custar a bela quantia de dez libras,* casos médicos interessantes exigiam um adicional, e crianças, referidas como "pequenos", eram vendidas por polegada.

A situação ficou ainda mais sinistra em 1828, quando dois homens venderam um corpo à escola de anatomia do dr. Robert Knox em Edimburgo. Como era praxe, nada se perguntou sobre o cadáver. No entanto, quando o corpo começou a dar sinais de que não havia sido enterrado, isso deveria ter sido motivo para alguma preocupação. De qualquer forma, a dupla de ladrões, William Burke e William Hare, recebeu sete libras e dez xelins em pagamento — quase 700 libras esterlinas atuais, um montante assombroso do ponto de vista da dupla.

Hare e a esposa mantinham uma pensão. Quando um de seus inquilinos morreu antes de pagar o aluguel, Hare e o amigo Burke decidiram vender o corpo para cobrir a dívida. Eles decidiram levar o cadáver para a escola de anatomia do dr. Monro, mas tiveram de parar um estudante a fim de pedir informações de como chegar até lá. O estudante, no entanto, direcionou-os à escola do dr. Robert Knox, onde ele estudava.

---

* O equivalente a mais de 800 libras esterlinas atuais.

A dupla não sabia como era fácil vender um cadáver, nem que eram pagos valores altíssimos por eles. Quando outro hóspede adoeceu, Burke e Hare deram-lhe uísque até que o homem perdesse a consciência e, então, o sufocaram. Dessa vez, a dupla recebeu dez libras pelo corpo.

Nos dez meses subsequentes, Burke e Hare mataram outras quinze pessoas: doze mulheres, dois jovens com deficiência física e um idoso, vendendo os cadáveres à escola de anatomia de Knox. Knox havia celebrado um contrato com a dupla — dez libras por corpo no inverno, oito libras no verão.* Burke e Hare atraíam suas vítimas, geralmente pobres, com promessas de bebida e hospitalidade, sufocando-as quando a bebida as deixava inconscientes.

Nunca se fizeram perguntas sobre os cadáveres na escola de Knox, nem mesmo quando os corpos eram entregues ainda quentes. Todavia, alguns alunos devem ter se assustado ao reconhecer um dos cadáveres que receberam para dissecar — uma das vítimas da dupla, Mary Patterson, era bem conhecida nas ruas de Edimburgo. Knox decidiu conservar o belo corpo da jovem em álcool por três meses antes de ser dissecado.

Começaram a surgir suspeitas quando "Jamie Bobalhão", um rapaz de dezoito anos e uma figura popular nas ruas de Edimburgo, desapareceu. Jamie era um jovem com deficiência mental e descrito como "absolutamente simplório e inofensivo". Embora sua compleição física fosse grande, ele se recusava a brigar mesmo quando provocado, pois "apenas meninos maus brigavam". Burke e Hare atraíram Jamie aos aposentos de Hare, onde deram bebida ao rapaz até ele adormecer. Mas Jamie acordou quando Burke tentava sufocá-lo e revidou. A dupla precisou de toda a sua força para conter o rapaz e, por fim, matá-lo. O confronto rendeu hematomas e sinais de pancadas em ambos. Parece simplesmente inacreditável que os estudantes que dissecaram o corpo de Jamie não tenham notado os sinais de luta. Ainda assim, ninguém questionou Burke e Hare.

A dupla acabou sendo denunciada à justiça depois que um dos hóspedes encontrou um corpo na pensão de Hare. Apesar de soado o alarme, Burke e Hare conseguiram levar depressa o cadáver para

---

* Cerca de 900 libras e 700 libras esterlinas atuais, respectivamente.

a escola de anatomia. Quando as autoridades chegaram à escola, já não restavam provas, pois o corpo havia sido dissecado às pressas. Mesmo assim, a dupla foi presa.

Hare tornou-se testemunha de acusação contra Burke em troca do benefício de sair livre das acusações após o julgamento. Burke foi condenado por assassinato e enforcado perante uma enorme multidão que gritava ensandecida.

Em obediência à lei, o corpo de Burke foi dissecado, tal como o de suas vítimas, mas, em sua dissecação, a plateia foi muito maior. Na verdade, quase houve um tumulto enquanto as pessoas tentavam entrar no salão de anatomia, e, no dia seguinte, 25 mil pessoas fizeram fila para ver o corpo de Burke posto em exposição. Por fim, seu esqueleto foi conservado e articulado, passando a integrar a coleção de anatomia da Escola de Medicina de Edimburgo, junto a fragmentos de sua pele que foram curtidos e transformados em carteiras. Elas ainda estão lá.

Após o julgamento, Hare teve de fugir da Escócia, temeroso por sua vida — o ódio contra ele era tão intenso que o homem mudou de nome na tentativa de se esconder. A única pessoa que parece não ter sido investigada pelas autoridades foi Knox, que sequer foi arrolado como testemunha no julgamento, que dirá acusado de qualquer crime. O próprio Knox surpreendeu-se com a hostilidade pública que enfrentou e acabou mudando-se para a Nova Zelândia, onde sua relação com Burke e Hare era desconhecida.

O caso Burke e Hare foi um verdadeiro escândalo à época, acendendo um debate no Parlamento quanto à regulamentação do acesso a cadáveres para dissecação, de modo a mitigar o que todos concordavam ser uma situação pavorosa. Infelizmente, porém, esse não foi o último caso de assassinato para dissecação. Em Londres, vários casos de "sufocadores" não ganharam a notoriedade do caso Burke e Hare, mas com certeza contribuíram para o clamor geral de que "algo devia ser feito". Os casos londrinos estavam tão próximos do Parlamento que podem ter sido a gota d'água que levou à aprovação da Lei da Anatomia de 1832, que permitia a dissecação de corpos não reclamados de pessoas falecidas em asilos de pobres e casas de detenção. Isso pôs fim aos bandos de ladrões de corpos, mas ainda eram os membros mais pobres da comunidade que acabavam nas mesas de dissecação.

O caso Burke e Hare continua vivo na cultura popular até os dias de hoje. Embora os assassinatos tenham ocorrido depois de Mary publicar a edição de 1818 de *Frankenstein*, o caso ainda estaria bastante vivo na mente do público quando saiu a edição de 1831. A mácula deixada pelos ladrões de corpos e por assassinos como Burke e Hare fez com que qualquer coisa associada a escolas de anatomia e dissecação fosse logo vista com suspeita e repugnância pela maioria das pessoas. Quaisquer alusões a práticas desse tipo provocariam um pavor real e tangível nos leitores britânicos de Mary.

Dentre os muitos anatomistas que alcançaram fama no século XVIII e início do século XIX, alguns se destacam como potenciais fontes de inspiração para *Frankenstein*, mas não por sua associação com o roubo de sepulturas. O primeiro a analisarmos é John Hunter, talvez o anatomista e cirurgião mais célebre da época e um possível modelo para Victor Frankenstein.

Hunter era particularmente obstinado no que dizia respeito à obtenção de espécimes interessantes para sua mesa de dissecação. Ele participara de roubos de túmulos na juventude, quando era assistente de anatomia do irmão, William, outro eminente cirurgião e professor de anatomia. No entanto, quando John Hunter abriu sua própria escola particular de anatomia, na região do que hoje é West End em Londres, ele conseguia seu fornecimento de cadáveres por intermédio de bandos de ladrões de corpos.

Sua aquisição mais famosa, que assumiu um lugar de destaque na coleção de espécimes anatômicos de Hunter, foi o esqueleto de Charles Byrne. Byrne era também conhecido como o "Gigante Irlandês" e deixara sua Irlanda natal para tentar a sorte em Londres na década de 1780. Ele decidiu exibir-se como aberração, uma ideia horrível para os padrões atuais, mas, à época, ele conseguiu lucrar muito com sua estatura excepcional, cobrando as pessoas pelo privilégio de olhar para ele. Relatos do período afirmam que ele tinha entre 2,5 e 2,6 metros de altura, estatura semelhante à da criatura de Frankenstein.

Em pouco tempo, Byrne começou a ganhar dinheiro com a curiosidade do público londrino, mas começou a beber com regularidade e logo surgiram rumores de que ele não estava bem de saúde. Hunter ouviu tais rumores e manteve-se muito atento a Byrne, caso o estado de saúde do homem piorasse. Byrne sabia que seu corpo era de interesse dos anatomistas e tinha verdadeiro pavor de ser dissecado após a morte. Ele queria ser sepultado no mar para que nenhum bando de ladrões de corpos pudesse roubar seu cadáver e implorava que os amigos protegessem seu corpo, se ele morresse. Infelizmente para Byrne, as coisas não aconteceram como ele queria.

Byrne morreu em 1783, com apenas 22 anos de idade. Um grupo de homens foi pago para vigiar seu caixão antes do enterro, mas esses guardas foram subornados, e o corpo acabou nas salas de dissecação de Hunter. Supõe-se que ele tenha pagado 130 libras pelo cadáver,* um valor excepcional para a época. Hunter reduziu o corpo ao esqueleto com a máxima rapidez e o máximo sigilo possíveis. Discrição era importante, pois ser encontrado com o corpo de uma figura tão conhecida como o Gigante Irlandês seria uma patente admissão de envolvimento com ladrões de sepulturas, o que não teria sido nada bom para a reputação do anatomista. Todos sabiam que foi assim que ele conseguiu sua enorme coleção, mas reconhecê-lo abertamente seria um tanto arriscado. Apesar disso, Hunter ficou muitíssimo orgulhoso de sua aquisição, e, quando Sir Joshua Reynolds pintou o retrato do anatomista, em 1786, os pés do esqueleto de Byrne ficaram bem visíveis no canto superior direito do quadro. Pouco tempo depois, o esqueleto de Byrne tornou-se a peça central da coleção de Hunter, que ficou disponível à visitação pública a partir de 1787. Os restos mortais de Charles Byrne ainda estão em exposição no Hunterian Museum na Faculdade Real de Cirurgiões de Londres.

A análise do esqueleto de Byrne sugere que ele tinha apenas 2,3 metros de altura, não os mais de 2,4 metros que ele afirmava. Ainda assim, é uma estatura impressionante. A análise de seus ossos e DNA indica que a causa de sua altura elevada (os pais de Byrne eram de estatura mediana) era um tumor na glândula pituitária, quadro que discutiremos melhor no Capítulo 12.

Existem muitas outras semelhanças entre John Hunter e a personagem de Victor Frankenstein. Ambos trabalhavam com uma intensidade assustadora e dedicavam-se a estudos detalhados, conquanto amplos,

---

* O equivalente a mais de dezesseis mil libras esterlinas atuais.

de anatomia e fisiologia. Hunter passava muitas horas em intensa atividade, lecionando, dissecando, cuidando de pacientes e ditando suas descobertas a assistentes devotados e resignados.

Hunter teria dissecado mil corpos ao longo de sua carreira e também não se restringia a cadáveres humanos: ele dissecava todos os animais que pudesse, de baleias a insetos.* Ele também mantinha uma grande coleção de espécimes animais vivos em sua residência, em Earls Court, a qual contava com um leão, um lobo e búfalos, todos soltos. Os seres exóticos que podiam ser encontrados em sua propriedade fizeram com que Hunter se tornasse a inspiração para a personagem dr. Dolittle de Hugh Lofting.

Hunter também realizava experimentos de ressuscitação, tentando reviver peixes e outros animais depois de congelados. Ele conseguiu estender o conhecimento que adquiriu com experimentos em animais de modo a propor métodos plausíveis de ressuscitação de seres humanos. Em caso de afogamento, por exemplo, Hunter recomendava o uso de um fole para insuflar ar na vítima, aquecer-lhe os membros e lançar choques elétricos, produzidos por uma garrafa de Leiden, para reativar o coração.

O anatomista teve a oportunidade de testar pessoalmente suas teorias de ressuscitação em uma cobaia humana. No ano de 1777, em Londres, o reverendo William Dodd foi condenado por falsificação e sentenciado à forca por seus crimes. Dodd era uma figura popular e houve uma enorme campanha pública pedindo que fosse perdoado. Todas as tentativas de salvar Dodd do cadafalso, porém, foram infrutíferas, de modo que John Hunter reuniu uma equipe para tentar ressuscitá-lo após o enforcamento. Uma vez descido da forca, o corpo de Dodd foi levado para uma sala na Goodge Street em Londres, que Hunter havia deixado preparada com um fogo brando, remédios e um par de foles. Não há registros dos métodos exatos usados por Hunter e sua equipe para tentar ressuscitar Dodd, mas nenhum deu resultado. O corpo havia demorado muito para chegar a Goodge Street e, por isso, restou pouca esperança, quaisquer que fossem os métodos que a equipe empregasse.

---

* A obra *Moby Dick*, de Herman Melville, teria sido inspirada pelas descrições de baleias deixadas por Hunter.

Mas as tentativas de ressuscitar Dodd não eram tão absurdas como podem parecer. Conhecem-se casos de outras pessoas que teriam sido supostamente ressuscitadas depois de enforcadas. O primeiro caso registrado data de 1587. Um homem levantou-se de um salto da mesa de dissecação assim que a lâmina começou a cortar seu peito, mas infelizmente ele morreu três dias depois. Em 1740, William Duell despertou na mesa de dissecação e sobreviveu. Em consequência dessa milagrosa recuperação, ele teve a sentença convertida em deportação para uma colônia penal. No entanto, o exemplo mais famoso de uma súbita reanimação ocorreu em 1650 em Oxford, depois que Anne Greene foi sentenciada à forca por assassinato.

O caso foi trágico: Greene era empregada de Sir Thomas Reade e foi seduzida pelo neto deste. Quatro meses depois, Greene viu-se tomada de dor e, para sua grande surpresa, deu à luz. A criança estava morta, e Greene, horrorizada e aflita, escondeu o minúsculo corpo no sótão da casa de Reade. O corpo foi logo descoberto, e Greene foi levada a julgamento por assassinato.

Greene declarou sua inocência até o último instante, de pé, sobre o cadafalso, e protestou contra o comportamento licencioso de que havia sido vítima na residência de Reade. Não obstante, o carrasco pôs a corda em volta do pescoço da jovem e a empurrou da escada. Ela ficou pendurada por quase meia hora, os amigos e espectadores agarrando-se a suas pernas e golpeando seu peito. Um soldado foi visto dando vários golpes no peito da mulher com a coronha de seu rifle.

Quando descida da forca, Greene foi colocada em um caixão, que havia sido enviado para lá pelos anatomistas e cirurgiões locais William Petty e Thomas Willis. Willis abria suas portas ao público durante suas dissecações, eventos que haviam se tornado populares. Quando o corpo de Greene chegou à casa de Willis, no caixão, as salas já estavam apinhadas de amigos e parentes, bem como de pessoas que estavam ali apenas para assistir ao espetáculo. Todavia, quando o caixão foi aberto, Greene emitiu um som rouco, de modo que um espectador pisou com força no peito e no estômago da jovem, mantendo o pé ali até que Petty e Willis chegassem para assumir os procedimentos de ressuscitação.

A dupla abriu a boca da mulher, embora seus dentes estivessem fechados com força, para forçá-la a ingerir bebidas alcóolicas. Em seguida, os médicos esfregaram-lhe as mãos e pés por quinze minutos, fizeram-lhe uma sangria, esfregaram terebintina nos ferimentos provocados pelo movimento da corda em seu pescoço e deram-lhe medicamentos que continham ruibarbo, espermacete e pó de múmia. Por fim, Greene foi colocada em uma cama com uma mulher, que deveria friccioná-la com suavidade. Surpreendentemente, Greene sobreviveu a todos esses maus tratos adicionais e abriu os olhos.

Nesse meio-tempo, ainda mais pessoas haviam chegado à casa de Willis para assistir aos procedimentos. Diante disso, Petty e Willis providenciaram que Greene fosse levada a um quarto menor para que pudesse dormir. Ao acordar, na manhã seguinte, a jovem pediu cerveja e, alguns dias depois, já estava de pé e comendo frango com voracidade, aparentemente recuperada de seu suplício.

Os tribunais estavam ávidos por enforcar Greene novamente, mas Petty e Willis intervieram. Eles explicaram que o bebê de Greene já havia nascido morto e era tão pequeno que, de qualquer forma, não sobreviveria. Na verdade, argumentaram os médicos, Greene merecia não mais castigos, mas uma indenização do homem que a colocara naquela situação. A sobrevivência dela era um claro sinal de sua inocência. Esses protestos foram bem-sucedidos, e Greene foi autorizada a permanecer na casa de Willis por um tempo. Ela ganhava dinheiro cobrando valores do público que queria vê-la deitada em seu caixão na sala onde quase fora dissecada. Quando enfim mudou-se dali, Greene teria levado seu caixão "como um troféu pela milagrosa conservação de sua vida".

Casos de sobrevivência ao enforcamento podem soar estranhos, mas todos eles ocorreram durante a época em que se usavam cordas curtas na execução, de modo que a traqueia era esmagada e os indivíduos morriam por lento estrangulamento. As vítimas perdiam a consciência após três ou quatro minutos e morriam, em média, depois de dez minutos, mas esse tempo podia ser bem maior.

Diagnosticar a morte é algo incrivelmente difícil, mesmo nos dias de hoje (depois de muito se discutir o que constitui morte e se chegar a um consenso), em que a maioria dos países a define como a ocorrência da morte cerebral. No século XVIII, porém, não era possível mensurar a função cerebral. Assim, o momento da morte era definido como a cessação dos batimentos cardíacos. No entanto, o primeiro estetoscópio foi inventado somente em 1819 e, mesmo então, não era tão eficiente como os equivalentes modernos. Antes do século XIX, seria muito difícil detectar uma pulsação fraca.

No século XVIII e início do século XIX, por regra, os criminosos não eram descidos da forca antes de permanecer ali por uma hora, possivelmente para evitar ressurreições súbitas. Durante o tempo em que ficavam pendurados, amigos e parentes puxavam as pernas de seus entes queridos para acelerar sua morte e abreviar seu sofrimento. Não obstante, acredita-se que vários criminosos tenham morrido não no patíbulo, mas nas mesas de anatomia.

Foi apenas em 1875 que William Marwood percebeu que havia uma forma mais adequada de realizar a horrenda tarefa do enforcamento. Amarrando com força uma corda mais longa ao redor do pescoço, com o nó posicionado no local em que a mandíbula e o ouvido esquerdo se encontram, a corda aperta e quebra o pescoço, rompendo a coluna. A inconsciência é instantânea, e a morte cerebral acontece em poucos segundos. Como dizia Marwood: "Eles os enforcavam; eu os executo".

John Hunter morreu em 1792, antes do nascimento de Mary Shelley. Ele não era hipócrita no que dizia respeito à dissecação. Sabendo ter uma doença cardíaca que provavelmente o mataria, Hunter fez uma solicitação específica para que seu corpo fosse submetido a uma autópsia. Ele queria que seu coração fosse conservado e se tornasse o objeto central de sua coleção de anatomia — pedido totalmente diferente do de outros anatomistas da época, que costumavam fazer quase que o impossível para proteger seu corpo de colegas e rivais após a morte. No entanto, esse pedido era de todo coerente com o etos de aprendizado e pesquisa de Hunter.

Durante sua brilhante carreira, Hunter buscava o cadáver de seus próprios pacientes para analisar os resultados dos procedimentos cirúrgicos que o médico havia realizado neles ainda em vida. Isso pode parecer macabro, mas era um meio de avaliar e verificar a eficácia de intervenções cirúrgicas — algo raro entre os cirurgiões da época, que davam pouca importância à sina de seus pacientes uma vez concluídas as cirurgias.

Hunter era muito popular entre seus alunos e inspirava enorme respeito, de modo que deve ter sido emocionalmente penoso dissecar seu corpo. Foi o próprio cunhado de Hunter quem lhe abriu o peito, enquanto os estudantes esticavam o pescoço para observar. A autópsia confirmou que Hunter sofria de angina, mas ninguém teve coragem de conservar o seu coração, como ele havia pedido, e o órgão foi enterrado com seu corpo.

A reputação de Hunter enquanto cirurgião e anatomista permaneceu viva muito tempo após sua morte graças, em parte, à incrível coleção de espécimes anatômicos que ele deixou. A coleção de Hunter foi adquirida pela Faculdade Real de Cirurgiões em 1799. Apenas uma fração chegou à atualidade, por causa dos danos sofridos nos bombardeios ocorridos durante a Segunda Guerra Mundial, mas ainda é impressionante ver o número e a diversidade de espécimes em exposição no Hunterian Museum, os quais também continuam a ser utilizados como objetos de ensino e pesquisa. Para qualquer potencial Victor Frankenstein que perambulasse em meio a suas garrafas e ossos, a sensação devia ser a de uma criança em uma loja de doces.

John Hunter também deixou um significativo legado literário. Além de inspirar o dr. Dolittle e possivelmente *Moby Dick*, Hunter é citado como o modelo que inspirou *O Médico e o Monstro* (publicado em 1886).

A casa de Hunter em Leicester Square era, na realidade, um conjunto de duas casas unidas pelas salas de dissecação no meio. Os membros da sociedade elegante chegavam pela porta da frente, que dava para Leicester Square, enquanto os cadáveres eram entregues em uma entrada menor e mais discreta nos fundos.

É impossível dizer em que medida a vida e a obra de Hunter influenciaram Mary. O pai, William Godwin, provavelmente encontrou Hunter ao menos uma vez, em 1791, mas tais encontros podem ter acontecido mais vezes. Percy Bysshe Shelley talvez tivesse ouvido histórias sobre John Hunter e seu trabalho quando chegou a considerar brevemente uma carreira em medicina. Sabemos que ele assistiu a palestras de anatomia de John Abernethy, de quem falamos no Capítulo 3, durante o debate do vitalismo, e Abernethy era um dos dedicados alunos de Hunter. Ele se interessava por todos os aspectos da medicina e era conhecido por sua grande proficiência em química. John Abernethy também repetiu alguns dos experimentos elétricos de Galvani em sapos. Mas o interesse de Shelley pela carreira médica durou pouco, e é provável que o poeta não tenha tido a oportunidade de aprender com o próprio Abernethy sobre seu trabalho.

Outro aluno de Hunter, Antony Carlisle, era um amigo próximo de Godwin e visitava a casa do escritor com frequência quando Mary era criança. Carlisle foi um cirurgião e anatomista respeitado por seu próprio trabalho, tendo-se tornado cirurgião extraordinário do rei Jorge IV. Em 1815, Carlisle foi designado professor de anatomia e indicado ao conselho da Faculdade de Cirurgiões. Uma de suas funções na faculdade, além de seu trabalho cirúrgico no Hospital Westminster, era a de curador do Hunterian Museum.

Quando convidado a dar a *Croonian Lecture** de 1804 na Royal Society, ele escolheu o tema do movimento muscular e especulou sobre sua causa, citando a crença de seu mentor na *materia vitae* (substância da vida), prosseguindo então com uma discussão sobre os órgãos elétricos da raia-elétrica. Ele tinha interesses abrangentes no campo da ciência e teria sido uma fonte de conhecimento e histórias incríveis na casa de Godwin.

Carlisle também foi um dos primeiros a fazer experimentos com a pilha galvânica e, poucas semanas depois de ler a respeito da invenção de Volta, já estava realizando experimentos com ela, decompondo água em seus elementos constituintes: hidrogênio e oxigênio. Ele e o colega William Nicholson, o amigo de Godwin que fizera a fisiognomia de Mary ainda recém-nascida, foram os primeiros a usar a eletricidade para isolar elementos químicos. Seu trabalho levou aos experimentos que Davy realizou na Royal Institution, pelos quais isolou muitos elementos novos.

Assim, Mary teve muitas oportunidades de aprender sobre como obter partes do corpo e lançou mão de seus conhecimentos na criação da personagem de Victor Frankenstein. Contudo, esse foi apenas o primeiro passo para a construção de uma criatura.

---

* Prestigiada palestra dada a convite da Royal Society e da Faculdade Real de Cirurgiões. [NT]

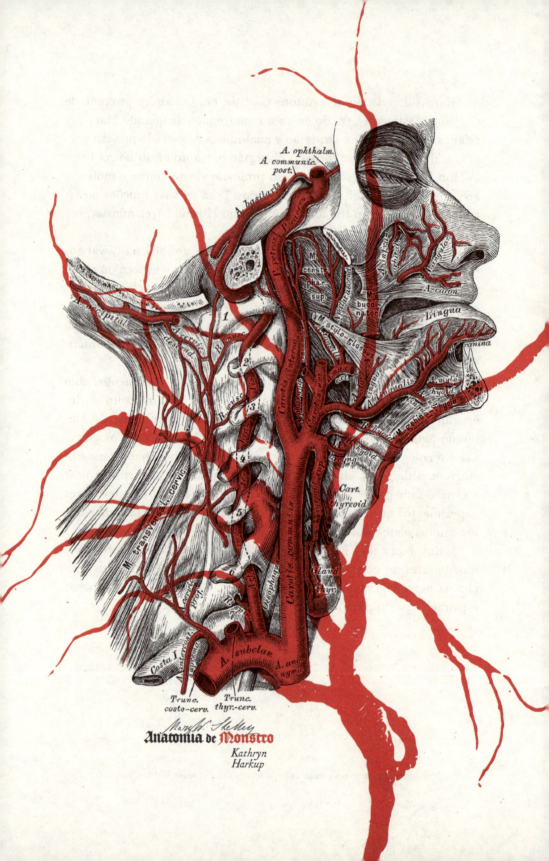

Anatomia de Monstro
Kathryn Harkup

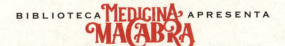

BIBLIOTECA MEDICINA APRESENTA
MACABRA

CAPITULUM VIII
CONSERVAÇÃO

Em virtude dos estudos, meu rosto empalidecera e minha pessoa tornara-se emaciada com o confinamento.

A coleta de material teria sido a parte mais fácil do projeto de Victor Frankenstein de construir uma criatura. A partir daí, a parte prática de seu trabalho tornava-se significativamente mais difícil.

Um dos problemas enfrentados por qualquer Victor Frankenstein, seja da vida real ou da ficção, é que, após a morte, um corpo começa a decompor-se depressa. Como vimos, a personagem de Mary tinha um interesse particular no estudo do processo de decomposição. Na verdade, Victor descobre o segredo da vida a partir de seus estudos de corpos em putrefação. Os processos iniciais de decomposição, o estágio descrito como fresco, teriam sido a maior preocupação de Victor ao coletar os materiais para sua criatura.

Técnicas de conservação de restos mortais humanos existem há milênios. No entanto, foi somente em tempos muitos recentes que a tecnologia ganhou sofisticação suficiente para manter um cadáver em condições adequadas para uma futura reanimação.* Victor estaria em uma constante batalha para impedir a disseminação da putrefação pelos espécimes que conseguisse reunir, e sua criatura dava sinais de que ele nem sempre teria tido êxito.

No final do século XVIII, já havia sido desenvolvida toda uma gama de técnicas de conservação de espécimes anatômicos. O número crescente de estudantes de anatomia e a escassez de cadáveres para dissecar faziam com que a conservação de espécimes para uso no ensino tivesse uma vantagem real. Os espécimes inusitados podiam ser embalsamados e estudados com calma, evitando um trabalho apressado de poucos dias antes que um corpo não conservado alcançasse um nível avançado demais de decomposição. À medida que as coleções aumentavam de tamanho, era possível fazer comparações entre indivíduos, entre órgãos saudáveis e doentes, bem como estudos de anatomia comparada entre espécies — estudos de suma importância para o desenvolvimento de teorias de evolução e adaptação.

Não obstante, teria sido praticamente impossível preservar qualquer coisa que Victor adquirisse para seu monstro em um estado adequado à reanimação. Os processos de decomposição que se iniciam logo após a morte são difíceis de suspender e quase impossíveis de reverter. Embora os anatomistas do século XVIII soubessem da importância de manter seus espécimes livres de poeira para evitar bolores e putrefação, eles não tinham nenhum conhecimento da teoria dos germes e trabalhavam em condições nada assépticas. Seria inevitável algum nível de decomposição.

---

* Todavia, nenhum desses corpos foi reanimado até agora, de modo que teremos de esperar para ver o verdadeiro grau de eficácia das técnicas modernas.

Quando um ser humano morre, o oxigênio deixa de ser introduzido no corpo pelos pulmões para permitir a respiração e a produção de energia nas células. Sem energia, as células não conseguem realizar sequer as funções básicas do corpo, e qualquer dano decorrente disso é irreparável. O oxigênio introduzido no corpo no último suspiro é rapidamente metabolizado, de modo que não sobra energia para expelir o dióxido de carbono produzido pelas células. O dióxido de carbono dissolve-se em água, formando um ácido fraco (ácido carbônico), e o pH mais baixo assim criado no interior do corpo enfraquece as membranas das células, que se rompem e liberam seu conteúdo nas imediações.

Certos elementos e moléculas precisam ser mantidos em concentrações elevadas em pontos específicos do corpo para que funcionem normalmente. Por exemplo, as células nervosas apresentam altas concentrações de potássio em seu interior e de sódio em seu entorno quando em repouso. Bombas moleculares mantêm essa segregação de elementos, mas isso requer energia. Sem um fornecimento de energia que conserve as moléculas em seu devido lugar, a difusão torna-se a regra, e as substâncias químicas dispersam-se, abandonando seus bolsões de concentração e espalhando-se em uma distribuição homogênea.** Sem energia para que as bombas moleculares recomponham a concentração adequada das substâncias, os nervos deixam de funcionar. A falta de oxigênio por seis a dez minutos causa a morte cerebral, que é irreversível, mesmo com os atuais avanços médicos.

Quando o corpo está vivo, enzimas atuam na quebra de estruturas do próprio corpo, um processo importante na reciclagem de material corpóreo que já deixou de ser útil. Exemplo disso são os glóbulos vermelhos do sangue. Essas células, que transportam o oxigênio pelo corpo, atuam por cerca de três meses e, em seguida, são desintegradas; e seus componentes, reciclados. Novos glóbulos vermelhos são constantemente produzidos a fim de manter uma reserva saudável, o que nos possibilita doar sangue com regularidade, sem riscos de essa reserva se esgotar.

** Os níveis de potássio no humor vítreo dos olhos aumenta em ritmo constante post mortem, o que tem sido proposto como forma de determinar o momento da morte.

Em uma pessoa viva, as enzimas envolvidas nos processos de quebra de moléculas ficam sob controle para que não destruam estruturas saudáveis. Após a morte do corpo, tal controle desaparece. As enzimas começam a digerir o corpo de dentro para fora em um processo denominado autólise. Essas enzimas quebram proteínas e membranas celulares, acelerando o processo de decomposição. Quanto mais células se rompem, mais seu conteúdo se espalha e penetra nas estruturas corpóreas. Por fim, as paredes das vísceras rompem-se, e os fluidos parcialmente digeridos escoam para os intestinos.

Os intestinos abrigam colônias ricas e diversificadas de bactérias. As enzimas e substâncias químicas produzidas pelas bactérias quebram os compostos químicos à sua volta em unidades úteis. Tais unidades são reorganizadas por outras enzimas e ajustadas de modo a formar estruturas de que as bactérias precisam para permanecer vivas e se multiplicar. Em alguns casos, os subprodutos dessas reações são benéficos aos seres humanos e é por isso que mantemos uma relação de simbiose com as bactérias. Por exemplo, há muitas bactérias que nos ajudam a digerir determinados alimentos que, do contrário, não conseguiríamos digerir. Quando um ser humano morre, os bilhões de bactérias unicelulares (o corpo humano contém mais bactérias unicelulares que células humanas) não morrem com ele. Essas colônias de micro-organismos continuarão a metabolizar, crescer e se multiplicar enquanto as condições forem favoráveis.

Depois da morte, quando as bactérias esgotam os alimentos que havíamos ingerido, elas começam a alimentar-se de nosso corpo: proteína é proteína, e as bactérias não distinguem entre as variedades humana, animal ou vegetal. Quando o revestimento das vísceras se rompe, o material parcialmente digerido que é produzido no processo da autólise invade o ambiente das bactérias. A súbita abundância de alimento provoca um rápido crescimento no número desses micro-organismos. Um dos principais subprodutos desse banquete das bactérias é gás. Esse gás pode ser expelido quando o corpo está vivo, mas, na morte, o corpo passa ao segundo estágio da decomposição: o estágio inchado.

Os primeiros sinais de decomposição poderiam ser vistos até mesmo com os microscópios simples existentes na época de Victor Frankenstein. A putrefação dos tecidos ficaria visível com a ruptura das células, porém, os primeiros estágios de dano a pequenos números de células teriam sido mais difíceis de observar. Victor precisaria escolher as amostras mais frescas se quisesse ser capaz de reanimar sua criatura. É possível supor que Victor teria rejeitado imediatamente quaisquer amostras que tivesse coletado caso alcançassem o estágio inchado de decomposição.

Se as células (enquanto partes de um grupo maior que forma um tecido ou até mesmo um órgão inteiro) devem ser trazidas de volta à vida, o processo de decomposição tem de ser interrompido o mais rápido possível, antes que ocorram danos demais. Uma maneira de retardar o processo de putrefação é a redução da temperatura. Apesar de sua incrível eficiência, as enzimas são extremamente exigentes no que diz respeito às condições de sua atuação. A temperatura ótima de ação das enzimas é entorno de 35 °C. Em uma temperatura muito superior a 40 °C, a enzima desnatura, ou seja, é praticamente "cozida" e apresenta uma perda permanente de sua função. Em temperaturas mais amenas, a atividade enzimática desacelera drasticamente, mas o frio não causa danos permanentes à enzima, e ela retoma sua atividade se houver uma elevação subsequente da temperatura.

Existem histórias fabulosas de indivíduos que voltaram à vida depois de ficarem presos, por uma hora ou mais, em lagos e cursos d'água congelados. Apesar da falta de oxigenação do cérebro, algumas pessoas recuperaram-se de seu gélido suplício, porque o rápido resfriamento do corpo desacelerou os processos metabólicos. O desfecho bem-sucedido desses casos inspirou o uso de técnicas de resfriamento do corpo durante cirurgias, permitindo que os cirurgiões tivessem um tempo extra crucial para a realização de seu trabalho. No entanto, tais indivíduos estavam vivos quando tiveram seu corpo resfriado.

Uma redução ainda maior da temperatura, abaixo do ponto de congelamento da água, consegue fazer cessar todas as reações químicas do corpo. A maioria das interações entre substâncias no organismo ocorre em meio aquoso, e todo ser humano é composto de aproximadamente dois terços de água. Se a água congela, as moléculas ficam presas onde estão, impossibilitadas de mover-se e interagir entre si.

O congelamento do corpo resolveria o problema da imediata decomposição química, mas traria consigo outras dificuldades. A água aumenta de volume quando congela, de modo que o congelamento da água dentro de cada célula faz com que ela inche e se rompa. É por isso que os dedos ficam enegrecidos quando expostos a frio intenso por tempo prolongado e os alimentos não mantêm a mesma textura quando descongelados.

Hoje, o uso de técnicas modernas possibilita o resfriamento e congelamento de espécimes biológicos. Órgãos doados para transplantes são resfriados a fim de que haja mais tempo de chegarem às pessoas que irão recebê-los e de que os médicos os implantem. Estruturas menores, como óvulos, espermatozoides e embriões, são congeladas por tempo indeterminado para uso futuro. No entanto, no caso de estruturas biológicas pequenas, evita-se o dano celular com o uso de agentes anticongelamento, como o glicerol. Além disso, o rápido congelamento de material biológico mediante o uso de nitrogênio líquido a −196 °C impede que a água aumente de volume ao congelar.

A conservação de espécimes maiores a longo prazo é muito mais difícil e tem sido objeto de pesquisas constantes. Algumas pessoas optaram por congelar a cabeça, ou até mesmo o corpo inteiro, no momento da morte na esperança de que futuras gerações teriam o conhecimento e a tecnologia necessários para trazê-los de volta à vida. O processo de congelamento precisa ser iniciado tão logo ocorra a morte. A água do corpo é substituída, via sistema circulatório, por substâncias químicas que têm ação anticongelante, de modo a impedir danos por causa do gelo. Em seguida, o corpo é resfriado e armazenado. Pesquisas recentes sugerem que a temperatura ótima de armazenamento para prevenir danos é de −140 °C, temperatura que não é fácil de manter mesmo com a tecnologia atual.

Victor teria realizado seu projeto em uma época em que a própria refrigeração era praticamente desconhecida, que dirá anticongelantes e criogênicos, que só foram aplicados a tecido humano com sucesso mais de um século depois. Embora se soubesse que coisas perecíveis podiam ser conservadas por mais tempo se mantidas frias no final do século XVIII, havia pouquíssimos meios práticos de armazenamento em baixas temperaturas e quase nada que pudesse ser feito no interior do laboratório escolhido por Victor — uma pequena sala no alto de um lance de escadas de um apartamento alugado.

As escolas de anatomia padeciam dos mesmos problemas que Victor teria enfrentado no tocante à conservação de espécimes. Cadáveres eram dissecados ao longo de certo número de dias, até que seu estado de putrefação impedisse a continuidade do trabalho. O espaço de tempo exato dependia das condições do cadáver no momento de sua chegada, bem como da estação do ano em que se realizava a dissecação. Os órgãos mais suscetíveis à decomposição — os intestinos, os pulmões e o cérebro — eram dissecados primeiro. Em seguida, o anatomista passava a outras partes do corpo. Ainda assim, era preciso desenvolver algum método de conservação de tecidos que permitisse até mesmo esse exame relativamente rápido. Em contrapartida, Victor Frankenstein é retratado trabalhando em sua criatura por meses, apesar do calor do verão.

Mary Shelley dá poucos detalhes sobre a fase de construção do projeto de Victor. Não sabemos ao certo que peças do corpo ele tentava unir novamente, mas há algumas pistas no texto. Por uma mera questão prática, ele decide dar a sua criatura uma estrutura gigantesca, pois sabia que seria mais fácil trabalhar com as complexidades do corpo humano se tivessem seu tamanho ampliado. Victor conseguiria obter a estatura elevadíssima — 2,4 metros — de sua criatura apenas se tivesse a sorte de encontrar um espécime particularmente alto em uma das salas de anatomia ou criptas que frequentava. Parece mais provável que ele tivesse usado ossos longos de outra espécie e neles enxertado músculos, nervos e tecido conectivo. Sem dúvida, a criatura era constituída de partes de diversos indivíduos, e o texto dá a entender que Victor escolhe cuidadosamente cada parte por sua beleza. Como a origem de grande parte de seu material eram as salas de dissecação, parece que ele teria coletado peças relativamente pequenas. Estas também teriam a vantagem de ser mais fáceis de armazenar.

Métodos de conservação de tecidos humanos por embalsamamento existem há milênios. Já foram encontrados corpos em excelentes condições de conservação na América do Sul. Esses exemplos extraordinários de mumificação mostram indivíduos que parecem estar apenas adormecidos, embora tenham exalado o último suspiro há mais de 500 anos. Em um período ainda mais recuado da história, os antigos egípcios eram especialistas na arte de evitar a decomposição após a morte, conquanto seu conhecimento tenha ficado perdido por muitos séculos. Nesse meio-tempo, desenvolveram-se métodos alternativos de conservação, ainda que o objetivo dos antigos embalsamadores não fosse o mesmo que levou Victor Frankenstein a precisar conservar material biológico.

As práticas egípcias de mumificação tinham por objetivo equipar a alma para o além-vida. Os antigos egípcios não viam necessidade de conservar todas as partes do corpo. A maioria dos órgãos internos era removida: apenas o coração era restituído ao corpo. É provável que deixassem o cérebro se liquefazer para então drená-lo do crânio. À exceção dos órgãos removidos, ainda que tais técnicas fossem bem-sucedidas na conservação de outras partes do corpo, elas alteravam os materiais em si de forma significativa. Os cadáveres eram desidratados mediante o uso de sais, por exposição aos elementos ou colocação em fornos. Tais técnicas não teriam sido adequadas para o que Victor precisava.

O interesse cada vez maior pela anatomia humana na Europa a partir do Renascimento trouxe consigo a necessidade de conservar certos espécimes para além do processo de dissecação. Após a dissecação, algumas amostras deviam ser conservadas de forma permanente para serem usadas no ensino ou integrar coleções de espécimes e curiosidades de anatomia. No século XVIII, vários métodos de conservação já haviam sido desenvolvidos. Eles podiam ser classificados, de modo geral, em cinco grupos: desidratação, conservação em fluido, injeção, corrosão e articulação. Essas técnicas foram criadas para permitir a exposição de espécimes, e sua eficiência era avaliada de acordo com a qualidade de conservação da textura, da cor e do tamanho da peça viva.

Alguns desses métodos não teriam sido adequados a uma pessoa como Victor, que queria tão somente conservar ao máximo a perfeição das peças que conseguira até que fossem reanimadas. A partir desse ponto de vista, nem todas as técnicas de conservação teriam sido úteis a Victor, ou ele teria de adaptá-las consideravelmente para que atendessem a suas necessidades.

A técnica mais antiga disponível à época era a desidratação, que era utilizada em uma grande variedade de tecidos. O tecido, que podia ser pele, vasos sanguíneos ou nervos, era estendido em placas limpas de secagem para permitir a desidratação da amostra. Por vezes, deixava-se sangue nos vasos a fim de colori-los, mas às vezes as estruturas eram pintadas depois de desidratadas. Podia-se acrescentar álcool para acelerar a evaporação. Era possível, por exemplo, desidratar cartilagem, embora isso a encolhesse. No entanto, a imersão em água restaurava a estrutura a seu estado original. Nenhum outro tipo de tecido poderia ser restabelecido à sua condição normal tão facilmente. Além disso, conquanto fosse um método barato e de fácil execução, a desidratação era o menos satisfatório dentre os métodos existentes.

A técnica mais eficiente, a conservação em fluidos, foi desenvolvida no século XVII e transformou-se no método preferido de conservação. William Croone foi o primeiro a fazer a demonstração do processo perante a Royal Society, mostrando que filhotes de cães, com suas partes moles e tudo, podiam ser conservados em "solução alcoólica de vinho". Em 1663, Robert Boyle foi o primeiro a publicar a receita.

O método não era simplesmente mergulhar espécimes preparados em uma garrafa de vinho branco seco e fechá-la com uma tampa. A concentração de álcool era importante. Se houvesse água demais, o espécime se estragaria, porque bolores e bactérias ainda conseguem sobreviver e provocar danos. Concentrações elevadas de álcool podem deformar proteínas e enzimas (motivo pelo qual os géis de álcool são eficientes na eliminação de germes), o que impedirá a atividade de quaisquer enzimas que possam provocar a decomposição da amostra. No entanto, se a concentração de álcool for alta demais, isso danificará as proteínas da própria amostra, não apenas as bactérias, dando à amostra uma aparência enrugada por exemplo. Ao que parece, os licores destilados apresentavam a concentração certa.[*]

Mesmo àquela época, o método não era fácil: o espécime tinha de ser preparado com cuidado. Qualquer sangue na amostra mancharia o líquido, de modo que, no início, ele tinha de ser trocado em intervalos regulares, até que todo o sangue tivesse sido liberado e o líquido permanecesse límpido. Para espécimes maiores, era preciso fazer incisões ou injeções cuidadosas para garantir que o fluido penetrasse a estrutura inteira. Quando o espécime alcançava uma condição estável,

---

[*] O corpo do Almirante Nelson foi conservado em um barril de *brandy* durante a viagem de regresso à Inglaterra após sua morte na Batalha de Trafalgar. Isso deu origem à expressão *"tapping the admiral"* [drenar o almirante, em tradução livre] usada pela Marinha Real em referência ao costume de beber diretamente do barril com um canudo. O corpo do Lorde Byron também voltou da Grécia à Inglaterra em um barril de bebida alcóolica.

o recipiente devia ser muito bem selado, para evitar que o álcool evaporasse. Infelizmente, na maioria das vezes, os lacres não eram perfeitos e os anatomistas e curadores de museus perdiam muito tempo completando os frascos e mantendo os espécimes úmidos.

O principal inconveniente da conservação em bebidas alcoólicas era o custo: o valor do frasco de vidro e da própria bebida tinha de ser levado em conta. A cidade de Edimburgo destinava quase 55 litros de uísque por ano ao museu de anatomia da Universidade de Edimburgo para uso na conservação de espécimes anatômicos. É provável que parte disso não chegasse aos frascos de espécimes — sabia-se que muitos daqueles que trabalhavam nas salas de dissecação tomavam uma dose aqui e ali. E quem poderia culpá-los, dadas as condições em que trabalhavam? Porém, alguns técnicos chegaram a ser demitidos por estar constantemente bêbados no trabalho. Alternativas menos tentadoras e mais seguras, como o álcool desnaturado e o formaldeído ["formol"], foram descobertas décadas depois da publicação de *Frankenstein*.

Se bem-feita, a conservação em bebidas alcoólicas era muito eficiente. Por exemplo, sem conservação, o cérebro tem a textura da manteiga, o que torna uma dissecação minuciosa praticamente impossível. Não admira que até o século XVII o cérebro não fosse considerado a sede do raciocínio. Como um órgão mole, frágil, cheio de buracos, poderia ser o centro que abrigava a razão e o pensamento racional? Quando se percebeu que a imersão do cérebro em álcool solidificava sua textura e conservava sua substância, passou a ser possível estudá-lo com mais detalhes. A descoberta da complexidade do órgão e de seu potencial papel como centro de todos os nervos, talvez até mesmo de órgão do pensamento, ocorreu graças a métodos aperfeiçoados de conservação.

Espécimes preparados em álcool durante os séculos XVIII e XIX permanecem intactos até hoje. O que restou da coleção de John Hunter ainda pode ser visto no magnífico museu Hunterian. Os espécimes têm uma aparência pálida por causa da drenagem do sangue e dos efeitos do álcool, mas sua estrutura está intacta.

O terceiro tipo de conservação que os anatomistas do século XVIII tinham à sua disposição eram as injeções, e estas se prestavam a vários fins. Era possível introduzir toda uma gama de fluidos nos espécimes pelos vasos sanguíneos e outros vasos. Podia-se usar terebintina, que, além de conservar o tecido, também o deixava transparente — uma vantagem para professores de anatomia, que podiam usá-la para revelar estruturas internas de espécimes grandes. Em *Frankenstein*, a pele apergaminhada da criatura, tão transparente que permitia ver com clareza o movimento dos músculos abaixo, sugere que Mary conhecia as técnicas da injeção de terebintina e da desidratação.

Também era possível injetar cera colorida derretida nos vasos do corpo e deixá-la solidificar para, assim, revelar os caminhos percorridos por veias e artérias. Usavam-se ainda soluções de sais de mercúrio, que matavam quaisquer bactérias presentes e se infiltravam lentamente no tecido, conservando-o. Por vezes, utilizava-se o metal mercúrio para impedir a decomposição dos próprios vasos, conservando a estrutura tridimensional do material para que pudesse ser dissecado com maior precisão. O metal líquido apresentava a vantagem de penetrar até os vasos mais estreitos, destacando as estruturas delicadas no interior do espécime, e sua toxicidade mataria quaisquer bactérias. Contudo, o peso do metal aumentava o risco de rompimento e danificação da estrutura. Além disso, a mais ínfima ruptura em qualquer vaso levaria ao vazamento de todo o mercúrio.

A toxicidade letal às bactérias que, em condições normais, decomporiam o espécime também teria efeitos potencialmente tóxicos sobre a própria criatura quando trazida à vida. O mercúrio — e sobretudo os sais de mercúrio — causam grandes danos às células nervosas, mas também podem causar problemas nos rins. Assim, Victor teria descoberto alternativas menos tóxicas de conservação de tecidos ou conhecia uma maneira de sanar os danos após a eliminação do mercúrio e antes de dar vida à criatura.

A corrosão era outro importante método usado no preparo de espécimes anatômicos, especialmente para obtenção de ossos sem carne. Esse processo é chamado maceração. Existiam outros métodos, mas todos tinham o mesmo objetivo: remover todo o tecido circundante sem danificar os ossos. Vesalius, o anatomista do século XVI que vimos no capítulo anterior, usava cal e água fervente para remover a carne. Outros enterravam os ossos para deixar a carne apodrecer no solo ou usavam insetos para devorá-la e recolhiam os ossos limpos. Alguns simplesmente mergulhavam as partes em água e assim as deixavam por meses em recipientes fechados (chamados trituradores), até que o tecido fosse destruído por completo. Cuidava-se para que tais recipientes fossem muito bem fechados, a fim de impedir a entrada de ratos e a saída do fedor. Nas primeiras semanas, era preciso trocar a água regularmente para remover o sangue e a pele. Depois disso, as partes podiam ser deixadas ali por semanas até a total destruição de todo o tecido mole.

Era preciso cuidado ao escolher o melhor momento para retirar os ossos do triturador. As peças tinham de ser deixadas ali até a desintegração de todo o tecido mole, mas não ao ponto de pequenos ossos e estruturas mais macias, como as cartilagens, serem destruídas. Então, os anatomistas tinham a tarefa nada invejável de procurar e recuperar todos os ossos em meio à mistura aquosa. E esse não era o fim do processo. Para ter acesso ao interior do crânio, enchia-se a cavidade interna com ervilhas secas e mergulhava-se a estrutura na água. As ervilhas inchavam, e a pressão exercida por igual no crânio separava-o ao longo das linhas das suturas. Como um todo, o processo de maceração era relativamente fácil, mas deixava os ossos engordurados, exigindo outra limpeza antes de estarem prontos para a articulação e exposição. Eram necessárias várias sessões de lavagem e enxágue em água de alume ou potassa para embranquecer os ossos antes da desidratação.

A proliferação das escolas de anatomia levou à proliferação de técnicas para a conservação de espécimes anatômicos. Anatomistas e curadores de museus desenvolviam suas próprias receitas ou criavam variações de métodos já reconhecidos. A preparação e conservação de tecidos e ossos era um trabalho intensivo, árduo e especializado feito por peritos na arte ou pelos próprios anatomistas, pois uma tarefa assim tão importante e delicada não podia ser confiada a técnicos sem qualificação. As técnicas eram aprendidas na prática, de forma presencial, em regra como parte de um estágio. Anatomistas e curadores de museus de Dublin estavam dispostos a viajar constantemente para Londres e Edimburgo a fim de aprender novas técnicas.

À medida que coleções e museus cresciam tanto em número como em tamanho, a manutenção de coleções passou a ser uma profissão em tempo integral. Em Edimburgo, Frederick Knox foi contratado pelo irmão Robert Knox (os eminentes anatomistas de que falamos no caso Burke e Hare — veja página 157) para preparar e manter espécimes anatômicos. Frederick era um médico qualificado e tinha um pequeno consultório, além de ser membro eleito da Faculdade de Cirurgiões. Embora Robert fosse um renomado professor de anatomia, a universidade pagava mais pelo trabalho de Frederick que pelo do irmão. A conservação de corpos era um conhecimento especializado, mas vários livros e artigos que descreviam aspectos gerais de tais técnicas eram publicados para os novos alunos, e talvez tenha sido neles que a personagem Victor conseguiu aprender grande parte do que precisava para seu projeto.

Não há dúvidas sobre a habilidade daqueles que trabalhavam na conservação e apresentação desses espécimes: a delicadeza e a beleza dos modelos preparados em condições tão adversas durante o século XVIII ainda podem ser vistas nos museus da atualidade.

As condições de trabalho de Victor deviam ser quase insuportáveis, de modo que não admira que Mary tenha minimizado ou até omitido os detalhes mais desagradáveis e repugnantes. A própria afirmação de Victor ao descrever o trabalho como "imundo" certamente se trata de um eufemismo. Victor trabalha no calor dos meses de verão. Seu laboratório é retratado como uma sala simples no alto de suas acomodações: "minha oficina de criação imunda", muito diferente do local ideal para o sofisticado e delicado trabalho anatômico. Durante o processo de desidratação, era necessário deixar as amostras estendidas; na universidade em Dublin, usavam o telhado por falta de uma alternativa melhor. As pessoas que trabalhavam na conservação de espécimes em salas de dissecação instalavam seus trituradores e suas pranchas de desidratação em salas tão afastadas umas das outras quanto possível — alguns chegavam a recorrer a celeiros e galpões. Isso lhes dava mais espaço para trabalhar e também mantinha afastado o pior do mau cheiro.

E não eram apenas seres humanos que notavam o cheiro. Vários anatomistas do século XVIII reclamavam de problemas com ratos. Mary fez com que Victor se instalasse em quartos alugados, de modo que teria sido difícil impedir que o cheiro e animais como ratos e outras pragas sabotassem o que ele estava fazendo. E esse não seria sequer o pior dos problemas.

Trabalhar em um cubículo iluminado somente por velas não teria sido fácil. Além disso, seria um tanto perigoso: chamas desprotegidas e vapores alcóolicos não fazem uma boa combinação. Fora o risco muito real de incêndios, Victor também teria de lidar com as dores de cabeça, uma queixa frequente daqueles que trabalhavam em salas de preparação de corpos.

Os curadores de espécimes anatômicos do século XIX eram descritos como prematuramente envelhecidos, muito magros e atormentados por acessos de tosse. E não se tratava apenas de os vapores alcóolicos prejudicarem sua atuação: as substâncias químicas que os curadores precisavam usar causavam danos diretos a sua saúde. Curadores experientes alertavam contra os perigos de deixar que novatos experimentassem métodos que envolviam sais de mercúrio. Os sais de mercúrio são altamente tóxicos: o elemento mercúrio usado para distender vasos vaporiza e acaba indo parar nos pulmões do curador. Ainda, a terebintina pode causar irritações nos pulmões e na pele. Não obstante, até mesmo esses males são meros inconvenientes se comparados com os perigos relacionados ao próprio material anatômico.

O risco mais sério à saúde de Victor seria a infecção. O menor deslize com a lâmina ou um corte aberto na mão permitiria facilmente a entrada das bactérias de um cadáver no corpo de Victor. Em uma época anterior à descoberta dos antibióticos, é provável que isso fosse fatal. Vários jovens estudantes de medicina morreram por causa de algum pequeno descuido na sala de dissecação. Em abril de 1778, o filho do próprio Erasmus Darwin, Charles — que havia seguido os passos do pai e estava estudando medicina em Edimburgo — cortou-se enquanto dissecava o corpo de uma criança. Ele adoeceu quase que de imediato, queixando-se de fortes dores de cabeça. No dia seguinte, estava convulsionando e sofrendo de hemorragias. O rapaz morreu no dia 15 de maio, poucos dias antes de completar vinte anos.

É muitíssimo improvável que Mary tivesse conhecido, em primeira mão, algum local onde se realizassem dissecações ou conservação de cadáveres, mas ela deve ter ouvido relatos de John Polidori, o médico de Byron hospedado na Villa Diodati, ou de William Lawrence, o médico dos Shelley, como vimos no Capítulo 3. Isso talvez explique a escassez de detalhes em sua descrição do trabalho de Victor Frankenstein e da implausibilidade de sua realização no minúsculo sótão.

Apesar dos riscos, as coleções anatômicas cresciam. Professores de anatomia reuniam enormes coleções pessoais, deixando um legado inestimável para futuros cirurgiões e estudantes de medicina. John Hunter, o cirurgião e anatomista mais famoso da Grã-Bretanha, do qual falamos no capítulo anterior, tinha com o irmão William o que foi provavelmente a maior coleção de espécimes do Reino Unido. Como eram donos de escolas de anatomia, todos os seus espécimes devem ter sido obtidos por intermédio de ladrões de corpos e mediante sinistras negociações na forca.

A coleção do Hunterian Museum, em Londres, foi aberta à visitação na década de 1780. E mesmo que Mary não tivesse ido ao museu como uma visitante comum, ela pode ter tido acesso à coleção por meio de conexões familiares, como vimos no capítulo anterior.

Mary teve muitas outras oportunidades de ver pessoalmente espécimes anatômicos delicados e impressionantes. O grande número de escolas de anatomia em Londres indicava que o número de coleções médicas também se multiplicava. Compravam-se e vendiam-se coleções, e algumas se tornavam parte de exibições anatômicas que abriam suas portas a qualquer um que estivesse disposto a pagar o valor do ingresso. A distinção entre educação médica e espetáculo anatômico não era nada clara no século XVIII. O público atraído por essas exibições incluía aprendizes de cirurgia, frequentadores de exposições e membros da nobreza. Não seria algo estranho ver Mary espiando os pálidos tecidos no interior de garrafas e frascos. As coleções em si eram variadíssimas em conteúdo e não se limitavam a objetos e espécimes exclusivamente médicos, nem mesmo humanos.

A obra de Galeno sobre dissecação de animais havia mostrado o valor da anatomia comparada, ainda que ele talvez tivesse exagerado na ligação entre humanos e animais. John Hunter e William Lawrence davam grande ênfase ao estudo de anatomia animal — a coleção de Hunter inclui espécimes de leões, elefantes, polvos e muitos outros animais. Curiosidades médicas ou "monstros" também constituíam parte integrante de qualquer coleção anatômica.

Alguns exibicionistas iam ainda mais longe. Em meados do século XVIII, Benjamin Rackstrow abriu um museu de espécimes anatômicos no número 197 da Fleet Street em Londres. O museu compreendia uma curiosa variedade de animais empalhados, fetos conservados em frascos de vidro, um esqueleto articulado de uma baleia cachalote, bem como bonecos anatômicos de cera. Entre eles havia o boneco de uma mulher grávida de oito meses que mostrava a circulação do sangue por veias e artérias, bem como o movimento do coração e dos pulmões. Devia ser uma atração espetacular. Ele também tinha uma coroa elétrica que os visitantes podiam colocar na cabeça, da qual "surgia uma labareda contínua". Embora Rackstrow tenha morrido em 1772, seu museu e sua coleção ainda existiam, em formas diversas, no século XIX.

Assim, embora fosse possível que Victor tivesse amplo acesso a informações sobre técnicas de conservação, bem como a oportunidade de estudar exemplos dela em coleções anatômicas, ele ainda teria de lançar mão de toda a sua criatividade para adaptar o conhecimento existente a suas necessidades. Vencer os inúmeros desafios relacionados ao armazenamento e conservação dos materiais para seu projeto era apenas o começo das dificuldades de Victor. Após separar e conservar todas as partes que constituiriam sua criatura e talvez algumas peças sobressalentes, Victor estaria pronto para iniciar a fase seguinte: a construção de sua criatura.

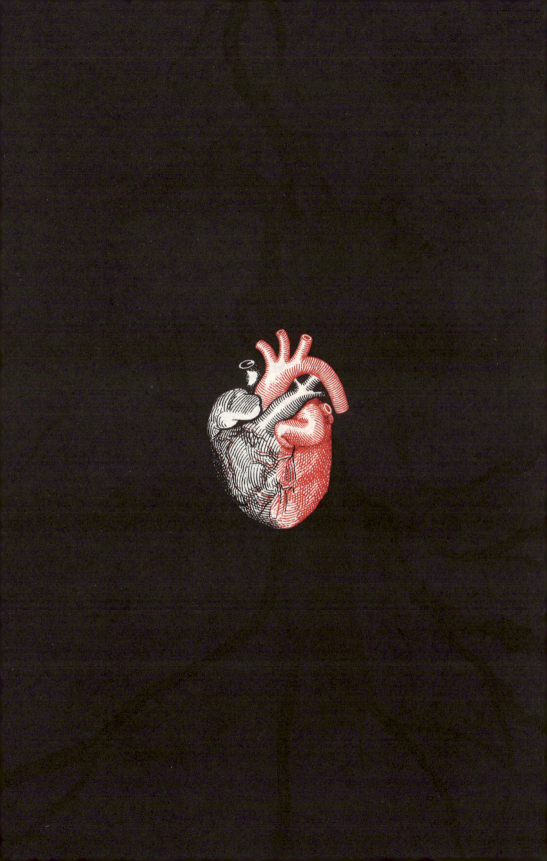

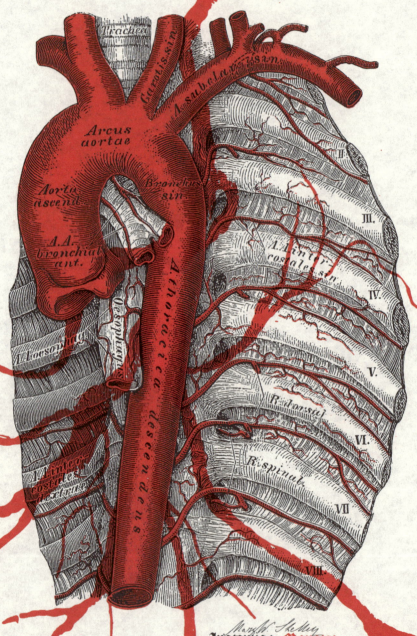

BIBLIOTECA **MEDICINA MACABRA** APRESENTA

CAPITULUM IX

CONSTRUÇÃO

✝ *Minha dedicação [...] logo se tornou tão ardorosa e impaciente que, muitas vezes, quando as estrelas desapareciam à luz da manhã, eu ainda estava ocupado em meu laboratório.*

A obtenção, a conservação e o armazenamento dos materiais para sua criatura podem ter sido as tarefas mais desagradáveis enfrentadas por Victor Frankenstein, mas os desafios técnicos não paravam por aí. Reunir as peças de modo a formar algo que tivesse o potencial de funcionar como um ser vivo seria um teste até mesmo para os cientistas e cirurgiões da atualidade. É interessante que Victor não decide reanimar um cadáver completo preexistente. Na realidade, o texto de Mary mostra que ele não sabe como fazer isso. Ele especula que talvez venha a conseguir reanimar os mortos, porém o primeiro passo é construir uma criatura a partir de partes de vários corpos antes de dar-lhe vida.

Mary fez com que Victor considerasse apenas brevemente a possibilidade de tentar construir algo menor e mais simples que um ser humano: sua personagem se deixa levar pelo entusiasmo. A energia e a paixão de Victor por seu novo projeto o mantém firme enquanto enfrenta os inevitáveis problemas que surgem durante o trabalho. Leva meses para ele reunir o material, mas a fase de construção demora ainda mais, exigindo todo o inverno, a primavera e o verão.

A praticabilidade de costurar tecidos e órgãos para formar um todo apto a funcionar não é algo fácil. A maior parte da história da cirurgia diz respeito à remoção de partes do corpo, não de sua reimplantação. Apesar disso, a ideia da reconstituição cirúrgica tem uma história bem longa. Existem relatos de cirurgias de reconstrução de nariz que remontam ao ano 1000 a.C. em um papiro egípcio conhecido como *Sushruta Samahita*, escrito pelo cirurgião Sushruta. A prática surgiu na Índia em uma época em que decepar o nariz era uma punição comum, e muitos ansiavam por disfarçar a mutilação, ocultando assim a prova de seus delitos anteriores. Destacava-se uma aba de pele da testa ou da bochecha, deixando-se apenas uma pequena porção de tecido para manter o fluxo de sangue. Essa aba era enrolada e costurada no lugar do nariz decepado. O mesmo procedimento era usado para restaurar lóbulos decepados da orelha.

O interesse por técnicas cirúrgicas e enxertos de pele ressurgiu na Europa Renascentista após a reintrodução de textos árabes e gregos via documentos árabes traduzidos para o latim. Nesse período, reapareceu principalmente a necessidade de cirurgias de reconstrução nasal, porque os duelos e outras atividades com espadas acabavam redundando, por vezes, na perda do nariz de alguém. Em 1557, Gaspare Tagliacozzi, que era professor de cirurgia em Bolonha, expandiu e aprimorou a técnica de Sushruta a fim de corrigir defeitos de nariz, lábios e orelhas, usando uma aba de pele da porção superior do braço.

A Tagliacozzi é atribuída a autoria do primeiro livro dedicado à cirurgia de reconstrução: *De Curtorum Chirurgia per Insitionem* [Da Cirurgia de Correção de Mutilação por Enxerto]. Nele, Tagliacozzi descrevia como uma aba de pele da parte superior do braço, que permanecia presa aí por um pequeno pedaço de tecido, podia ser costurada ao ferimento no lugar do nariz decepado. O braço tinha de ser suspenso em uma estrutura semelhante a uma armação e mantido assim até que a aba de pele tivesse enraizado no ferimento. Somente quando estivesse fixada sobre o nariz arruinado é que a aba de pele poderia ser totalmente destacada do braço.

Com o aumento do número de narizes perdidos em duelos, os cirurgiões decidiram diversificar, começando a utilizar o nariz de escravizados para transplantá-los sobre a cavidade aberta no rosto dos senhores. Relatos da época afirmam que esses transplantes de nariz eram bem-sucedidos, mas tão somente durante o tempo de vida do doador. Quando o escravizado morria, seu nariz, agora no rosto de seu senhor, gangrenava e caía. Isso se tornou uma copiosa fonte de inspiração para os satiristas do período.

Um século mais tarde, membros da Royal Society fizeram experimentos com enxertos de pele em geral, não apenas para reconstrução de nariz. O dr. Walter Charleton, que era médico de Carlos I e membro da Faculdade Real de Médicos, ao lado de Robert Hooke, fez uma primeira tentativa com um cão. Um pedaço de pele foi removido de uma parte do animal e em seguida transplantado em outro ponto do corpo do cão. No entanto, o animal conseguiu arrancar o enxerto que havia sido cuidadosamente costurado em sua pele. A Royal Society solicitou que Hooke fizesse uma segunda tentativa e fixasse melhor o enxerto dessa vez, mas o cão tinha outros planos e fugiu. O interesse de Hooke pelo projeto desapareceu com o cão.

Foi durante o Iluminismo que começaram a surgir indícios do maior problema enfrentado em cirurgias de transplante: a rejeição de tecidos. As principais contribuições de Giuseppe Baronio, um médico de Milão que se interessava por uma variedade de temas científicos — entre eles a regeneração óssea, o tratamento da raiva e a eletricidade (Baronio era amigo íntimo de Alessandro Volta) — foram no campo dos enxertos de pele. Ele observou que os transplantes de pele entre áreas do corpo do mesmo receptor eram, em sua maioria, bem-sucedidos.

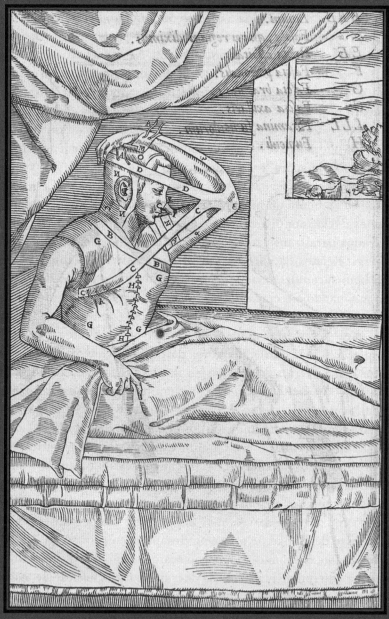

6. Gaspare Tagliacozzi, De curtorum chirurgia per insitionem, libri duo. Gasparem Bindonum juniorem, 1597. Cirurgia plástica do nariz. Wellcome Library, Londres.

Contudo, transplantes de um indivíduo para outro costumavam fracassar, sobretudo se o doador e o receptor fossem de espécies diferentes. Parece que poucas pessoas deram atenção a Baronio. Seu livro *Degli Innesti Animali* [Do Enxerto em Animais], publicado em 1804, e no qual ele dá detalhes de seus experimentos com enxertos de pele, fez poucos adeptos. Prosseguiam as tentativas de enxertos de pele tanto entre indivíduos da mesma espécie quanto em indivíduos de espécies diferentes, e como era de se esperar a maioria fracassava.

Apesar desses fracassos, os enxertos de pele eram realizados cada vez mais no século XIX. Em abril de 1817, o célebre cirurgião londrino Astley Cooper cobriu uma área exposta da mão de um homem usando uma parte da pele dele. Cirurgiões britânicos e franceses fizeram ainda mais enxertos de pele ao longo do século, geralmente usando pele da coxa do paciente. Os retalhos de pele eram mantidos no lugar com bandagens ou costurados com pontos rudimentares, o que devia deixar muitas cicatrizes. As imagens modernas do monstro de Frankenstein, com suas muitas costuras e cicatrizes profundas, talvez não estejam tão distantes do que seria a realidade da construção de uma criatura desse tipo.

Todos esses procedimentos cirúrgicos na pele ficariam bastante visíveis, e portanto não seria difícil monitorar o progresso e os sucessos de tais técnicas. Todavia, os cirurgiões não tinham coragem de realizar procedimentos em órgãos internos, e menos ainda de tentar transplantar órgãos entre indivíduos.

A ideia de transferir outras estruturas biológicas entre indivíduos também tem uma longa história. De acordo com os antigos chineses, o cirurgião Tsin Yue-Jen realizou o primeiro transplante duplo de coração no século IV a.C. Dois soldados foram levados até ele: um deles tinha disposição forte, mas era fisicamente fraco; o outro apresentava as qualidades opostas. Tsin Yue-Jen anestesiou a dupla e trocou seus corações a fim de corrigir o desequilíbrio de seu temperamento.

Cerca de 700 anos depois, no século IV d.C., os irmãos São Cosme e São Damião teriam realizado o primeiro transplante bem-sucedido de um membro do corpo. Pouco se sabe sobre a vida dos gêmeos, mas acredita-se que tenham nascido na Arábia e se tornado médicos talentosos. Quando se recusaram a abjurar sua fé, mesmo sob tortura, os irmãos foram sentenciados à morte, mas se mostraram incrivelmente resistentes diante das tentativas de matá-los. Os gêmeos sobreviveram ao apedrejamento, flechadas, chamas e acabaram sendo decapitados. Após a morte, os irmãos teriam reaparecido para substituir a perna gangrenada, possivelmente cancerosa, do zelador de uma basílica romana pelo membro inferior de um gladiador etíope que havia sido recém-enterrado na igreja de São Pedro Acorrentado. Por isso, eles são os santos padroeiros do transplante moderno.

O cirurgião e anatomista do século XVIII John Hunter também se interessava por transplantes. Quando serviu como médico do exército na Espanha, ele observava os lagartos e ficava intrigado pelo modo como aqueles animais conseguiam regenerar sua cauda, o que o levou a fazer experimentos com transplantes. Hunter implantou dentes humanos na crista de frangos e ficou surpreso e satisfeito ao constatar que tanto os dentes como os frangos pareciam desenvolver-se bem. De animais, ele passou a transplantar dentes entre seres humanos, tanto de doadores vivos quanto de doadores mortos. Em seu livro, *The Natural History of Teeth* [A História Natural dos Dentes], Hunter escreveu sobre a possível eficácia de transplantes dentários.

A fama e a reconhecida perícia de Hunter fizeram com que os transplantes dentários se tornassem uma forma popular, ainda que cara, de conservar o conjunto completo de dentes quando um deles se perdia. Os resultados tinham uma aparência muito melhor que a alternativa de dentaduras mal ajustadas, mas os transplantes não eram isentos de problemas.

Hunter recomendava que se escolhessem mulheres jovens como doadoras, pois seus dentes eram menores e se encaixavam melhor nos espaços deixados pelos dentes que faltavam na boca de outra pessoa. Sua pouca idade também significava que, com sorte, elas não haviam sido infectadas por nenhuma doença sexualmente transmissível, mas não havia garantias disso. Sem uma compreensão da teoria dos germes, os médicos e dentistas do século XVIII não viam necessidade de trabalhar em ambientes esterilizados: o melhor que o receptor podia esperar era que o dente do doador fosse enxaguado em água morna antes de ser implantado em seus maxilares. Não há dúvidas de que essas precauções inadequadas levavam a fatalidades. Também devem ter sido causa de algumas conversas constrangedoras, quando pessoas tinham de explicar como haviam contraído sífilis ou doenças semelhantes, embora permanecessem fiéis ao consorte. Inacreditavelmente, a prática dos transplantes de dentes chegou ao século XX.

Mas Hunter não se limitava a transplantar dentes. Como parte de um programa mais amplo de experimentos em animais, ele transplantou os testículos de um frango para o abdômen de uma galinha e as esporas da pata para a crista. Todos os doadores e receptores pareceram desenvolver-se bem, mas, à exceção de dentes, esses experimentos com transplantes jamais foram tentados em seres humanos. Os cirurgiões da época contentavam-se em amputar membros, até mesmo quando não havia métodos anestésicos eficientes à disposição e as chances de morte pelo choque, pela perda de sangue e subsequente infecção fossem elevadas. O crânio podia ser trepanado (perfurado diretamente com uma broca) para alívio da pressão no cérebro. Chegava-se mesmo a remover tumores do peito, mas ninguém sequer considerava a hipótese de operar órgãos internos vitais. A cavidade torácica continuou sendo uma área praticamente interditada no tocante à cirurgia até a primeira metade do século XX.

O mais próximo dela que os cirurgiões chegaram foi em cirurgias do abdômen, tais como litotomias: remoção de cálculos da bexiga. Os melhores cirurgiões conseguiam realizar o procedimento em poucos minutos, enquanto outros, menos versados em anatomia humana, cutucavam e espetavam suas vítimas por muito mais tempo. Realizavam-se também cesarianas, mas estas eram vistas como um último recurso para salvar a criança quando a mãe havia morrido ou o caso era considerado perdido. Antes da anestesia, da teoria dos germes e dos procedimentos cirúrgicos modernos, a taxa de mortalidade de mães em cesarianas era de aproximadamente 85%.

Um dos obstáculos iniciais enfrentados pelos primeiros potenciais cirurgiões em transplantes, e por quaisquer personagens como Victor Frankenstein, era a questão muito básica e prática de dar pontos para unir os tecidos cortados. Em enxertos de pele relativamente simples, o remendo de pele era suturado no lugar e pequenos vasos sanguíneos formavam-se graças ao crescimento e processos naturais de regeneração do corpo. Todavia, isso não era possível em relação a órgãos inteiros, pois os vasos que fornecem sangue ao órgão são grandes, e o paciente sangraria até a morte antes que eles pudessem crescer e se regenerar naturalmente. São Cosme e São Damião contaram com o auxílio da intervenção divina, mas, até o século XIX, os cirurgiões tinham de fazer o que estava a seu alcance com pontos muito simples: hemorragias e tromboses deviam ser muito comuns.

Victor precisaria drenar o sangue dos espécimes que armazenara a fim de impedir sua decomposição e teria de reintroduzi-lo em uma etapa posterior, provavelmente o último passo antes de dar vida à sua criatura. As técnicas rudimentares de pontos que Victor teria à sua disposição no final do século XVIII fazem crer que sua criatura provavelmente sofreria de alguns vazamentos quando o sangue fosse reintroduzido no corpo. No entanto, Victor teria acesso a uma variedade de métodos para estancar o fluxo.

Lesões a pequenos vasos sanguíneos podiam ser cauterizadas com metal em brasa, método usado pelos primeiros cirurgiões árabes, que eram proibidos de cortar a carne de seus pacientes por motivos religiosos. Em uma emergência, podiam-se fincar os dedos da mão no ferimento e comprimir o vaso lesionado. Também era possível fechar lesões em vasos sanguíneos com a parte curva de um gancho e fazer parar um fluxo de sangue com a aplicação de um torniquete de fibra, que era amarrado ao redor do vaso afetado no formato de um oito. Nesse método, utilizado na Renascença, o torniquete era deixado por muito tempo, de modo que a área afetada pudesse ser facilmente alcançada quando ocorresse a inevitável infecção e sepse.

Avanços nas técnicas de sutura de estruturas como vasos sanguíneos tiveram de aguardar até muito tempo depois da publicação de *Frankenstein*.* Contudo, o aperfeiçoamento mais importante aconteceu, como se dá com muitos avanços cirúrgicos, por causa de um episódio histórico particularmente violento. No final do século XIX, a França passava por um período de grave turbulência, com levantes, bombardeios e agitação social. O presidente da França, Marie François Sadi Carnot, ainda era uma figura popular e percorria o país apesar dos riscos. No dia 24 de junho de 1894, quando subia em sua carruagem aberta, ele foi esfaqueado no abdômen por um anarquista italiano

---

* Também houve avanços nas técnicas de sutura de outras estruturas. Durante o século XIX, alguns cirurgiões inovadores desenvolveram técnicas para unir porções do intestino por meio de um botão que seria expelido naturalmente após a cicatrização do ferimento.

chamado Santo Caserio. Apesar de todos os esforços, os médicos locais não conseguiram fechar os ferimentos no fígado de Carnot, e sobretudo no principal vaso que levava sangue ao órgão, o qual havia sido rompido. O presidente padeceu de uma intensa hemorragia e morreu pouco antes da meia-noite do dia seguinte.

Alexis Carrel, um jovem cirurgião à época do assassinato, sentiu-se impelido a aprimorar as técnicas de sutura e decidiu fazer aulas com uma bordadeira, Madame Leroudier. Usando fio de seda e treinando em animais, ele desenvolveu a técnica da "triangulação", que ainda é usada nos dias de hoje. Carrel aprendeu a separar as extremidades dos vasos a fim de dar uma visão clara das suturas. Estas eram feitas com um fino fio de seda untado, mediante o uso de agulhas afiadas, e aplicava-se o mínimo de material possível ao revestimento vascular, de modo a impedir a formação de coágulos. O sucesso da nova técnica de triangulação de Carrel para emendar veias e artérias criou a possibilidade teórica do transplante de órgãos e rendeu ao cirurgião o Prêmio Nobel em 1912.

O próprio Carrel decidiu estudar a possibilidade do transplante de rins. Havia inúmeras razões para a escolha desse órgão em detrimento de outros: em regra, os rins têm apenas uma veia principal e uma artéria que os conectam ao restante do sistema circulatório, de modo que devia ser relativamente simples conectar um rim a vários pontos do corpo. Os seres humanos têm dois rins, mas podem levar vidas absolutamente saudáveis com apenas um, o que tornaria a doação muito mais fácil do que em relação a outros órgãos, como o coração. Além disso, o resultado de um transplante poderia ser monitorado em certo detalhe pela análise da urina expelida.

O primeiro transplante de rim entre seres humanos foi feito em 1933 pelo cirurgião russo Yuriy Voroniy, mas o paciente morreu apenas dois dias depois quando o órgão foi rejeitado. O primeiro transplante bem-sucedido ocorreu em 1950, e o paciente sobreviveu por dez meses, um período impressionante para uma época que ainda não conhecia os imunossupressores. O transplante de maior êxito nesse período inicial foi entre os gêmeos idênticos Ronald e Richard Merrick. Richard viveu oito anos com o rim doado pelo irmão. O sucesso — ainda que limitado — dos transplantes de rim despertou o interesse pela possibilidade de transplante de outros órgãos.

Apesar do aparente sucesso de Tsin Yue-Jen, por muito tempo ninguém sequer considerou a hipótese de fazer cirurgias no coração. Em parte, isso se deu porque, ao longo de séculos, o coração ocupou uma posição especial e elevada na cultura humana. Até recentemente, era sobretudo a cessação do funcionamento desse órgão que marcava o momento da morte. Algo assim tão central à vida dava ao coração um *status* único na mente do povo, de maneira que se acreditava que qualquer intervenção nele seria uma sentença de morte para o paciente. As coisas mudaram devagar.

Alguns casos começaram a mostrar que o coração não era tão vulnerável como se supunha. No século XVI, o cirurgião francês Ambroise Paré contava a história de um homem que, ferido no coração durante um duelo, correu 210 metros em perseguição a seu oponente antes de cair morto. Dissecações de criminosos enforcados haviam revelado cicatrizes no coração de alguns, prova de que o órgão se regenerara de algum ferimento anterior.

Com a evolução da anestesia e da assepsia, os cirurgiões ficaram mais ousados. No início do século XX, algumas malformações congênitas já eram corrigidas, e, com o advento da Segunda Guerra Mundial, os cirurgiões precisavam remover estilhaços e outros fragmentos da região em torno, e às vezes até mesmo do interior, do coração e de vasos sanguíneos importantes. No entanto, foi apenas com a maior disponibilidade de antibióticos, após a Segunda Guerra Mundial, que se começou realmente a lidar com a questão das cirurgias cardíacas.

O primeiro transplante de coração humano foi realizado por Christiaan Barnard na África do Sul em 1967. O coração doado logo iniciou seu funcionamento no novo receptor, e a insuficiência cardíaca do paciente desapareceu em dois dias. A cirurgia foi reconhecida como um enorme sucesso e provocou verdadeiro frisson na mídia. Poucos dias depois, fizeram-se vários outros transplantes de coração. Embora fosse um importante avanço da medicina, ocorreram alguns problemas depois da operação. O receptor do novo coração, Louis Washkansky, morreu de pneumonia apenas dezoito dias depois do transplante. Dentre esses primeiros transplantes de coração, apenas alguns pacientes sobreviveram por mais de seis meses.

Os transplantes de pulmão realizados na década de 1960 tiveram níveis semelhantes de sucesso, com uma única exceção, que motivou os cirurgiões a tentar solucionar as dificuldades que enfrentavam. Um jateador de areia de 23 anos de idade havia recebido um único pulmão, via transplante, em 1968. A operação fora realizada em Ghent, na Bélgica, por Fritz Derom, e o paciente sobreviveu um incrível período de dez meses antes de morrer de pneumonia. Curiosamente, a autópsia revelou danos quase irrelevantes ao órgão doado.

Os transplantes de pulmão, bem como a substituição de porções dos intestinos, apresentam mais um problema: a constante exposição ao ambiente externo, o que não acontece com órgãos genuinamente internos, como o coração. Embora se localizem no interior da caixa torácica, a respiração e a alimentação estão sempre introduzindo patógenos aos novos órgãos.

O progresso nas técnicas de transplantes de órgãos foi significativo desde os procedimentos realizados em meados do século XX. Em 1990, já haviam sido realizados 785 transplantes de coração e pulmão, com taxa de sobrevida de 60% após um ano. Hoje, pulmões, fígados e porções dos intestinos são transplantados com certa regularidade. O transplante de fígado é particularmente interessante, porque não se requer a doação do órgão inteiro. O fígado se regenera e cresce com extrema rapidez, algo que talvez fosse do conhecimento dos antigos gregos quando escreveram que o fígado de Prometeu era devorado e regenerava repetidas vezes. Isso significa que é possível utilizar parte do fígado de doadores vivos para transplante e que o fígado de um cadáver pode ser dado a dois receptores.

Cada mês parece trazer um novo avanço na área dos transplantes. Recentes transplantes bem-sucedidos de rosto, mão e útero exemplificam as oportunidades e os avanços extraordinários desse ramo da medicina. No entanto, ainda é preciso enfrentar grandes problemas. Enquanto escrevo, há órgãos e procedimentos que continuam fora do alcance das técnicas modernas de cirurgia, mas muitas pessoas estão otimistas e acreditam que novos avanços estão prestes a ocorrer.

Um dos mais sensacionais e controversos tipos de transplante, o transplante de uma cabeça humana inteira, tem sido prometido para os próximos anos. A tremenda complexidade dessa proeza talvez a faça parecer mera ficção científica, mas esse tipo de transplante já foi realizado em animais com sucesso considerável.

Há séculos já se sabe que o cérebro é capaz de continuar funcionando por um breve período depois que o coração parou de bombear o sangue, cessando assim o fornecimento de oxigênio. Por exemplo, existem relatos de que a rainha Maria da Escócia continuou a rezar depois de sua cabeça ter sido decepada pelo carrasco. Se o coração era considerado tão importante para a vida, como seria possível que uma cabeça parecesse viva após ter sido separada daquele órgão vital? Em um experimento macabro digno do próprio Victor Frankenstein, o médico francês dr. Beaurieux decidiu investigar se tais rumores eram verdadeiros e descobrir quanto tempo a cabeça poderia permanecer consciente depois que o coração tivesse parado de bombear o sangue e fornecer oxigênio.

Em 1905, Beaurieux testemunhou a execução do prisioneiro Languille na guilhotina. Nos cinco ou seis segundos que se seguiram à decapitação, os lábios e as pálpebras do homem apresentaram "contrações rítmicas irregulares". Quando as pálpebras se fecharam e o rosto ficou imóvel, Beaurieux com voz forte chamou: "Languille". As pálpebras do homem se abriram, como se ele tivesse sido distraído de seus pensamentos, e seus olhos miraram Beaurieux. Então, as pálpebras tornaram a fechar. O médico chamou mais uma vez. Os olhos se abriram e miraram Beaurieux uma segunda vez com um olhar mais penetrante que antes. O terceiro chamado do médico parece não ter sido ouvido, e os olhos de Languille ganharam a aparência vítrea da morte. Estimou-se que tudo isso aconteceu em um intervalo de 25 a 30 segundos.

Se a cabeça poderia continuar a viver sem o corpo, mesmo que por um breve período, talvez fosse possível transferi-la com sucesso caso se pudesse restabelecer o fornecimento de sangue a tempo. Na década de 1950, o cientista russo Vladimir Demikhov transplantou a cabeça de um cão sobre o pescoço de outro cão. O resultante animal de duas cabeças parece ter sobrevivido por um dia antes que a rejeição dos tecidos provocasse sua morte.

Em 1971, o cirurgião norte-americano Robert White transplantou com sucesso a cabeça de um macaco *Rhesus* para o corpo de um segundo macaco recém-decapitado. Os macacos de seu experimento sobreviveram entre seis horas e três dias. White considerou a operação um transplante de corpo inteiro, não um transplante de cabeça. Tais experimentos poderiam lembrar histórias de ficção sobre cientistas malucos manipulando corpos de animais, como em *A Ilha do Dr. Moreau*, de H. G. Wells, mas White tinha objetivos diferentes. Transplantes de cabeça ou corpo podem beneficiar pessoas tetraplégicas, cujos órgãos entram em processo de falência muito mais cedo. Em vez de transplantar um ou dois órgãos por vez, usar o corpo inteiro tem o potencial de estender o tempo de vida.

Em 2015, o cirurgião italiano Sergio Canavero anunciou que pretendia realizar o primeiro transplante de cabeça em humanos no ano de 2017[*]. Durante muito tempo, o principal obstáculo a tal procedimento foi reconectar os nervos da medula espinhal. Em 1970 não existia essa possibilidade, de modo que os macacos de White precisaram do auxílio de métodos artificiais de respiração, pois os sinais do cérebro já não chegavam aos pulmões após o corte da medula espinhal. Hoje, substâncias químicas como o polietilenoglicol, estimulação elétrica e outras técnicas mostram-se promissoras no tocante à reconstrução neural. Canavero prevê que seu primeiro paciente de transplante de cabeça andará, com fisioterapia, em um ano. Parece até que a realidade da ambição de Victor Frankenstein está mais próxima, porém com uma diferença significativa: em todos esses casos, os receptores dos órgãos doados estavam vivos.

---

[*] Em novembro de 2017 ele anunciou que conseguiu fazer a cirurgia usando cadáveres, com o objetivo de verificar se existe realmente a possibilidade de religar a coluna vertebral, os nervos e os vasos sanguíneos das duas partes. A transmissão de eletricidade foi usada para realizar os testes que, segundo o médico, comprovaram o sucesso da conexão. O procedimento foi realizado na Universidade Médica de Harbin, na China, e durou 18 horas. O próximo passo, ainda sem previsão de acontecer, é realizar a cirurgia em um paciente vivo, implantando a cabeça de um paciente com doença grave no corpo de um doador que tenha tido morte cerebral. [NT]

O principal obstáculo a qualquer tipo de transplante de órgãos, ainda hoje, é a rejeição de tecidos, conquanto já se tenha observado que autotransplantes (transplantes de um local para outro do mesmo corpo) têm resultados mais satisfatórios que alotransplantes (transplantes de um doador geneticamente diferente, mas da mesma espécie), e xenotransplantes (transplantes entre espécies diversas) apresentem os piores resultados. As razões desses resultados diferentes permaneceram obscuras por muito tempo.

Órgãos diferentes apresentam níveis de rejeição diferentes, mas o padrão de rejeição aguda de tecidos é o mesmo, independentemente do tipo de tecido em questão. Ainda que o tecido pareça funcionar bem de início, em pouco tempo surge a inflamação. Os vasos sanguíneos dilatam a fim de aumentar o fluxo de sangue, dando uma aparência avermelhada e inchada ao local. Durante muito tempo, isso foi interpretado como um indício de infecção ou lesão, mas John Hunter foi o primeiro a sugerir que a afluência de sangue para o local poderia ser uma tentativa do corpo de restabelecer o tecido à sua condição natural. Com o aperfeiçoamento dos microscópios, os cientistas conseguiram ver a torrente de células brancas do receptor inundando a área, mas ainda não era claro que papel elas desempenhavam ali.

O sistema imunológico do corpo humano atua, por assim dizer, dividindo tudo em duas categorias — próprio e alheio. As células do corpo têm minúsculas proteínas identificadoras, chamadas antígenos, presentes em sua superfície. As células brancas do sangue (leucócitos) percorrem o corpo, examinando quimicamente tudo o que encontram e seus antígenos. Se o objeto examinado apresenta antígenos entendidos como próprios, ele é ignorado. Se não é reconhecido ou é reconhecido como alheio a partir de uma infecção anterior, uma resposta imune é disparada, e o objeto, seja uma bactéria, um vírus ou um órgão doado, é atacado e destruído.

O exemplo mais conhecido desses antígenos identificadores é o da tipologia sanguínea. Em 1901, o dr. Karl Landsteiner descobriu o sistema A, B, O de tipologia sanguínea. As células vermelhas do sangue podem apresentar dois tipos de antígenos, produzindo os grupos sanguíneos A (um tipo de antígeno), B (o segundo tipo de antígeno), AB (presença de ambos os antígenos) e O (ausência dos antígenos). Se alguém de tipo sanguíneo A recebesse uma transfusão de sangue de tipo B, as células brancas do receptor examinariam os antígenos B na superfície das células vermelhas do sangue recebido e, não os reconhecendo como próprios, dispararam uma resposta imune. Por isso, pessoas de sangue tipo O são conhecidas como doadoras universais. Qualquer um pode receber esse tipo sanguíneo, pois, como não contém antígenos A nem B para identificá-lo como próprio ou alheio, não será atacado por células brancas. Desde 1901, mais antígenos foram identificados. Na década de 1950, já eram conhecidos 25 antígenos das células vermelhas do sangue. Hoje, já foram identificados mais de 300 deles.

Embora nem sempre seja encarada da mesma forma que os transplantes de órgãos sólidos, a transfusão de sangue é possivelmente o tipo de transplante mais bem-sucedido de todos. A ideia da transfusão de sangue surgira já na Roma antiga com a história da Medusa de Ovídio, que concedeu juventude a um idoso ao drenar-lhe o sangue substituindo-o por um fluido mágico. No entanto, foi apenas no século XVI que se começou a investigar tal procedimento em termos práticos em vez de mitológicos.

Os experimentos de Robert Boyle na seara da conservação de tecidos, dos quais falamos no Capítulo 8, iam além de mergulhar órgãos em jarros de vidro cheios de bebidas alcoólicas. Boyle tentara descobrir uma maneira de impedir que as veias e artérias se fechassem depois de drenado o sangue, inclusive injetando várias substâncias que chegariam às extremidades dos vasos, endurecendo-os para conservar sua forma. Essa substância poderia ser praticamente qualquer uma: era o processo de injetá-la que oferecia novas possibilidades. Seria possível usar essa nova tecnologia para injetar sangue de um animal em outro?

Sabia-se que o sangue era essencial à vida. Assim, talvez se pudesse injetar sangue em um paciente para evitar que ele morresse de uma hemorragia. Robert Boyle e Richard Lower, este um dos melhores médicos de Oxford, usaram cães em sua primeira tentativa de transfusão de sangue. Eles abriram a veia jugular de um dos cães e usaram um cano para conectá-la à veia jugular do outro animal. Contudo, o sangue coagulou no cano e os dois cães morreram.

Em 1666, Lower retomou os experimentos, dando agora maior atenção à teoria da circulação sanguínea de Harvey. Dessa vez, ele usou o cano para ligar uma artéria do primeiro cão a uma veia do segundo. A maior pressão da artéria forçou o sangue pelo cano até chegar ao segundo cão sem coagular. Lower quase sangrou o cão até a morte antes de fazer a transfusão que o recomporia. Ao final dos experimentos, o cão teria saltado da mesa, lambido Lower alegremente e rolado na grama para limpar o pelo.

Ao saber do sucesso de Lower, a Royal Society passou a realizar o mesmo tipo de experimento, transfundindo sangue de bezerros em ovelhas e sangue de cordeiros em raposas. Curiosamente, as ovelhas sobreviveram, mas as raposas morreram. Quando, inabalável, Lower assumiu os experimentos de transfusão na Royal Society, ele decidiu dar o ousado passo de transfundir sangue em um homem. O escolhido foi Arthur Coga, um andarilho educado em Cambridge que fora encontrado na congregação de uma igreja. Dizia-se que Coga sofria de uma forma inofensiva de insanidade. Se a escolha do paciente experimental lhe parece incomum, você tem razão. Lower havia tentado convencer o Bethlem Royal Hospital, o principal hospital psiquiátrico da época — e a origem da palavra inglesa *"bedlam"* [palavra que hoje significa caos ou balbúrdia] — a ceder um de seus pacientes, mas o hospital recusou-se a deixar que qualquer um deles participasse de um experimento tão ridículo.

Lower esperava que a introdução de sangue no organismo abrandaria a insanidade do paciente, "melhorando sua condição mental", e, por isso, a fonte de sangue escolhida para o experimento foi um cordeiro. Usaram-se tubos de prata para ligar a artéria do pescoço do cordeiro a uma veia do braço de Coga. Milagrosamente, Coga sobreviveu a duas dessas transfusões. O feito teria sido considerado um tremendo sucesso se o comportamento subsequente de Coga não lhe tirasse o brilho. Em vez de transformar-se em um homem tranquilo e sensato, Coga usou o dinheiro que ganhara por sua participação no experimento para embriagar-se e gabava-se de suas experiências.

Ainda assim, o sucesso do experimento era considerável, o que levou outros estudiosos a especular sobre as possibilidades terapêuticas das transfusões de sangue: desde acalmar lunáticos até rejuvenescer os idosos. Todavia, o entusiasmo logo diminuiu quando alguns experimentos resultaram na morte de seus voluntários humanos.

Por volta da mesma época, experimentos semelhantes à transfusão de Coga foram realizados na França por Jean-Baptiste Denys. Em 1667, Denys também transfundiu sangue de animais em pacientes humanos, e seus dois primeiros voluntários sobreviveram, provavelmente porque foi tão pequena a quantidade de sangue introduzida que o corpo conseguiu controlar a resposta imune. Mas esse não foi o caso com o terceiro e o quarto voluntários de Denys, Gustaf Bonde e Antoine Mauroy, que morreram. As transfusões de sangue foram logo proibidas em toda a Europa, e as pesquisas cessaram por completo durante os 150 anos seguintes.

Em 1818, ano da publicação de *Frankenstein*, o obstetra inglês James Blundell realizou uma transfusão de sangue bem-sucedida em uma mulher que tivera uma hemorragia após o parto. O doador foi o marido. Ambos sobreviveram. Blundell fez outras dez transfusões ao longo de sua carreira, das quais cinco foram salutares. Blundell escreveu sobre suas descobertas, desenvolveu aparatos para transfusões e lucrou muitíssimo com eles. Não obstante, a transfusão de sangue continuou sendo uma prática médica extremamente controversa por causa dos graves riscos ao paciente. O motivo por que alguns pacientes morriam enquanto outros sobreviviam só veio a ser compreendido com a descoberta dos tipos sanguíneos por Landsteiner. Os primeiros experimentos com cães podem ter levado a conclusões errôneas, pois o sangue de cães não apresenta a mesma característica de antígenos do sangue humano, podendo ser transfundido com segurança entre diferentes raças.

Todos esses casos de transfusão exigiram um doador vivo, uma vez que não existia nenhum método eficiente de armazenamento de sangue, e este coagula depressa quando exposto ao ar. Mesmo dentro do organismo, se o coração para de bater, o sangue logo se deposita nos pontos mais baixos do corpo por causa da gravidade e ali já começa a coagular. Assim, restabelecer os batimentos cardíacos depois de qualquer intervalo de tempo pode levar à introdução de coágulos na circulação. Teria sido sensato da parte de Victor drenar o sangue do corpo de sua criatura enquanto estivesse trabalhando em sua construção, de modo a impedir a formação de coágulos, bem como a putrefação que costuma ocorrer quando ainda resta sangue nos tecidos.

Foi apenas em 1914–1915 que se descobriu que o citrato de sódio impedia a coagulação de sangue armazenado, e que era seguro para os pacientes receber transfusões do sangue tratado com essa substância. Isso abriu caminho para a criação dos bancos de sangue e a realização de cirurgias mais extensivas, que envolviam a perda de grandes quantidades de sangue. Na década de 1930, descobriu-se a heparina, um agente anticoagulante injetável que poderia ser usado em procedimentos cirúrgicos, permitindo a realização de cirurgias de abertura do coração sem o risco de trombose.

Antes que a criatura de Frankenstein pudesse ser trazida à vida, seria preciso reintroduzir sangue em seu corpo, de modo que Victor deveria ter o cuidado de não transfundir qualquer sangue em sua criatura recém-construída. Talvez ele tenha levado em conta os desastres anteriores em transfusões, talvez não. Qualquer que fosse a fonte, Victor precisaria de doadores vivos, mas ninguém à época em que *Frankenstein* é ambientado teria sentido a necessidade de restringir-se a sangue humano. O texto de Mary Shelley faz alusão à tortura do "animal vivo para animar o barro inanimado", porém não há como saber se essa era ou não uma referência específica à transfusão de sangue.

Transfusões de sangue teriam sido relativamente fáceis para uma personagem como Victor, se comparadas com a complexidade do transplante de órgãos sólidos. Assim como as células vermelhas do sangue, outras células do corpo também apresentam antígenos, mas a compatibilidade para transplantes de órgãos não é tão simples de constatar como a compatibilidade dos tipos sanguíneos básicos. Células humanas introduzidas no corpo via transplante também serão examinadas pelo sistema imunológico, e, se os identificadores do revestimento externo dessas células não forem suficientemente semelhantes aos identificadores próprios do organismo, o órgão será atacado. Isso configura a rejeição de órgãos ou tecidos e é o motivo pelo qual equipes médicas fazem todo o possível para encontrar a máxima compatibilidade entre o receptor e o doador do órgão antes do transplante.

Na década de 1950, o hematologista francês Jean Dausset estabeleceu o sistema de antígenos leucocitários humanos (chamado HLA — *human leukocyte antigens*). Em 1970, onze desses antígenos já haviam sido identificados. Em 2003, o número havia chegado a 70, e hoje existem mais de mil variantes conhecidas no organismo de seres humanos. As células brancas conhecidas como Linfócitos T citotóxicos são especialmente sensíveis a antígenos alheios e atacam com rapidez qualquer coisa que pareça estranha. Os linfócitos T citotóxicos parecem atacar sobretudo as células do revestimento dos vasos sanguíneos, destruindo esses vasos e assim interrompendo o fornecimento de sangue ao tecido transplantado. O tecido fica esbranquiçado pela falta de suprimento de sangue, o que talvez seja um dos motivos para a pele pálida e apergaminhada da criatura em *Frankenstein*.

O avanço na compreensão de como o corpo usa os antígenos na criação de parte de sua resposta imune, bem como do funcionamento e da ativação dessa resposta imune, aconteceu em parte graças ao interesse no tema dos transplantes de órgãos. A necessidade direta de melhorar a saúde humana levou a um maior entendimento dos processos fundamentais que permitem que seres humanos e outros animais se defendam de organismos invasores e ao desenvolvimento de uma nova disciplina acadêmica: a imunogenética. Ao lado desses avanços, houve progressos nos métodos e técnicas de identificação de compatibilidade de tecidos, de modo que hoje é muito maior a probabilidade de que órgãos doados encontrem um receptor compatível, o que leva a resultados muito melhores.

Quando se começou a perceber a importância da resposta imunológica a tecidos doados, os cirurgiões passaram a procurar maneiras de suprimir essa resposta e "enganar" o organismo receptor para que este aceitasse os transplantes. No início do século XX, embora se conhecessem algumas substâncias químicas capazes de afetar a produção de células brancas em coelhos, não havia drogas imunossupressoras que pudessem ser usadas em seres humanos. Tais drogas surgiram apenas em 1960. Antes disso, os cirurgiões tentavam métodos alternativos.

Nessa época, já estava comprovado que a radiação destruía células que se dividiam rapidamente, como as células brancas. Muitas das vítimas das bombas de Hiroshima e Nagasaki, na Segunda Guerra Mundial, morreram não por causa da radiação imediata, mas de infecções muito corriqueiras, que seu sistema imunológico comprometido não conseguia combater. Após estudos bem-sucedidos em animais, as pessoas à espera de transplantes eram submetidas a uma irradiação do corpo inteiro que destruía seu sistema imunológico.

De início, os pacientes eram deitados sobre colchões sob o feixe de radiação, mas a técnica progrediu aumentando o controle sobre o processo. Os órgãos assim transplantados reagiam melhor que em pacientes com a resposta imune preservada, mas, com o sistema imunológico tão comprometido, os pacientes transplantados expostos à radiação ficavam muito suscetíveis a qualquer infecção. O transplante conjunto de órgãos e medula (a estrutura que produz as células brancas) do doador apresentou melhores resultados, porém muitos pacientes morriam apesar das estritas condições de esterilização do ambiente observadas durante o período de recuperação. Descobriu-se que os próprios pacientes costumavam ser a fonte das infecções. Baixos níveis de infecção já presentes no organismo quando da irradiação mostravam-se intoleráveis ao tão enfraquecido sistema imunológico.

A descoberta de métodos químicos de imunossupressão foi um fator decisivo para o sucesso dos transplantes de órgãos. A combinação de imunossupressores, esteroides e anti-inflamatórios possibilitou muitos transplantes, mas esse tratamento ainda carregava efeitos colaterais e alguns riscos. O tratamento pós-transplante continuou a evoluir com a descoberta de novas drogas que suprimem qualquer resposta imune do receptor.

No romance de Mary Shelley, Victor Frankenstein leva a questão da combinação de tecidos ao seu limite máximo, construindo sua criatura não apenas com partes de diferentes corpos humanos, mas também de animais. Além das alusões a animais torturados, existem outras indicações do uso de partes de animais na construção da criatura de Victor. Para alcançar a estatura elevadíssima da criatura (2,4 metros), Victor provavelmente teria de recorrer ao uso de ossos de animais. Como vimos nos primeiros experimentos de transfusão de sangue e nos transplantes realizados por John Hunter, os precursores científicos de Frankenstein davam pouca atenção à questão da compatibilidade entre seres humanos e animais.

Existe uma longa tradição histórica de quimeras (criaturas que são parte humanas, parte animais) que remonta a tempos muito antigos. Vários deuses egípcios ostentavam corpo humano e cabeça de animal, mas esses híbridos de seres humanos e animais não eram exclusividade das tradições egípcias. Ganesha, o deus indiano da sabedoria, por exemplo, é criado por Shiva, que coloca uma cabeça de elefante sobre um corpo humano. Os centauros, o Minotauro e a Medusa da mitologia grega combinam elementos humanos e animais. Sereias e outras criaturas fantásticas como a manticora (corpo de leão, cabeça humana e cauda de escorpião) eram frequentemente retratadas na época medieval. No entanto, no século XVIII, ninguém mais acreditava de fato que quaisquer dessas quimeras existissem.

O que se sabia era que animais de espécies estreitamente aparentadas podiam procriar com sucesso, produzindo uma espécie híbrida, como as mulas e os burros, que nascem do cruzamento de cavalos com jumentas ou de éguas com jumentos. A horticultura também já havia comprovado os benefícios de enxertar um tipo de árvore ou planta no rizoma de outra para produzir uma quantidade maior de frutos. No entanto, havia muito tempo que os horticultores já sabiam da importância de usar espécies próximas para enxertos bem-sucedidos. Mesmo assim, não teria sido absurdo julgar necessário o uso de partes de animais para a construção de uma criatura humanoide. Os primeiros experimentos de transfusão de sangue ilustram como os filósofos naturais da época viam, no uso de sangue de cordeiro, a vantagem de abrandar o temperamento de um receptor que sofria de insanidade.

Contudo, o sistema imunológico é muito bom em impedir a invasão por tecidos de outras espécies. Por exemplo, o sistema imunológico inato (e especificamente o sistema complemento) tem uma configuração predefinida de atacar rapidamente quase tudo. Proteínas muito reativas chamadas C3b ligam-se a aminas e hidroxilas, encontradas na superfície de praticamente qualquer célula. Isso faz com que outras proteínas também se liguem à membrana celular e a cortem, como um abridor de latas, provocando a morte da célula pelo vazamento de seu conteúdo. Nossas células estão sob constante ataque e só não são destruídas nesse processo porque temos um mecanismo de defesa cujo funcionamento equivale a uma proteção da membrana celular.

Quando os cirurgiões começaram a especular sobre o uso de órgãos de porco para transplantes em seres humanos, seu primeiro experimento foi transplantar o coração de um porco em um babuíno. Poucos minutos depois de colocado no corpo do babuíno, o coração de porco sofreu o ataque do sistema imunológico inato do receptor e, como não tinha um mecanismo de defesa primata adequado, foi logo reduzido a uma massa mole e disforme.

A possibilidade — bem como a ética — dos xenotransplantes ressurgiu nos tempos modernos. Hoje, muitas pessoas andam por aí com válvulas cardíacas de tecido de porcos. Tais válvulas recebem um tratamento cuidadoso que remove os antígenos celulares capazes de desencadear a resposta imune, deixando apenas material extracelular (o material que dá a estrutura para que as células se organizem). Assim, os componentes estruturais do corpo, como ossos, cartilagem e colágeno, despojados de suas células portadoras de antígenos, podem ser transplantados com segurança entre indivíduos e até mesmo espécies diferentes.

Em experimentos recentes realizados em animais, foi possível remover células de partes corporais complexas como as pernas, restando tão somente a estrutura inerte, que pode ser repovoada com células do animal receptor. Outras soluções propostas para a escassez de órgãos doados é o desenvolvimento de quimeras humano-animais para fornecimento de órgãos. Os porcos são ótimos candidatos para esses experimentos, pois são muito baratos e fáceis de criar, além de seus órgãos serem de tamanho semelhante aos de seres humanos. Questões sobre a ética e a segurança de tais procedimentos devem ser examinadas a fundo antes que eles se tornem uma realidade. Esse pode vir a ser o futuro dos transplantes de órgãos, mas os referidos métodos não são nada simples e certamente estariam muito além das possibilidades técnicas de Victor Frankenstein e seus contemporâneos.

Dada a complexidade e eficiência da resposta imunológica em seres humanos, chega a surpreender que alguns órgãos e células não sejam afetados por esse processo: alguns órgãos apresentam o que se conhece como "privilégio imunológico". Olhos, testículos, folículos pilosos e o cérebro, por exemplo, podem ser transplantados entre quaisquer dois indivíduos sem desencadear nenhuma resposta imune. É difícil dizer por que esses órgãos são diferentes dos outros, mas a resposta pouco ajudaria algum Victor Frankenstein que estivesse tentando construir uma criatura completa a partir de partes diversas.

A importância da compatibilidade de tecidos seria algo absolutamente desconhecido na época de Victor Frankenstein. Ele devia saber que o transplante de material orgânico entre indivíduos, fosse entre seres humano ou de animais para seres humanos, nem sempre era bem-sucedido, mas os motivos disso não seriam óbvios. É evidente que essa situação não o dissuadiu, e, ao que parece, Victor não fez nenhum esforço para buscar tecidos compatíveis. Qualquer êxito que ele porventura alcançasse seria mero acaso. Outra alternativa é que sua criatura tivesse o sistema imunológico seriamente comprometido, de modo a aceitar a variedade de materiais de que foi construída. Isso a deixaria muito vulnerável a infecções, e ela provavelmente não sobreviveria mais que alguns dias caso Victor conseguisse trazê-la à vida.

As coisas talvez tivessem sido mais fáceis, em alguns aspectos, se Victor construísse partes mecânicas para sua criatura. As histórias de homens mecânicos ligados às ciências ocultas remontam à antiguidade, como vimos no Capítulo 5. No Renascimento, Leonardo da Vinci projetou homens mecânicos, e o astrólogo, filósofo ocultista e conselheiro da rainha Elizabeth I, John Dee, criou um besouro gigante que voava, para espanto da plateia de Oxford que testemunhou o fato. A visão da criatura mecânica foi, sem dúvida, associada a acusações de feitiçaria e magia, artes nas quais Dee seria um mestre.

Em uma época em que o universo e tudo o que ele continha era visto em termos mecanicistas, não admira que muitos tentassem criar máquinas semelhantes a criaturas vivas. Em 1737, Jacques de Vaucanson construiu um pato digestório mecânico com um recipiente de vidro que fazia a digestão química do alimento ingerido. Mais tarde, no século XVIII, construíram-se alguns autômatos humanoides incrivelmente realistas. Na cidadezinha suíça de Neuchâtel, a família Jaquet-Droz criou "a musicista", "o desenhista" e "o escritor", entre outros dispositivos mecânicos. A musicista é uma organista com várias músicas em seu repertório. Mas essas músicas não são tocadas a partir de uma caixa de música: os dedos do autômato pressionam as teclas de um órgão especialmente construído para criar o som. Os olhos e a cabeça do autômato acompanham os movimentos dos dedos, o peito se move, simulando a respiração, e o tronco inteiro se movimenta a fim de equilibrar essas atividades. A musicista é incrivelmente realística, talvez até um pouco assustadora. As três pessoas mecânicas criadas por essa família suíça são extraordinários feitos de engenharia que seguem funcionando até hoje, embora nem sempre a musicista se comporte com perfeição, ao que parece.

Os três autômatos, bem como outras curiosidades mecânicas, estavam em exposição na cidadezinha de Neuchâtel quando Mary e Percy Shelley fugiram e viajaram pela Europa em 1814. O casal passou vários dias na cidade, embora seus relatos da viagem não façam referência aos autômatos. No entanto, na introdução à edição de 1831 de *Frankenstein*, Mary sugere a possibilidade do uso de partes artificiais: "Talvez as partes que compõem uma criatura pudessem ser manufaturadas".

Articulações artificiais, válvulas cardíacas mecânicas e outros dispositivos fazem parte de tratamentos médicos regulares nos dias de hoje. Máquinas de diálise e respiradores artificiais podem desempenhar as funções dos rins e dos pulmões. Já houve tentativas de criar um coração totalmente mecânico que pudesse ser implantado em seres humanos, mas infelizmente sem sucesso. Outros componentes sintéticos, como sangue artificial, são áreas atuais de pesquisa que, se bem-sucedidas, resolverão o problema da escassez de doadores de sangue, além de fazer com que a possibilidade da produção de uma criatura viva semelhante ao monstro de Frankenstein fique mais próxima da realidade.

Independentemente de como Victor conseguiu driblar os problemas da rejeição de tecidos, a variedade de partes que ele usou em seu projeto levanta uma questão interessante quanto à identidade da criatura final: seria ela humana, híbrida, parte máquina ou uma espécie inteiramente nova?

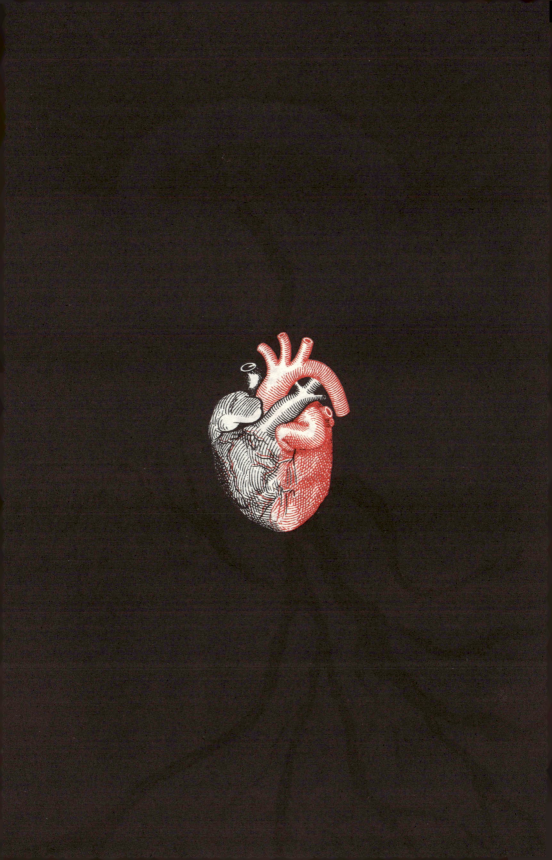

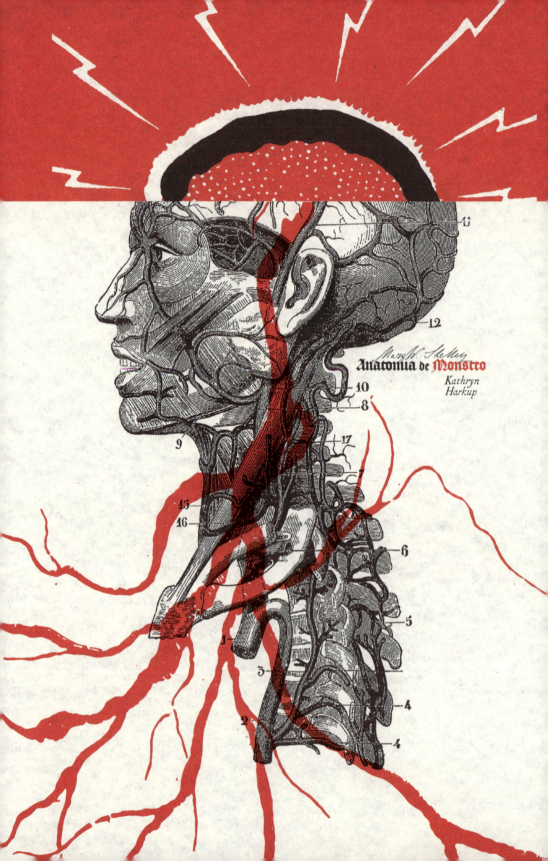

BIBLIOTECA MEDICINA MACABRA APRESENTA

CAPITULUM X

ELETRIFICAÇÃO

 De que material eu era feito para que pudesse resistir a tantos choques que, como o girar de uma roda, continuamente renovavam minha tortura?

A pós meses de trabalho árduo em condições muito desagradáveis e perigosas, a personagem Victor, de Mary Shelley, viu-se enfim diante de sua criatura finalizada, pronto para "animar o barro inanimado". No romance, não fica claro como exatamente Victor conseguiu esse último feito crucial. Dos filmes que contam a história de Frankenstein, recordamos um castelo com um laboratório apinhado de equipamentos elétricos, frascos borbulhantes e peças espiraladas de vidro. Lá fora, cai uma tempestade com relâmpagos e trovões e, em um momento dramático, um raio parece ser a necessária "centelha de vida" que anima a criatura. A narrativa do livro é um pouco diferente.

Para frustração do leitor, Mary Shelley é um tanto vaga quanto aos detalhes de como a criatura de Victor ganha vida: "Reuni ao meu redor os instrumentos vitais que pudessem infundir uma centelha de existência na coisa sem vida que jazia aos meus pés". A "centelha" costuma ser interpretada como a descarga elétrica de uma máquina, ou mais comumente de um raio, mas ao menos um diretor de cinema entendeu-a como a fagulha de uma lareira. O filme Frankenstein de Edison, de 1910, mostra algo que lembra um palhaço derretido emergindo lentamente de um caldeirão fumegante. É possível que o aprimoramento de efeitos especiais, orçamentos maiores e o desejo de impressionar o público tenham levado os cineastas a retratar impressionantes tempestades de raios e equipamentos elétricos fulgurantes.

Mary Shelley, porém, não faz menção a nenhuma tempestade elétrica na noite da criação. As noites de tempestades são reservadas a um momento posterior, no primeiro confronto de Victor com sua criatura. Na noite da reanimação, os únicos equipamentos mencionados são "os instrumentos da vida", "um motor potente" e um "aparato químico", o que poderia ser praticamente qualquer coisa.

Não obstante, pode-se supor com segurança que, com isso, Mary estava fazendo alusão a uma fonte elétrica para sua centelha. As menções ao galvanismo na introdução à edição de 1831, bem como o interesse de Victor por eletricidade após ver, na infância, uma árvore destruída por um raio, seriam indícios que corroboram o uso de uma descarga elétrica. Outro motivo para supormos que Mary se referisse ao uso de eletricidade para dar vida à criatura é a obsessão do século XVIII e início do século XIX por tudo o que era elétrico.

O fascínio pela eletricidade durante a época do Iluminismo pode ser atribuído a vários fatores. Até a década de 1720, os fenômenos elétricos eram praticamente desconhecidos e totalmente incompreendidos. Porém, em um período de cerca de trinta anos, realizou-se uma enorme quantidade de pesquisas sobre o assunto, com resultados espantosos.

No século seguinte, houve uma sucessão estonteante de descobertas. O poder e o potencial da eletricidade pareciam ilimitados.

Os experimentos elétricos também se prestavam muito bem a demonstrações engenhosas e impressionantes, capazes de entreter grandes plateias e fornecer aos filósofos algo a que refletir. Descoberta e demonstração andavam de mãos dadas. Era quase impossível distinguir entre pesquisa científica séria e experimentos para entreter as massas, o que mostra que o campo da inovação elétrica estava aberto a uma vasta gama de experimentadores e a uma variedade ainda maior de espectadores. A eletricidade tornou-se o ramo mais popular de investigação científica e o assunto de toda sociedade engajada em ciência e qualquer reunião de caráter social.

Apesar disso, os antigos gregos tinham conhecimento de alguns fenômenos elétricos. Eles ficavam maravilhados quando um pedaço de âmbar era friccionado e passava a atrair penas, palha e outros objetos leves. Descobriu-se que mais alguns materiais apresentavam propriedades semelhantes, mas ninguém parecia interessado em investigar o fenômeno a fundo, nem pensou em tentar explicar como ele ocorria. Não se fez praticamente nenhum progresso no conhecimento elétrico até o início do século XVIII, mas, a partir daí, esse progresso foi rápido.

A explosão do interesse pela eletricidade começou com uma observação feita por Francis Hauksbee, que trabalhava como curador, criador de instrumentos e pesquisador da Royal Society. Por volta de 1705, ele descobriu que, se introduzisse uma pequena quantidade de mercúrio no globo de vidro de uma bomba de ar, tirasse um pouco do ar dali de dentro e esfregasse o vidro com um pano, surgia uma luz roxa cintilante. A luz era forte o bastante para permitir a leitura e foi o pontapé inicial do posterior desenvolvimento das lâmpadas de vapor [ou descarga] de mercúrio e as luzes de néon. O brilho produzido por Hauksbee advinha de um plasma, um estado da matéria em que os átomos e moléculas de um gás são despojados de seus elétrons. A versão moderna desse experimento é o globo de plasma: os raios arroxeados produzidos em seu interior disparam na direção da mão colocada sobre o globo externo. A bela e extraordinária descoberta de Hauksbee levou-o a realizar outros experimentos de eletricidade estática, como hoje a chamamos, e a desenvolver muitas máquinas elétricas para geração e demonstração de carga estática.

A máquina elétrica de Hauksbee consistia em uma esfera de vidro que atritava com um tecido ou uma almofada de couro quando girada por uma manivela. Esse teria sido o princípio básico da "máquina elétrica" que Percy Shelley mantinha em seu alojamento universitário na Oxford. Variações e versões aprimoradas desse sistema inicial surgiram por toda a Europa à medida que mais pessoas se interessavam em realizar seus próprios experimentos com eletricidade.

Apesar disso, algumas décadas depois de Hauksbee, os fenômenos elétricos ainda continuavam sendo mera curiosidade. Os primeiros estudos sistemáticos dos fenômenos elétricos foram feitos pelo dr. Stephen Gray, que era conhecido principalmente enquanto químico e astrônomo. Perto do fim da vida, ele residia em Charterhouse, Londres, um estabelecimento que abrigava cavalheiros sem recursos que haviam servido ao país. Gray ocupava seus anos de aposentadoria com a realização de experimentos em seus aposentos.

Para seus experimentos com eletricidade estática, Gray usava um tubo de vidro (em vez de um globo ou esfera) que ele esfregava com tecido ou couro a fim de gerar uma carga elétrica. Ele também observou o brilho descrito por Hauksbee, mas descobriu outros efeitos. Em seus experimentos com o tubo de vidro, Gray fechava as extremidades com uma rolha para impedir a entrada de poeira e umidade. Ele notou que, quando esfregava o tubo, penas e partículas leves eram atraídas para a rolha, não para o vidro. Os efeitos elétricos não eram necessariamente estáticos: eles podiam ser transferidos do tubo para a rolha. Isso levou Gray a se perguntar qual seria a extensão desses efeitos.

Atando uma bola de marfim em vez de uma rolha (a bola de marfim atraía melhor objetos leves) à extremidade de um cordão amarrado ao tubo de vidro, ele descobriu que os efeitos elétricos se estendiam a uma distância considerável: mais de 800 metros em um experimento. E a eletricidade não era conduzida apenas em linhas retas — ela podia fazer curvas e, ao passar a bola de marfim por sobre sua sacada e descê-la ao pátio abaixo, Gray descobriu que a eletricidade não sofria os efeitos da gravidade. Ela parecia ter algumas das características de um fluido, pois podia fluir de um lugar para outro através de um condutor adequado.

Conforme usava cordões cada vez mais longos, Gray decidiu tentar pendurá-los no teto. Contudo, ele descobriu que o arame de metal utilizado para formar os aros que sustentavam o cordão impedia a transmissão dos efeitos elétricos do tubo de vidro até a bola de marfim na outra extremidade. Na realidade, Gray havia descoberto o aterramento ao perceber que era o próprio material que impedia a transmissão do fluido elétrico, não a configuração ou formato dos aros. Ao usar alças de seda em vez de aros de metal para suspender o cordão, a transmissão de eletricidade ocorreu normalmente.

Também é importante dizer que Gray descobriu que alguns materiais conduziam os efeitos elétricos melhor que outros. Ao fazer experimentos com cordões de diferentes materiais, ele percebeu que a seda era uma péssima escolha para a condução de eletricidade e que a fibra crua de cânhamo era muito melhor. O mais surpreendente à época, porém, foi constatar que o metal era um excelente condutor. Anteriormente, o metal era considerado não elétrico porque não se conseguia gerar uma carga estática em um objeto metálico, ainda que esfregado com força. Concepções posteriores da máquina elétrica de Hauksbee integravam um condutor principal e um objeto de metal, geralmente o cano de uma arma de fogo ou similar, mantido bem perto do vidro para permitir que a substância elétrica fosse drenada do globo.

Gray tentou eletrolisar de tudo, de chaleiras a toalhas de mesa e até mesmo uma galinha viva (parece que sobretudo o peito da ave foi fortemente eletrolisado). Enquanto os antigos gregos conheceram apenas alguns objetos dotados de propriedades elétricas, Gray começava a dividir todas as substâncias conhecidas em duas categorias — condutores e isolantes — chegando a estender sua investigação aos seres humanos.

Em seu experimento mais espetacular, Gray eletrolisou um garoto colocado sobre uma plataforma pendurada no teto. A Charterhouse, residência de Gray, também abrigava uma escola para meninos e, ao que parece, ninguém se importou que o estudioso usasse um dos alunos para seus experimentos. A carga transmitida ao garoto era gerada por uma das máquinas elétricas de Gray. Penas foram atraídas para o rosto e os dedos das mãos do garoto, e era possível produzir fagulhas a partir de seu nariz com uma vara de metal. Imagens de um garoto suspenso em uma plataforma, com fagulhas disparando pelo ar, e um cientista em primeiro plano, sacudindo os braços com entusiasmo, não ficam muito distantes das cenas em preto e branco da criatura de Frankenstein sendo elevada ao teto em uma plataforma para ser atingida por raios.

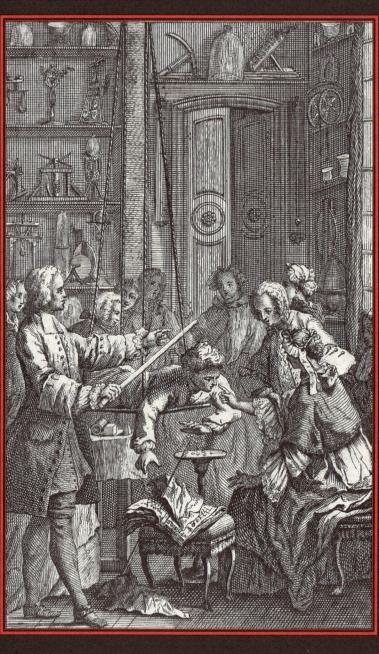

7. Experimento conhecido como "O Garoto Voador", recriado em um salão francês depois de Nollet haver testemunhado sua realização por Stephen Gray na Inglaterra. *Essai sur l'électricité des corps*, de Jean-Antoine Nollet, 1746. Wellcome Library, Londres.

Gray fez uma demonstração dos experimentos com o garoto suspenso quando recebeu a visita de cientistas franceses em 1732. Animadíssimos com a "teoria do fluido" de Gray para explicar a eletricidade, os franceses voltaram a seu país e repetiram os experimentos do estudioso. O mais famoso desses experimentos ficou conhecido como "o garoto voador". Demonstradores científicos e apresentadores de shows elétricos levaram o experimento adiante, criando a "Vênus eletrificada", demonstração em que uma mulher com sapatilhas de vidro era eletrificada, e em seguida pessoas da plateia eram convidadas a se aproximar e dar-lhe um beijo. Quem tinha a coragem de aceitar o convite era recompensado com um doloroso choque elétrico nos lábios.

Agregavam-se cada vez mais demonstrações ao repertório dos conferencistas itinerantes em seus cursos públicos sobre eletricidade, e outras pessoas as levavam aos salões elegantes e aos jantares. Esferas de vidro cintilavam com luz roxa, fagulhas estalavam na extremidade de condutores, entre outros espetáculos. Aplicavam-se descargas elétricas em colheres de metal cheias de brandy para fazer o álcool pegar fogo. Os convidados dos jantares eram surpreendidos com talheres eletrificados.

O cientista francês Jean-Antoine Nollet desempenhou importante papel na popularização da eletricidade e, embora visse a si mesmo como um pesquisador sério, ele conseguia dar verdadeiros espetáculos quando solicitado. Em suas demonstrações, Nollet pedia para soldados ou monges formar fileiras dando-se as mãos e enviava choques elétricos por toda a sua extensão, fazendo com que todos saltassem ao mesmo tempo. Embora o experimento provasse que os seres humanos eram condutores de eletricidade, as proporções e a extravagância de tais demonstrações visavam impressionar seus majestosos espectadores, não realizar alguma grande descoberta científica.

A cena descrita por Thomas Jefferson Hogg de Percy Shelley em seu alojamento universitário, de pé sobre uma cadeira com pés de vidro e atado a uma máquina elétrica, os cabelos eriçados e fagulhas voando pelo ar, já não surpreende tanto. Também fica fácil ver onde os diretores de cinema podem ter encontrado sua inspiração para o laboratório de Victor Frankenstein.

Apesar da diversidade de experimentos elétricos, havia limites consideráveis ao que se podia fazer naquela época, pois ainda não era possível armazenar eletricidade nem era fácil transportá-la. Quando necessária, a descarga elétrica tinha de ser gerada pelo acionamento de manivelas nas máquinas elétricas, um processo trabalhoso geralmente relegado a assistentes ou servos, de modo que o pesquisador ficasse livre para manipular o condutor principal e realizar o experimento.

Era preciso que se fizesse outra descoberta histórica, o que aconteceu em 1745, na Polônia, quando Ewald von Kleist usou um velho frasco de remédio e um prego para coletar o fluido elétrico. Ele afirmava ser capaz de produzir choques que derrubavam crianças, mas mantinha os detalhes de seu projeto em tão absoluto segredo que ninguém jamais conseguiu replicar seus resultados. Foi apenas quando Pieter van Musschenbroek, um professor da Universidade de Leiden, decidiu tentar engarrafar a eletricidade que o experimento se tornou largamente conhecido.

A garrafa de Musschenbroek continha água até a metade e era carregada com eletricidade estática gerada por uma adaptação da máquina de Hauksbee. Ao fechar acidentalmente o circuito entre o interior e o exterior da garrafa, tocando os cabos que se projetavam dela, Musschenbroek levou um forte choque. Ele ficou muito assustado com a experiência e por isso passou a alertar outras pessoas sobre os perigos de sua invenção.

Todavia, parece que poucas pessoas deram atenção a seus alertas, e, em pouco tempo, todo o mundo já estava usando garrafas velhas e cabos para criar suas próprias garrafas de Leiden. É provável que o dispositivo usado por Percy Shelley na infância, para aterrorizar as irmãs, fosse uma garrafa de Leiden caseira. O projeto original sofreu alterações e sua versão final apresentava-se como uma garrafa revestida de metal por dentro e por fora — a água já não era necessária. Usavam-se cabos em contato com os revestimentos de metal para "encher" ou "carregar" (palavra emprestada da terminologia militar) a garrafa de uma máquina elétrica. Esse suprimento de fluido elétrico ficava armazenado na garrafa por dias. A garrafa podia ser transportada de um lugar para outro sem redução de sua carga elétrica, desde que os cabos não entrassem em contato com outro material condutor. Era possível até mesmo conectar garrafas, formando enormes conjuntos ou "baterias" (outra palavra emprestada da terminologia militar) a fim de produzir um choque potente. No entanto, o controle da quantidade de eletricidade transmitida à garrafa era muito rudimentar, consistindo na limitação do número de voltas da alavanca da máquina elétrica.

Assim, a única maneira de determinar a quantidade de eletricidade acumulada na garrafa era descarregá-la e sentir a potência do choque ou medir a extensão das faíscas que ela soltava.

Não obstante, a garrafa de Leiden funcionava e o aperfeiçoamento de seu design aumentou sua capacidade a níveis alarmantes. Ao resvalar acidentalmente nos cabos de uma garrafa de Leiden carregada, um pesquisador foi atirado ao outro lado da sala e desmaiou. Ao acordar, havia um forte cheiro de enxofre na sala, e o pesquisador convenceu-se de que havia invocado o Diabo. Ele jurou não usar garrafas de Leiden pelo resto da vida e aconselhava outras pessoas a fazer o mesmo. No entanto, o entusiasmo pelo novo dispositivo não diminuiu, e a facilidade de sua construção deu a muitas pessoas a oportunidade de sentir seus efeitos em primeira mão. Vários experimentadores descreveram alguns dos efeitos secundários de uma descarga acidental da garrafa de Leiden em seu corpo. Tais efeitos incluíam sangramentos do nariz, dor no peito, paralisia temporária e vertigem.

As garrafas de Leiden tinham força suficiente para fundir metal e abrir furos, por explosão, em resmas de papel. O fato de a eletricidade, uma substância que parecia não ter presença material, conseguir criar forças tão poderosas deixava perplexos os filósofos naturais da época. Garrafas de Leiden "cheias" de fluido elétrico não pesavam mais que garrafas de Leiden vazias. E, conquanto a eletricidade, em muitos aspectos, se comportasse como um fluido, os pesquisadores ficavam intrigados com a velocidade de movimento desse fluido. Era possível transmitir choques instantâneos a longas distâncias, alguns quilômetros pelo solo e até a margem oposta de rios. Alguns objetos eletricamente carregados se atraíam, ao passo que outros se repeliam. Como a eletricidade podia distinguir entre tais objetos e apresentar um comportamento tão oposto?

Desde os primeiros experimentos de Gray com eletricidade, em 1729, o estudo dos fenômenos elétricos avançou, deixando de ser mera curiosidade para transformar-se no conhecimento dos processos de condução e indução e levando à invenção do primeiro capacitor — em apenas dezesseis anos. As descobertas continuaram em um ritmo surpreendente. De repente, o que havia passado despercebido por mais de mil anos estava em toda parte, não importa onde os cientistas procurassem. Porém, quanto mais os pesquisadores investigavam os fenômenos elétricos, mais perguntas surgiam.

A eletricidade investigada com tanto ardor em toda a Europa e também na América era o que hoje chamamos de eletricidade estática. Pelo atrito, elétrons eram arrancados de uma superfície e transferidos para outra, o que deixava uma superfície com carga negativa (por causa do excesso de elétrons) e a outra com carga positiva (por causa do déficit de elétrons). Qual superfície fica com carga positiva e qual fica com carga negativa é algo que depende das respectivas propriedades de cada superfície, fato que causou muita perplexidade entre os pesquisadores do século XVIII quando descobriram que uma superfície podia ficar com carga positiva ou negativa dependendo do material com que a friccionavam. Hoje é possível divertir crianças pequenas esfregando balões para que se prendam à parede ou usando eletricidade estática para deixar seus cabelos em pé. No século XVIII, essas coisas constituíam pesquisa científica de ponta. Cientistas sérios passavam horas fazendo suas meias de seda soltar faíscas no escuro. Eles observavam enquanto suas meias se prendiam a espelhos ou paredes ou tentavam entender por que as peças de um par de meias pretas se repeliam, mas uma meia preta e uma branca disparavam uma na direção da outra e logo se grudavam.

Os cientistas franceses que, após assistir às demonstrações elétricas de Gray, deram continuidade às pesquisas elétricas desenvolveram uma nova teoria da eletricidade. A fim de explicar os efeitos de atração e repulsão, Charles François de Cisternay du Fay expandiu a teoria do fluido de Gray em uma teoria de "dois fluidos". Um dos fluidos elétricos ficou conhecido como "vítreo", porque se formava em substâncias como vidro e lã. O outro era chamado "resinoso", porque surgia em materiais como o âmbar e o papel. A partir daí, compilavam-se listas cada vez mais longas de substâncias vítreas e substâncias resinosas.

A teoria dos dois fluidos de du Fay explicava somente a atração e a repulsão, deixando um dos maiores mistérios da época sem resposta: o funcionamento da garrafa de Leiden. Conquanto não houvesse dúvidas de que a garrafa armazenava eletricidade e dava choques, ninguém conseguia explicar como isso acontecia. Era preciso que uma mente nova se debruçasse sobre o problema, e essa mente veio a ser a de Benjamin Franklin.

O tipógrafo, escritor e estadista Benjamin Franklin tornou-se uma das principais autoridades em eletricidade graças a um presente de seu amigo Peter Collinson. Franklin estava geograficamente isolado do frenesi dos experimentos elétricos realizados na Europa durante a primeira metade do século XVIII. Não obstante, a notícia dos fenômenos elétricos acabou chegando ao continente americano. Em 1743, Archibald Spencer viajou pelas colônias britânicas da América apresentando uma série de palestras sobre filosofia natural que incluíam demonstrações elétricas. Benjamin Franklin assistiu às palestras e, tomado de grande fascínio pela nova ciência, escreveu para Collinson, já de volta a Londres, para solicitar mais informações.

Collinson era botânico e membro da Royal Society. Ele mantinha correspondência constante com uma gama de cientistas do mundo todo e apresentava suas ideias e descobertas à Royal Society. Collinson também mantinha contato com botânicos da América, colegas com os quais trocava sementes, plantas e ideias sobre safras e cultivo nas colônias.

Durante sua residência na Filadélfia, no verão de 1745, Franklin recebeu um tubo de vidro de Collinson. No mesmo pacote, havia um ensaio intitulado An historical account of the wonderful discoveries made in Germany etc., concerning electricity [Um Relato Histórico das Maravilhosas Descobertas sobre Eletricidade na Alemanha etc.]. O ensaio afirmava que a eletricidade estava em voga desde 1743 e listava, com entusiasmo, algumas das descobertas que haviam sido feitas: "A eletricidade acelera o movimento da água em um cano e aumenta a velocidade do pulso. Há esperanças de que se encontre nela um remédio para a dor ciática ou para a paralisia muscular". Além disso, o artigo também descrevia algumas das demonstrações espetaculares criadas para mostrar os milagres dessa substância maravilhosa. "Quem acreditaria que o dedo de uma dama, que a armação de barbatanas de suas anáguas, pudesse emitir o brilho de raios genuínos, e que lábios tão charmosos fossem capazes de incendiar uma casa?" Franklin ficou imediatamente fascinado com o novo brinquedo e logo começou a entreter os amigos e a família com demonstrações de fenômenos elétricos usando o tubo de vidro, outros dispositivos e experimentos criados por ele mesmo.

Franklin conheceu a garrafa de Leiden em 1746, um ano após sua invenção, e seu interesse pela eletricidade passou de entretenimento a experimentação científica mais séria. No inverno daquele ano, Franklin já havia adquirido sua própria garrafa de Leiden e descoberto que os efeitos que ela podia produzir eram muito mais impressionantes que tudo o que ele conseguira fazer com o tubo de vidro. Foi assim que um passatempo interessante se transformou em obsessão.

Muitas das descobertas de Franklin no campo da eletricidade aconteceram depois de pesquisadores terem chegado aos mesmos resultados na Europa, mas a correspondência entre Europa e América era demorada e esporádica naquela época. O isolamento talvez tenha dado a Franklin a liberdade de analisar a eletricidade de outras formas, sem ter de seguir as convenções que se estabeleciam rapidamente na comunidade científica europeia. Ele deu ao tema a clareza que lhe faltava e provou alguns dos princípios da eletricidade.

Franklin fazia uma interpretação radicalmente nova da teoria do fluido que explicava a eletricidade. Em vez dos dois fluidos, ele propôs a existência de apenas um, que permeava todos os materiais. Era o acúmulo de fluido em excesso ou sua perda que produzia os efeitos elétricos. Enquanto o fluido elétrico estivesse em equilíbrio, nada se podia observar, mas uma quantidade positiva ou negativa dele explicava muitas das observações feitas pelos pesquisadores. A garrafa de Leiden funcionava porque um lado acumulava fluido em excesso, ao passo que o outro sofria uma perda desse fluido. Quando se estabelecia uma ligação entre os dois lados, o choque sentido era resultado do movimento do fluido para restabelecer o equilíbrio elétrico.

Ainda, o formato da garrafa de Leiden não era importante. Embora ela tivesse sido concebida como receptáculo para um fluido, não havia necessidade de um formato específico, pois importava tão somente que as duas superfícies metálicas estivessem separadas. Para provar isso, Franklin cobriu os dois lados de um pedaço plano de vidro com metal e conseguiu carregá-lo tal como uma garrafa de Leiden. Sua invenção ficou conhecida como o "quadrado Franklin" ou "quadrado mágico" e tornou-se mais um instrumento elétrico no estoque crescente dos experimentadores de toda a Europa e das colônias americanas.

Apenas por essas contribuições, Franklin já seria considerado um grande cientista, mas ele foi além. O experimento mais famoso de Franklin é descrito na edição de 1818 de Frankenstein: "Com arame e fio, ele também fez uma pipa, que atraiu aquele fluido das nuvens". Essa menção foi retirada da edição de 1831, mas, em seu lugar, há uma referência explícita ao galvanismo, um método que utiliza eletricidade para animar matéria morta e será o objeto de discussão de todo o próximo capítulo.

O experimento de Franklin com a pipa ficou registrado na história como um experimento clássico e simples que comprovava que os raios eram, na verdade, apenas uma forma natural e mais grandiosa da eletricidade que podia ser produzida em laboratórios. Mais alguns estudiosos haviam notado as semelhanças entre o fenômeno dos raios e as descargas produzidas por máquinas elétricas, mas Franklin descreveu detalhadamente uma dezena de outras semelhanças entre raios e eletricidade. O mais importante, porém, é que ele foi o primeiro a propor um experimento que confirmava suas teorias.

Um pouco decepcionante é o fato de que Franklin provavelmente não realizou o experimento em pessoa. Ele devia estar bem ciente dos riscos envolvidos: sabia-se que raios matavam animais e pessoas. Além disso, Franklin vivera, em primeira mão, a experiência dos efeitos aterradores dos choques elétricos quando acidentalmente recebeu uma descarga de uma garrafa de Leiden. Ao que parece, a garrafa carregada seria usada para matar um peru para o dia de Ação de Graças (é óbvio que ele já conhecia o potencial letal da garrafa). Franklin ficara física e psicologicamente abalado com a experiência, o que pode ter sido suficiente para dissuadi-lo de realizar, em pessoa, seu grande experimento com raios.

Em 1749, Franklin descreveu sua proposta de experimento em uma carta para a Royal Society em Londres. Ele foi a primeira pessoa a notar que a eletricidade parecia ser atraída para pontos e a sugerir que caso se levantasse um poste alto e pontiagudo seria possível atrair raios. Então, outro material condutor podia ser aproximado desse poste para ver se ele provocaria a produção de fagulhas. Pesquisadores franceses decidiram colocar essa sugestão em prática em 1752.

Em Marly-la-Ville, norte da França, Thomas-François Dalibard ergueu um poste de metal de doze metros de altura sobre uma banqueta de três pernas colocada em cima de três garrafas de vinho e esperou por uma tempestade. Uma vez que essa tempestade demorou a vir, e talvez já entediado, Dalibard deixou o experimento aos cuidados de Coiffier, um velho dragão [soldado de cavalaria], com instruções claras sobre o que o homem deveria fazer caso viesse uma tempestade.

Às 14h20 do dia 10 de maio de 1752 caiu um raio. Coiffier correu imediatamente até o poste e conseguiu produzir as faíscas. Então, ele mandou chamar o padre local, que seria considerado uma testemunha fidedigna daquele experimento incrível, e uma pequena multidão começou a reunir-se ali. Quando viram o raio cair e, em seguida, o padre acorrer para o local do experimento, várias pessoas pensaram que Coiffier tivesse morrido e o sacerdote estivesse indo realizar os ritos finais. Por isso, a multidão cresceu consideravelmente, sem se preocupar com a tempestade de granizo que se aproximava. Ao chegar, o padre conseguiu atrair fagulhas do poste até o fim da tempestade. Felizmente, ninguém se feriu durante o experimento, o que incentivou experimentadores de toda a Europa a repeti-lo.

Sem saber o que havia acontecido na França, Franklin tentou realizar seu experimento um mês depois. Contudo, ele escolheu para si um método diferente daquele que propôs em sua carta à Royal Society e foi essa versão que ficou registrada na história em vez dos sucessos anteriores de Dalibard e Coiffier na França. O relato mais detalhado do experimento de Franklin à nossa disposição encontra-se no livro de Priestley, The History and Present State of Electricity [A História e o Status Atual da Eletricidade], do qual falaremos mais adiante. O próprio Franklin não deixou um relato em primeira mão de seu mais célebre experimento, levando alguns a pensar que ele estivesse escondendo algo.

Dado o perigo óbvio do experimento, já se sugeriu que Franklin tenha encontrado outra pessoa para segurar a linha da pipa. Uma possibilidade é que um dos homens escravizados por Franklin tenha sido encarregado da tarefa. De acordo com o relato de Priestley, em junho de 1752, Franklin e o filho decidiram empinar uma pipa durante uma tempestade de raios. Eles estariam sozinhos na ocasião. Franklin amarrou no topo da pipa, feita com um lenço e dois gravetos, um cravo de metal e um longo fio de cânhamo, em cuja extremidade inferior ele pendurou uma chave. A linha da pipa era feita de fibra de seda isolante.

Apesar das nuvens carregadas no céu, a dupla começava a sentir-se frustrada com seu aparente fracasso. No entanto, quando estavam prestes a desistir do experimento, Franklin notou que os pequenos filamentos que se projetavam do fio de cânhamo estavam eriçados, indicando a presença de eletricidade. Provavelmente, a chuva havia encharcado o fio, de modo a permitir a passagem de corrente elétrica. Franklin aproximou um dedo da chave e sentiu vários choques satisfatórios. Assim se provava que os raios eram um fenômeno elétrico.

Os experimentos com a pipa e com ponteiras metálicas levaram Franklin a propor o uso de postes de metal, erguidos a uma altura maior que o ponto mais elevado de um prédio e fincados no solo ou em água nas proximidades, como método de proteção antirraios para construções. De início, a invenção desses condutores de raios foi vista com ceticismo e chegou mesmo a criar uma celeuma sobre o que era melhor: ponteiras redondas (defendidas pelos britânicos) ou pontiagudas (defendidas por Franklin). John Hunter, o anatomista de que falamos no Capítulo 7 e amigo de Franklin, foi uma das primeiras pessoas na Grã-Bretanha a instalar condutores de raios em uma propriedade, sua residência em Earls Court.

No século XVIII, as pessoas já sabiam que raios podiam matar. Em maio de 1666, Thomas Willis, um dos cirurgiões da Oxford de quem falamos no Capítulo 7, teve a oportunidade de dissecar um homem que havia morrido ao ser atingido por um raio em seu barco ao navegar pelo rio. Willis podia passar o punho pelo buraco que o raio abriu no chapéu do homem, e seu gibão se rasgara, arrancando os botões.

Willis e seus amigos conseguiram realizar a dissecação em si apenas na noite seguinte ao dia da morte, com o corpo já um tanto decomposto. Cientes de que talvez jamais tivessem outra oportunidade como aquela, eles seguiram com o trabalho apesar do fedor. A pele da vítima era algo extraordinário: podiam-se ver manchas e estrias no torso e em lugares que "pareciam couro queimado por fogo". Apesar disso, as queimaduras não chegavam às estruturas abaixo da pele. O que mais surpreendeu os cirurgiões foi que eles não conseguiram encontrar danos em nenhum órgão interno. De que forma o raio havia matado a vítima continuava sendo um mistério.

Após os experimentos de Franklin, houve uma onda de interesse pela eletricidade atmosférica, o que aumentou as oportunidades de os anatomistas descobrirem como os raios matavam. Estudiosos da eletricidade em toda a Europa expunham-se a riscos absurdos para descobrir mais sobre os raios e a eletricidade atmosférica — erguiam-se cravos de metal em jardins e instalavam-se cabos que se estendiam pelos gramados até o interior da casa das pessoas na tentativa de capturar esse fenômeno enigmático.

O professor George Wilhelm Richman, de São Petesburgo, instalou um elaborado sistema de globos de vidro e cabos que se estendia de seu laboratório até o lado de fora, onde ficava exposto ao tempo. No dia 6 de agosto de 1753, ele estava de pé diante do aparato examinando-o quando caiu um raio. Richman morreu instantaneamente, e todas as tentativas de reanimá-lo falharam. O exame de seu corpo revelou uma marca na testa, e presumiu-se que o raio teria entrado por ali. O sapato por onde o raio parecia ter saído fora dividido ao meio, mas as meias que ele vestia estavam intactas. Ao longo das costas, a pele tinha a aparência de couro queimado e foram encontradas marcas de queimadura em sua jaqueta. No entanto, os órgãos internos não mostravam sinais de lesões.

Um raio é extremamente poderoso: ele pode apresentar 150 mil amperes, 10 milhões de volts e um calor inacreditável (28 mil °C — mais quente que a superfície do Sol). Todavia, os seres humanos não são bons condutores de eletricidade, e uma pessoa tem muito mais chances de sobreviver a um raio que a algumas outras formas de eletrocussão. Os pulsos de raios são brevíssimos, com duração de milissegundos, de modo que há menos tempo para a ocorrência de danos ou lesões do que, por exemplo, o contato com linhas férreas de alta voltagem.

Raios podem causar lesões e danos de três maneiras: como resultado direto da passagem da energia elétrica pelo corpo; o calor do raio pode provocar queimaduras; e pode haver traumas mecânicos provocados pela onda de choque do raio ou pela rápida expansão dos gases presentes nos pulmões aquecidos pelo raio. Duas partes particularmente vulneráveis do corpo são o coração, que pode parar quando atravessado por ínfimas correntes elétricas, e o centro respiratório medular no cérebro, responsável pelo controle da respiração.

As lesões encontradas no corpo de vítimas de raios nos séculos XVII e XVIII são típicas: queimaduras na pele, com poucos danos a órgãos internos. O suor é um condutor de eletricidade mais eficiente que a pele em si, de modo que o rápido aquecimento da água no suor provoca queimaduras. As meias suadas, rapidamente aquecidas pela passagem da corrente do raio pelo corpo, provavelmente fizeram com que a água nas bordas dos sapatos apertados evaporasse, rasgando os calçados do professor Richman.

Ainda que apenas uma fração diminuta da energia elétrica do raio penetre o corpo, ela é capaz de parar o coração ou a respiração. Antes do desenvolvimento de métodos eficientes de ressuscitação cardiopulmonar, pessoas atingidas por raios tinham poucas chances de sobreviver. Pura falta de sorte. Para cada pessoa que morre ao ser atingida por um raio, existem outras dez ou vinte que sobrevivem. Algumas saem praticamente incólumes da experiência, mas outras podem sofrer lesões sérias e apresentar problemas de saúde permanentes, como deterioração da visão, zumbidos no ouvido, depressão, vertigens e fadiga. Não se sabe ao certo o motivo desses resultados tão diferentes de pessoa para pessoa. No geral, o uso de raios seria um método pouco confiável e arriscado para animar a criatura de Victor.

Os raios são descargas elétricas que ocorrem nas nuvens quando cristais de gelo de carga positiva sobem e se separam das gotas d'água e pelotas de gelo de carga negativa que descem para a porção inferior da nuvem. Essa é a mesma separação de cargas que acontece quando um balão é friccionado contra um agasalho de lã ou nas máquinas eletrostáticas usadas no século XVIII, mas em escala absurdamente maior. A base negativa da nuvem induz a formação de uma carga positiva no solo, separado pelo ar isolante entre eles (o mesmo princípio dos quadrados de Franklin, nos quais cargas opostas eram separadas por uma placa de vidro). Quando a diferença entre as cargas é grande demais para que o ar as mantenha separadas (cerca de 100 milhões de volts), formam-se os raios que, para corrigir o desequilíbrio de forças, descem ao solo com uma velocidade da ordem de 96 mil km por segundo, levando consigo energia suficiente para iluminar uma pequena cidade por algumas semanas.

O raio seguirá o caminho que lhe oferecer menor resistência até chegar ao chão e é por isso que costuma atingir construções e árvores altas. Esse poder tremendo, concentrado em uma área tão pequena, pode explodir prédios e árvores quando a umidade presente na estrutura ou na casca se transforma em vapor superaquecido. Não admira que o jovem Victor Frankenstein tenha ficado tão impressionado com a visão de uma árvore destruída por um raio.

A comprovação de que os raios não passavam de outra forma de eletricidade parece ter servido apenas para torná-la ainda mais fascinante aos olhos dos filósofos naturais e eletricistas dos séculos XVIII e XIX. Como cerca de 800 tempestades de raios acontecem a todo instante no mundo inteiro, provocando uma média de 4 milhões de raios por dia, essa poderia parecer uma fonte óbvia para obtenção de energia elétrica. Todavia, a imprevisibilidade quanto ao momento e local da queda de um raio, bem como as dificuldades de armazenar a energia até que ela seja necessária, torna a ideia inviável.

Se a eletricidade podia explicar o fenômeno dos raios, o que mais ela seria capaz de explicar? O fato de que era possível detectar energia elétrica na atmosfera mesmo quando não havia uma tempestade imediatamente sobre o local fez com que as pessoas começassem a especular se a eletricidade poderia ser a causa de outros fenômenos atmosféricos, tais como as auroras boreais. Alguns chegaram ao ponto de tentar explicar os terremotos como processos elétricos semelhantes aos raios.

Não há dúvidas de que raios e outros fenômenos elétricos são espetáculos maravilhosos, mas, perto do final do século XVIII, algumas pessoas já mostravam desânimo diante da impossibilidade de aplicação dessa fonte de energia. Shelley era fascinado por raios e deles falava com entusiasmo a seu amigo Thomas Jefferson Hogg quando os jovens frequentavam a universidade. O poeta prenunciava o dia em que o imenso poder dos raios seria invocado das nuvens para algum propósito, com vistas apenas ao progresso da sociedade. Porém, até então, ninguém havia conseguido transformar eletricidade, qualquer que fosse sua fonte, em algo útil.

Uma possível exceção à inutilidade prática da eletricidade era a medicina. Tão logo se começou a estudar a eletricidade na primeira metade do século XVIII, sua potencial aplicação em medicina também passou a ser investigada. As sensações provocadas por choques elétricos eram provas claras de seu efeito sobre o corpo e talvez ela pudesse ter alguma aplicação útil. O que provavelmente surgiu como experimentação bem-intencionada logo degringolou em charlatanismo e fraude ostensiva. Médicos franceses e italianos alardeavam as curas mais fantásticas para casos de paralisias e dores de cabeça, mas ninguém parecia ser capaz de replicar os resultados fora dos laboratórios desses poucos indivíduos. Quando Nollet partiu para a Itália a fim de testemunhar essas curas em primeira mão, nada parecia funcionar em sua presença.

A terapia elétrica foi aplicada a quase todos os problemas de saúde imagináveis, de resfriadores a tuberculose. Afirmava-se que os maiores sucessos eram alcançados com paraplégicos mas, mesmo nesse âmbito, os resultados variavam. O próprio Benjamin Franklin tratou pacientes paralíticos com eletricidade, mas não conseguiu curá-los. Em regra, as terapias consistiam na eletrificação do paciente e produção de faíscas na região afetada ou na aplicação direta de choques sobre o membro paralisado. Essas terapias eram repetidas diariamente e muitos alegavam melhoras, mas apenas ao longo do período em que eram tratadas, apresentando recaídas quando o tratamento era suspenso. Outros alegavam curas mais milagrosas.

Como acontecia com muitos outros tratamentos médicos da época, a eletricidade seria praticamente ineficaz na forma como era administrada. Havia pacientes que apresentavam melhoras, mas isso se dava apesar do tratamento, não por causa dele. Muitas dessas terapias parecem ridículas na melhor das hipóteses e assustadoras na pior. No entanto, sempre existe alguém que leva as coisas a extremos absurdos, e no caso das terapias elétricas essa pessoa foi o escocês James Graham, um conhecido do pai de Percy Shelley.

Graham esteve envolvido em uma série de modismos médicos, tais como banhos de terra que consistiam em enterrar a pessoa até o pescoço no solo, mas seu "Templo da Saúde" foi seu maior feito. Em seu auge, o Templo da Saúde atraía por dia 200 pacientes desejosos de recuperar a virilidade perdida. Localizado na elegante rua Pall Mall em Londres, o estabelecimento abriu suas portas em 1781 e instalava seus clientes pagantes em um conjunto de quartos ricamente decorados e adornados com mulheres seminuas. Quem estivesse passando por problemas conjugais e tivesse condições de arcar com os preços exorbitantes (cinquenta libras por noite, cerca de sete mil libras esterlinas atuais) podia gozar dos benefícios questionáveis da "cama celestial". A cama superdecorada era adornada com um dossel e cercada de espelhos. Música suave, aromas picantes e virgens vestais vestidas de branco conduziam os pacientes para o quarto. Duas enormes garrafas de Leiden geravam eletricidade para carregar bastões de latão, que conduziam essa eletricidade a um dragão flamejante. Embora o empreendimento contasse com o patrocínio de aristocratas, Graham foi à falência em 1784.

Com pouca ou nenhuma compreensão do que era a eletricidade e de como atuava no corpo, não admira que seu uso na medicina tenha sido um fracasso à época. Surpreendente mesmo foi a persistência do interesse nela, mesmo com resultados tão insatisfatórios. Apesar dos questionáveis resultados médicos que alguns alardeavam, era evidente que a eletricidade surtia algum tipo de efeito no corpo: era possível provocar contrações musculares em animais vivos e mortos muito depois de cessada a atuação de estimulantes químicos e mecânicos. Havia algo especial na eletricidade e em sua interação com o corpo. Tais experimentos teriam dado a Mary Shelley e a sua personagem Victor Frankenstein muito o que pensar durante a construção da criatura.

Os avanços na pesquisa dos fenômenos elétricos eram tão rápidos que Joseph Priestley conseguiu escrever uma história da eletricidade em 1767, menos de quarenta anos depois dos primeiros experimentos realmente sistemáticos na área. A obra inovadora de Priestley sobre eletricidade, The History and Present State of Electricity, ganhou enorme popularidade e muitas edições. O livro de mais de 700 páginas dedica apenas catorze delas à história elétrica desde a época dos antigos gregos até os primeiros experimentos modernos com eletricidade, o que mostra o pouco interesse que se nutria pelo tema antes do século XVIII.

Joseph Priestley, talvez mais conhecido hoje por ter descoberto o oxigênio (veja o Capítulo 6), era um polímata radicado no oeste da Inglaterra e membro proeminente da Lunar Society. Nascido em uma família de dissidentes, ele assumiu posições fortemente radicais ao longo da vida toda e apoiava a Revolução Francesa. Dentre os muitos interesses de Priestley estavam a teologia, a filosofia, a ciência e a educação, mas ele também era considerado um dos primeiros especialistas em eletricidade. Priestley publicou mais de 150 obras sobre diversos assuntos, inclusive política e religião, além de temas científicos. Ele começou a trabalhar com eletricidade somente em 1766, apenas um ano antes de publicar History, mas seu entusiasmo pelo assunto e sua dedicação a ele fizeram com que fosse logo reconhecido como um especialista no ramo. Muitos de seus contemporâneos descreveram-no como um eletricista, palavra cunhada por Benjamin Franklin em 1751.

Seus livros alcançaram tremenda popularidade, mas suas visões políticas eram consideradas muito polêmicas, e em dada ocasião incitaram uma turba furiosa a destruir seu laboratório. Priestley foi objeto de escárnio da imprensa britânica, mas os franceses ofereceram-lhe a cidadania francesa quando sua vida na Inglaterra se tornou intolerável. Com opiniões tão semelhantes, não admira que Priestley e William Godwin fossem amigos. Mary nunca conheceu Priestley, pois ele emigrou para a América em 1794 e lá permaneceu até sua morte em 1804, mas é provável que a escritora tenha ouvido falar de suas muitas e variadas ideias por intermédio do pai.

Fiel a seus princípios iluministas radicais, Priestley queria que o maior número possível de pessoas se beneficiasse das descobertas e dos avanços científicos. Seus livros buscavam estimular seu público a participar dos processos de descoberta. A obra The History and Present State of Electricity enfatizava como era fácil realizar experimentos e fornecia detalhes precisos sobre a construção de equipamentos, bem como indicações de lugares para a compra dos melhores materiais e dos mais em conta. Priestley incentivava o aspecto prático das demonstrações elétricas e escrevia com ardor sobre a satisfação proporcionada pelos fenômenos elétricos. O que pode ter atraído Priestley para essa faceta específica da ciência era a possibilidade da realização de experimentos a custos baixos, permitindo que praticamente qualquer pessoa participasse dessa fantástica experiência.

Em seu livro, Priestley apontava com clareza quais fenômenos elétricos ainda não tinham explicação e incentivava seus leitores a contatá-lo para falar de novas descobertas e teorias. Ainda havia muito o que descobrir. Mesmo quando as diferenças entre eletricidade resinosa e eletricidade vítrea foram resolvidas em um único fluido elétrico que podia fazer-se presente em abundância (positivo) ou escassez (negativo), ainda não havia consenso quanto ao que era de fato a substância elétrica. Além disso, faziam-se ainda distinções entre eletricidade natural e artificial. A eletricidade gerada por máquinas ou pela fricção de um pedaço de âmbar era considerada artificial. A eletricidade vista nos raios era evidentemente um fenômeno natural, e até mesmo a eletricidade estática gerada ao se acariciar um gato era tida como natural porque se originava de um ser vivo. Embora todas se revelassem como fenômenos elétricos, ninguém tinha plena certeza de que a eletricidade natural e a eletricidade artificial eram a mesma coisa. A existência de certos animais que pareciam dar choques elétricos aumentava ainda mais a perplexidade dos estudiosos.

Os antigos gregos sabiam que determinados peixes do gênero denominado Torpedo, termo em latim com o significado de "entorpecido" ou "paralisado", podiam produzir choques dolorosos que deixavam os membros atingidos doloridos e amortecidos. Também era conhecida a existência de bagres da África que davam choques, e as enguias chamadas poraquês ou "treme-tremes", da América do Sul, foram descobertas pelos europeus quando da colonização do continente no século XVI. No entanto, foi apenas no século XVIII que se fez a correlação entre eletricidade e os choques dados por esses peixes.

Experimentos realizados por John Walsh em 1722 mostraram que os choques dados pelas raias-elétricas [gênero Torpedo] eram de fato elétricos. Todavia, Walsh não logrou produzir fagulhas a partir de raias-elétricas à época, o que deixou dúvidas na mente de alguns. Foi apenas em 1776 que Walsh conseguiu fazer experimentos com os treme-tremes (assim chamados por causa dos efeitos que podiam produzir no corpo humano) importados da Guiana. Nas condições corretas, essas enguias podiam produzir fagulhas, fato explicado pela voltagem muito mais elevada que é produzida pelas enguias (cerca de 600 volts) quando comparadas com as raias-elétricas (por volta de 50 volts).

Espécimes de raias-elétricas conservados em brandy e enviados para a Inglaterra permitiram que John Hunter dissecasse os animais na tentativa de descobrir seus segredos. Dentro dos peixes, ele encontrou uma estrutura parecida com colunas compostas de discos firmemente conectados por uma massa de nervos. Essas dissecações destacaram a importância dos nervos na condução da energia elétrica no interior do corpo vivo. A aparência física dos órgãos elétricos da enguia e da raia-elétrica, hoje denominados órgãos de Hunter, teria grande influência no posterior projeto do famoso dispositivo elétrico de Alessandro Volta — a pilha.

Em alguns poucos exemplos, ficava evidente que a eletricidade podia desempenhar um papel na "economia animal", mas isso apresentava ainda mais problemas. Em primeiro lugar, como os peixes conseguiam gerar eletricidade? Como podiam produzir choques capazes de atordoar e matar outros animais sem que eles mesmos recebessem tais choques?

O nível de conhecimento sobre a eletricidade seria mais ou menos esse quando Victor Frankenstein deixa a casa de sua família para estudar filosofia natural na Universidade de Ingolstadt — havia muito mais perguntas que respostas e excelentes oportunidades para qualquer um que quisesse fazer contribuições valiosas na área.

Assim, as últimas décadas do século XVIII testemunharam uma intensa atividade no campo das pesquisas elétricas que levou a outro grande avanço científico, de abrangência e consequências incalculáveis: a bateria. O que começou como uma curiosidade acerca dos efeitos da eletricidade na contração muscular deu origem a um dos maiores conflitos científicos da história e levou incidentalmente à possibilidade de reanimar os mortos ao estilo Frankenstein.

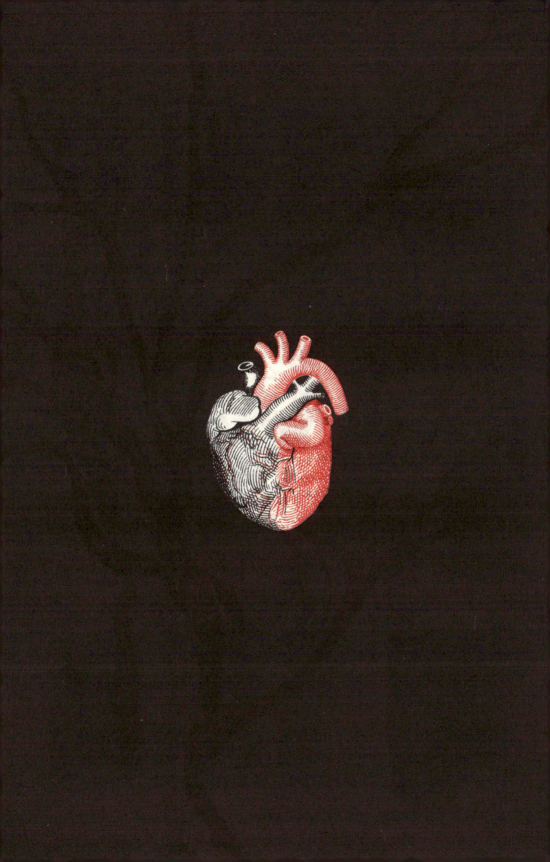

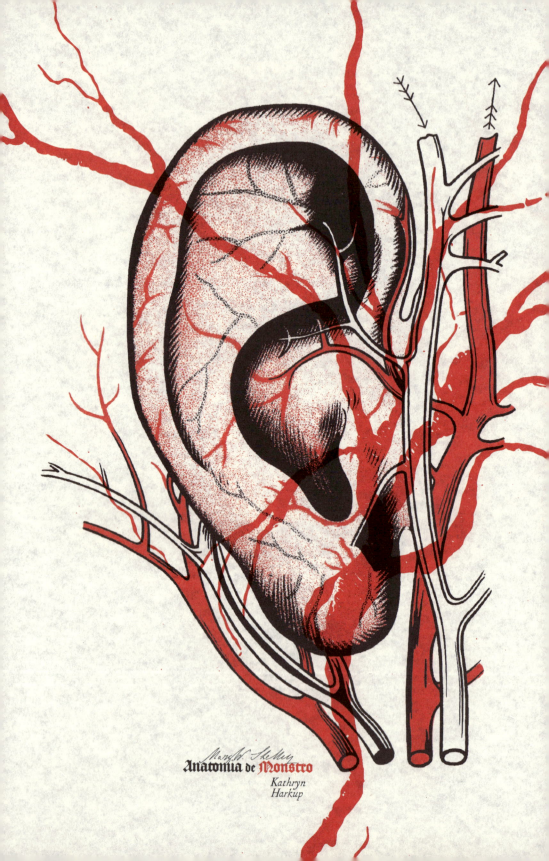

BIBLIOTECA **Medicina Macabra** APRESENTA

CAPITULUM XI

REANIMAÇÃO

Trabalhei com afinco por quase dois anos com o único propósito de infundir vida em um corpo inanimado.

O desenvolvimento da teoria elétrica e de dispositivos elétricos ao longo do século XVIII teria interessado personagens como Victor Frankenstein no que diz respeito à construção de aparelhos que pudessem usar em seus experimentos. No entanto, foi o trabalho desenvolvido nas duas últimas décadas do século que fez *Frankenstein* parecer um pouco realista demais para os leitores da época. A explosão de interesse em eletricidade no século XVIII havia suscitado uma infinidade de experimentos e observações. A diversidade e quase aleatoriedade dos métodos de investigação seguidos pelos experimentalistas redundara em mais perguntas que respostas. Aos poucos, porém, com os filósofos passando a se concentrar na investigação de facetas específicas dos fenômenos elétricos, começaram a surgir pesquisas mais sistemáticas.

Os experimentos realizados em seres humanos e animais haviam mostrado resultados impressionantes — movimentos involuntários de músculos, aparentes curas para surdez e até mesmo a reversão da morte. Era o aspecto biológico da eletricidade que interessava ao professor de anatomia Luigi Galvani, instigando-o a desenvolver seu próprio sistema detalhado de pesquisas nessa área. Esses estudos abrangentes levaram-no à propositura da polêmica teoria da "eletricidade animal", que provocou uma celeuma com outro professor italiano: Alessandro Volta.

Não se pode minimizar a importância do debate entre Galvani e Volta sobre o tema da eletricidade animal. O impacto das descobertas feitas por esses dois cientistas foi imenso e, embora a controvérsia tenha sido resolvida, a influência do trabalho de ambos ainda se faz muito presente nos dias de hoje.

O debate eclodiu em 1791 e, a partir de então, passou a ser o principal assunto de toda e qualquer reunião filosófica ou elegante, sendo ainda objeto de discussão entre os Shelley, Byron e John Polidori na Villa Diodati, décadas mais tarde, durante o fatídico verão de 1816.

Tudo começou em 1780, quando Galvani, professor de anatomia da Universidade de Bolonha, deu início a uma série de experimentos elétricos com sapos. O que nasceu como uma tentativa de compreender os efeitos da eletricidade na contração muscular acabou levando ao surgimento de uma nova disciplina científica: a bioeletricidade. A oposição de Volta à teoria de Galvani resultou na invenção da bateria e na criação de um ramo completamente novo da ciência: a eletroquímica. Em seus momentos mais sombrios, o debate instigou alguns indivíduos a realizar experimentos elétricos macabros no corpo de criminosos executados.

Luigi Aloisio Galvani nasceu em uma família próspera, ainda que não aristocrática, de Bolonha, na Itália. Ele foi o único filho que a família teve condições de enviar para a universidade: Galvani ingressou na Universidade de Bolonha em 1755 para estudar medicina. Nessa época, a educação médica baseava-se nas obras de Galeno e em outras ideias igualmente ultrapassadas, embora atitudes mais modernas com relação à biologia humana já se infiltrassem no curso. Galvani também estudou técnicas cirúrgicas que, sem dúvida, foram muito úteis em seus futuros estudos com sapos.

Uma vez graduado, o estudioso Galvani tornou-se professor de anatomia na mesma universidade e casou-se com Lucia Galeazzi, filha de um dos mais eminentes professores da Universidade de Bolonha, Domenico Gusmano Galeazzi. Em 1776, ele foi indicado para integrar a Academia de Ciências de Bolonha como professor de cirurgia e anatomia teórica. Esse novo cargo exigia que Galvani apresentasse à Academia um artigo por ano e foi por volta dessa época que ele começou a interessar-se pelo tópico do uso da eletricidade em medicina, assunto que era a grande sensação da Europa no período.

Conquanto os efeitos da eletricidade sobre a musculatura já estivessem comprovados, os experimentos desenvolvidos por Galvani eram mais detalhados e minuciosos que os realizados anteriormente. Ele queria descobrir mais sobre como se dava a contração dos músculos e se o fluido elétrico era sua causa. Nessa época, havia muita discussão a respeito da mecânica exata das contrações musculares. A noção tradicional era que o espírito animal circulava por pequenos canais ao longo do corpo todo. A natureza desse espírito era objeto de debate, e a eletricidade parecia encaixar-se na descrição: circulava a uma velocidade incrível, não tinha peso e havia provas de que era condutível por material biológico, como entre seres humanos de mãos dadas, ainda que a teoria não fornecesse muitos detalhes.

A fim de investigar a questão, Galvani equipou o laboratório de sua casa com um aparato de ponta que incluía máquinas elétricas para geração de eletricidade estática e garrafas de Leiden para armazenar a carga acumulada. Havia ainda quadrados mágicos, ou de Franklin, para condensar o fluido elétrico, além de todo o equipamento necessário para dissecações. Esse projeto ambicioso exigiria que Galvani dedicasse muito tempo e trabalho a seus experimentos, motivo pelo qual ele também lançou mão de um grupo de assistentes para auxiliá-lo, dentre os quais se destacava sua amada esposa Lucia.

Lucia Galeazzi era uma bolonhesa muito instruída, mas, no século XVIII, a educação das mulheres restringia-se sobretudo a temas históricos e religiosos. Ao lado dos estudos convencionais, Lucia aprendeu italiano e latim para ajudar o marido em suas anotações e escritos. Ela também era suficientemente versada em questões científicas para trabalhar ao lado de Galvani no laboratório. Lucia foi uma participante ativa das pesquisas científicas do marido, além de auxiliá-lo em sua prática médica no âmbito da obstetrícia e de revisar seus textos médicos. Sabe-se ainda que ela não só participava das discussões científicas nas *"conversazioni"* que aconteciam nos salões de todas as famílias de prestígio de Bolonha como também as incentivava. Galvani ficou arrasado quando ela morreu de asma em 1788.

No laboratório, Luigi e Lucia contavam com a ajuda de Camillo Galvani e Giovanni Aldini (anos mais tarde, Aldini viria a ser o maior divulgador do trabalho de Galvani), sobrinhos do cientista. Além dos parentes, alguns dos alunos de Galvani na universidade também trabalhavam no laboratório.

Para seus estudos de contração muscular, Galvani decidira trabalhar com sapos, animal que passou a ser descrito como o "mártir da ciência" por motivos que logo descobriremos. Os sapos foram uma escolha natural para esse tipo de experimento, pois eram relativamente fáceis de arranjar e em grandes quantidades; seus nervos podiam ser isolados do corpo com facilidade e continuavam a responder a estímulos elétricos muito tempo depois de mortos. Galvani observou que, desde que adequadamente preparados, os sapos ainda podiam responder a estímulos elétricos 44 horas após sua morte, o que era algo impressionante.

Galvani começou a registrar seus experimentos elétricos em sapos no dia 6 de novembro de 1780. Em sua primeira rodada de experimentos, ele preparou os sapos "da maneira habitual", sugerindo que já havia iniciado os experimentos antes daquela data, ou que havia lido muito a respeito de experimentos semelhantes realizados por outros cientistas. Ele cortou a metade superior do corpo do sapo, de modo a deixar apenas as patas ligadas à coluna e expor os nervos crurais que se estendiam diretamente até os músculos das patas.

No início, Galvani usava cabos e outros materiais condutores conectados a garrafas de Leiden e outros dispositivos elétricos, inserindo-os no corpo do sapo a fim de estimular diretamente partes diferentes do corpo. O cientista notou contrações nos músculos da pata do sapo ao estimular os nervos que se ligavam a eles. Em si, isso não era algo novo ou impressionante — resultados parecidos já haviam sido obtidos tanto com animais vivos quanto com mortos —, embora pessoas que não fizessem parte da comunidade científica talvez se surpreendessem ao ver um sapo indubitavelmente morto movimentar-se como se estivesse vivo. O diferencial dos experimentos de Galvani era seu nível de planejamento, seus detalhes experimentais, o tempo que ele dedicava a suas pesquisas e as conclusões a que ele chegou a partir de suas constatações.

Os experimentos seguiram com os resultados já esperados por Galvani até que um dia ele fez uma descoberta surpreendente. Era possível provocar espasmos nas patas do sapo ainda que elas não estivessem em contato com nenhum dispositivo elétrico. Se um pesquisador tocasse o nervo crural com a lâmina de dissecação ao mesmo tempo que outro pesquisador — possivelmente a esposa de Galvani —, sem tocar o primeiro pesquisador, e usasse uma máquina elétrica a certa distância para produzir faíscas, o espasmo ocorreria.

Essas "contrações à distância" eram algo novo e, a princípio, Galvani não conseguiu explicá-las. Por isso, ele começou a realizar uma enorme quantidade de experimentos, alterando detalhes ínfimos e modificando cada variável concebível no arranjo experimental. Por exemplo, Galvani colocou o sapo perto da máquina, afastado dela, em uma sala separada, isolado debaixo de um pote de vidro, mas, para sua frustração, ele continuava obtendo resultados variados ainda que trabalhasse com o mesmo sapo. No entanto, apesar das variações observadas, as contrações provocadas pela descarga de uma máquina elétrica afastada não eram um fenômeno ocasional — o que variava era a intensidade e a duração do efeito. Galvani enfrentou dificuldades para encontrar uma explicação para seus resultados.

O fato de que ele alcançava resultados variáveis não é um julgamento de sua capacidade enquanto pesquisador, mas antes algo que enfatiza as dificuldades de se trabalhar com as variabilidades naturais de organismos biológicos complexos, coisa que os cientistas modernos sabem muito bem. Os fenômenos de contrações à distância foram explicados pelo rival de Galvani, Volta, e outros estudiosos da época como "a ação de atmosferas elétricas". A eletricidade estática acumulada na máquina elétrica criava uma atmosfera elétrica que era perceptível aos nervos do sapo. As máquinas elétricas do século XVIII podiam produzir mais de 10 mil volts e não lhes seria difícil induzir carga suficiente no nervo do sapo para provocar contrações, mesmo quando separados por alguns metros. Trata-se do mesmo princípio pelo qual os raios induzem uma carga no solo, apesar deste estar separado por um imenso volume de ar, como vimos no Capítulo 10 (veja a página 229).

Após vários anos de testes conduzidos em seu laboratório no estudo do fenômeno das contrações à distância, Galvani decidiu realizar seus experimentos ao ar livre para ver se a eletricidade "natural" produziria os mesmos efeitos da eletricidade "artificial" que ele vinha utilizando em laboratório. Quando as condições atmosféricas se mostraram favoráveis, diversos sapos foram preparados com ganchos de metal fincados na coluna, de modo que pudessem ser pendurados nos corrimãos da sacada da casa de Galvani. Com a aproximação da tempestade no horizonte, as patas dos sapos começaram a apresentar espasmos.

Embora esses resultados pudessem ser interpretados como mais uma prova de que a eletricidade atmosférica e a eletricidade artificial eram a mesma coisa, para Galvani eles causaram ainda mais confusão. Para ele, ainda mais surpreendente era o fato de não ser preciso nenhuma tempestade de raios para a produção do mesmo efeito. Bastava que Galvani ou um de seus assistentes pressionasse o gancho de metal fincado na coluna do sapo contra o corrimão para que as patas do animal apresentassem espasmos exatamente como antes. Ele não conseguia dizer se as contrações eram provocadas por efeitos elétricos externos, oriundos de uma tempestade de raios, ou de uma máquina, ou se derivavam do próprio sapo. Galvani começou a cogitar se haveria mais um tipo de eletricidade, um tipo que fosse inerente ao sapo.

O cientista voltou a realizar seus experimentos dentro do laboratório, dando início a outra bateria deles. Sem qualquer outra fonte de eletricidade ali, ele descobriu que podia produzir os mesmos efeitos nos músculos dos animais usando apenas ganchos e superfícies de metal. E ele realizou experimentos nas condições mais variadas que se pudesse imaginar: trocava o metal utilizado no gancho e colocava os sapos em superfícies diferentes (metálicas e não metálicas) antes de pressionar o gancho à nova superfície. Um aspecto importante era que as contrações aconteciam tão somente quando se usavam metais condutores, algo que Galvani entendeu como prova de que os metais apenas permitiam o trânsito da eletricidade inerente ao sapo.

Conforme avançavam seus experimentos com diferentes materiais, Galvani descobriu que era possível provocar espasmos nas patas dos sapos simplesmente colocando um arco de metal com uma extremidade em contato com um nervo exposto e a outra tocando a pata do animal.

Ao final de dez anos de pesquisas com variações e repetições de experimentos, Galvani concluiu pela existência daquilo que denominou "eletricidade animal" inerente ao corpo dos sapos e de todos os demais animais. Era a movimentação desse fluido elétrico intrínseco, pelo uso de metais condutores ou quando desencadeada por descargas elétricas, que provocava as contrações musculares. A eletricidade animal talvez fosse o "fluido vital" de que Victor Frankenstein lançara mão para animar sua criatura.

Benjamin Franklin havia explicado a causa de choques e descargas elétricas como a movimentação do fluido elétrico para restabelecer um desequilíbrio. Diante disso, Galvani concluiu que devia haver um desequilíbrio no fluido elétrico do sapo e esse desequilíbrio acontecia nos músculos. Ele afirmava que as porções interna e externa dos músculos apresentavam quantidades diferentes de fluido elétrico e que os nervos não passavam de condutores. Franklin usara a teoria do desequilíbrio de fluidos para explicar o funcionamento da garrafa de Leiden. Agora, Galvani equiparava os músculos de sapos (e outros animais) às garrafas de Leiden, dizendo que havia excesso e déficit de fluido elétrico nas porções interna e externa do músculo, como acontecia com a garrafa. Os metais usados no arco de seus experimentos ofereciam uma via alternativa para a transmissão do fluido elétrico.

Galvani registrou suas descobertas na obra *De Viribus Electricitatis in Motu Musculari Commentarius* [Comentário ao Efeito da Eletricidade no Movimento Muscular] e em 1791 apresentou ao mundo o conceito de "eletricidade animal". Pesquisadores de toda a Europa apressaram-se a recriar o experimento de Galvani — o que levou a uma escassez de sapos. Um dos primeiros a demonstrar grande interesse nos detalhes da obra de Galvani foi Volta, que iniciou seus experimentos poucas semanas após ler o *De Viribus*.

Nessa época, Alessandro Volta tinha 47 anos, era professor de Física na Universidade de Pavia e havia sido recentemente eleito membro da Royal Society em Londres. Seus contemporâneos referiam-se a ele como o "Newton da eletricidade". Seus interesses de pesquisa nesse período eram os baixos níveis de eletricidade que não podiam ser detectados pelas técnicas de então. O melhor que se tinha à disposição eram os eletrômetros, cuja sensibilidade conseguia detectar cerca de apenas um volt. No entanto, era possível estimular nervos expostos com uma ínfima fração dessa voltagem. Os resultados obtidos por Galvani pareciam indicar que os sapos podiam ser detectores particularmente sensíveis a atmosferas elétricas. Portanto, Volta desejava utilizar sapos como ferramentas para mensurar baixos níveis de eletricidade.

O entusiasmo inicial de Volta pelo trabalho de Galvani logo cedeu lugar a dúvidas. No tocante aos experimentos de Galvani com ganchos fincados na coluna dos sapos e os arcos metálicos utilizados para ligar músculos e nervos, ele julgava que as contrações talvez fossem provocadas pelo próprio metal, não pela eletricidade animal do corpo do sapo. Ao reproduzir os experimentos de Galvani, ele observou fortes contrações quando usava metais diferentes. Volta acreditava que a eletricidade fosse gerada ou transmitida pelos metais e que o sapo fosse um mero condutor. Por isso, ele descreveu os metais como "motores elétricos" em vez de condutores passivos.

A reação inicial de Volta foi escrever um comentário à obra de Galvani. Esse foi o início de uma longa discussão epistolar entre os dois cientistas. Embora mantivessem a cortesia, cada qual se aferrava cada vez mais a sua própria opinião. Volta contestou o conhecimento elétrico de Galvani ao afirmar que o cientista obviamente nada sabia sobre eletricidade atmosférica, fenômeno que explicaria facilmente suas observações dos espasmos dos sapos expostos a uma tempestade de raios. Contudo, não restam dúvidas de que Volta tinha respeito suficiente pela pesquisa de Galvani para reproduzir seus experimentos e rebater, de forma específica e com detalhes, cada argumento apresentado por Galvani. De fato, tanto Galvani quanto Volta desenvolveram novos experimentos que visavam provar de forma conclusiva, para si mesmos, um ou outro argumento.

O debate atraiu pesquisadores de toda a Europa e também de outros lugares. Experimentadores, filósofos naturais e simples curiosos replicavam os experimentos, criavam suas próprias variações, tiravam suas próprias conclusões e escolhiam um lado do debate. As linhas de batalha moviam-se por fronteiras científicas e nacionais. As proporções da controvérsia foram assim descritas por Emil du Bois-Reymond: "[...] onde quer que houvesse sapos e dois metais diferentes pudessem ser atados, as pessoas convenciam-se, em primeira mão, da prodigiosa reanimação de membros amputados. Os fisiologistas acreditavam estar segurando nas mãos o antigo sonho da força vital [...] ninguém corria o risco de ser enterrado vivo se tivesse sido galvanizado antes do sepultamento".

A fim de contestar a teoria de Volta de que a eletricidade era gerada por metais diferentes, Galvani comprovou que bastava um arco feito de um *único* metal para produzir as contrações. Todavia, ele reconheceu que tais contrações não eram tão fortes quanto aquelas observadas quando se usavam dois metais. Volta rebateu, dizendo que não havia maneira de provar que o metal era puro e que uma quantidade ínfima de um segundo metal, impossível de detectar, seria a causa do que Galvani observara. Mas era impossível provar a declaração de Volta, de modo que ela não corroborou nenhum lado do debate. Por isso, Galvani decidiu eliminar quaisquer metais de seus experimentos.

Aldini, sobrinho de Galvani, havia demonstrado que o carbono (elemento não metálico) podia atuar como arco entre o nervo e o músculo para a produção de contrações.* Em seu laboratório, Galvani também descobriu que seres humanos de mãos dadas podiam constituir um canal condutor satisfatório. Não havia sequer necessidade de um arco externo. Quando Galvani colocou o nervo dissecado de um sapo sobre o músculo da pata do animal, constatou que ocorriam contrações. O sapo atuava como fonte de eletricidade *e* condutor. "Todos os cientistas previram a iminente derrota de Volta e o triunfo absoluto de Galvani".

---

* O carbono, na forma de grafite (a substância que constitui o miolo do lápis) é um elemento atípico entre os não metais por sua capacidade de conduzir eletricidade. Isso se dá por causa da organização das ligações atômicas de sua estrutura.

Em resposta, Volta questionou a técnica experimental de Galvani e sugeriu que, por maior que fosse seu cuidado ao colocar o nervo sobre o músculo do sapo, o experimentador não podia descartar a possibilidade de bater acidentalmente no ponto de contato. A atuação dessa força mecânica no nervo seria suficiente para provocar contrações. A dificuldade de reproduzir o experimento de Galvani corroborava o argumento. Nenhum dos lados conseguira avançar e nenhum deles reconheceria a derrota.

No entanto, apesar de todos os seus argumentos em contrário, Volta admitia a existência da eletricidade animal: ele reconhecia que a raia-elétrica e a enguia-elétrica eram dotadas de um fluido elétrico capaz de produzir choques. O cientista admitia ainda que havia eletricidade animal nos nervos de todos os animais dependentes da alma para agir, mas esse fluido ficava confinado dentro da estrutura do nervo. Volta conjecturava que nos experimentos de Galvani o fluido elétrico já não podia ser movimentado pela alma, uma vez que os animais estavam mortos, e, portanto, eram os metais que o faziam como causa externa.

Em 1795, Galvani realizou experimentos em raias-elétricas. Ele queria descobrir mais a respeito das propriedades elétricas do peixe e usá-lo para reforçar sua teoria da eletricidade animal. Em seus experimentos, Galvani extraiu um dos dois órgãos elétricos de uma raia-elétrica e percebeu que, ao ser removido do corpo, o órgão elétrico já não era capaz de produzir nenhum efeito elétrico aparente. O órgão deixado no corpo do peixe, por sua vez, ainda conectado a ele por uma massa de nervos, continuava a produzir choques e outros efeitos elétricos. Outro peixe teve o cérebro removido e com isso seus órgãos elétricos pararam de funcionar — logo, o cérebro, bem como sua conexão com os nervos, era importante. Ainda outro peixe teve o coração extirpado, de modo a assegurar que o experimento estivesse sendo realizado em um animal morto. Dessa vez, os órgãos elétricos continuaram a funcionar por algum tempo. O coração não era crucial à função dos órgãos elétricos e, desse modo, teria de haver outra propriedade do organismo do animal que provocasse os efeitos elétricos após a morte. Na opinião de Galvani, essa propriedade era a "eletricidade animal".

Mas Galvani não restringiu seus experimentos a sapos e raias-elétricas. Ele também usou arcos metálicos em pássaros e quadrúpedes, principalmente cordeiros, conseguindo provocar contrações musculares e provando para si mesmo e muitos outros a existência de uma eletricidade animal *universal*.

Em 4 de dezembro de 1798, porém, a participação de Galvani na controvérsia terminou abruptamente. Os franceses haviam conquistado os estados setentrionais da Itália, onde vivia Galvani, mas, sendo um homem de princípios, ele se recusou a jurar obediência aos novos governantes e foi destituído de sua função e despojado de sua fonte de renda. Em consequência, ele foi viver com o irmão e morreu na pobreza. Muitos deram continuidade à discussão na falta de Galvani, sobretudo Giovanni Aldini, sobrinho de Galvani, como veremos mais adiante.

Galvani deixou um legado importante. Ele havia incutido na mentalidade popular a noção da eletricidade animal e da estimulação elétrica de músculos para a produção de movimentos após a morte (galvanismo). A ideia de cientistas explorando e manipulando o que talvez fosse a substância mesma da vida devia ser fantástica e aterradora. É compreensível que muitos tenham contestado suas visões e que o debate tenha prosseguido mesmo sem Galvani.

Volta prosseguiu com suas pesquisas de metais e diferentes condutores, o que culminou na criação de um dispositivo de simplicidade brilhante capaz de produzir os mesmos efeitos elétricos que Galvani havia observado, mas sem a necessidade de sapos ou qualquer outro animal. Galvani eliminara os metais de seus experimentos. Agora, Volta eliminava os sapos. Se o que gerava os efeitos elétricos eram os metais, então Volta precisaria apenas de dois metais diferentes.

Esse dispositivo veio a ser a maior contribuição de Volta para a ciência — a invenção da pilha: uma coluna que alternava discos de prata e zinco, cada qual com uns 2,5 cm de diâmetro separados por papelão encharcado de água. O papelão assumia o lugar do sapo. Quando se atavam cabos ao topo e ao fundo da pilha de discos, produzia-se um choque.

Volta anunciou sua invenção à Royal Society em uma carta escrita em francês, documento que foi logo publicado na *Philosophical Transactions* com o seguinte título em inglês: *On the Electricity Excited by the mere Contact of conducting Substances of different Kinds* [Da Eletricidade Ativada pelo mero Contato de Tipos diferentes de Substâncias condutoras]. Uma versão traduzida da carta foi publicada pouco tempo depois na *The Philosophical Magazine*. Volta batizou sua invenção de *"organe électrique artificiel"* [órgão elétrico artificial] por causa de sua deliberada semelhança com os órgãos elétricos das raias-elétricas. O dispositivo ganhou vários outros nomes, mas hoje nós o chamaríamos de a primeira pilha.

Embora Volta não tivesse exatamente invalidado a teoria de Galvani (ainda podia haver uma eletricidade animal), a comunidade científica da época considerou a invenção uma vitória conclusiva. Ela colocou fim no debate sobre a eletricidade animal, mas, o que é ainda mais importante, prenunciava uma nova era da ciência elétrica, química e fisiológica. A pilha transformaria nossa compreensão da eletricidade, da pesquisa científica e da própria sociedade.

A notícia das ideias e da invenção de Volta logo se espalhou. Seu primeiro anúncio ao público em geral foi por meio do *Morning Chronicle* de 30 de maio de 1800. Posteriormente, o mesmo jornal publicou uma descrição completa de como a pilha voltaica podia ser construída. Tiberius Cavallo, filósofo natural italiano radicado em Londres e grande amigo do dr. James Lind, professor de Percy Shelley em Eton, também teve papel muito ativo na promoção do novo dispositivo. Em questão de semanas, experimentadores de toda a Europa estavam construindo pilhas voltaicas e realizando novos experimentos.

Pela primeira vez na história era possível produzir uma corrente elétrica contínua, algo que, de início, os instrumentos existentes não conseguiam medir. Embora alguns dos efeitos produzidos pela pilha fossem, sem dúvida, de natureza elétrica, ela não era exatamente igual às máquinas de eletricidade estática e às garrafas de Leiden com que os experimentadores estavam familiarizados. Por exemplo, era difícil produzir uma fagulha a partir de uma pilha voltaica, e ela não conseguia atrair objetos leves com a mesma facilidade das máquinas geradoras de eletricidade estática. Isso levou os experimentadores da época a considerar a possibilidade de que mais uma forma de eletricidade tivesse sido descoberta e passaram a denominá-la eletricidade "galvânica", o que deve ter sido uma grande decepção para Volta.

Na realidade, em termos gerais, tanto Galvani como Volta estavam corretos em suas teorias da eletricidade. Sim, dois metais diferentes podem ser usados para produzir corrente elétrica (essa é a base da maioria das pilhas modernas). E, sim, existe uma eletricidade inerente aos animais, embora ela se faça presente nos nervos, não nos músculos, como pensava Galvani. Com o benefício da retrospectiva, Volta e Galvani argumentavam a partir de posições contrárias.

Embora a invenção de Volta produzisse uma corrente elétrica contínua que permitiu o desenvolvimento de dispositivos eletrônicos como os que conhecemos hoje, ela de fato não é muito útil para a estimulação de nervos. Nesse caso, é necessária uma rápida mudança de voltagem, que é o que oferecem as fagulhas das máquinas elétricas e as garrafas de Leiden que Galvani utilizava em seus experimentos. Observavam-se contrações musculares tão somente quando os cabos da pilha de Volta faziam o primeiro contato com um nervo ou músculo e, por vezes, quando eram afastados.

A batalha entre Volta e Galvani quanto à natureza da eletricidade e sua atuação em músculos e nervos não chegou ao fim com a invenção da pilha voltaica. Aliás, longe disso. Ainda havia muito que ser investigado tanto na ciência da eletricidade como nos mecanismos do corpo animal. Johann Wilhelm Ritter e Alexander von Humboldt, os fisiologistas alemães tratados no Capítulo 3, deram suas contribuições à teoria da eletricidade animal.

Hoje, o sapo foi suplantado pela lula nesse tipo de experimento científico. Os nervos da lula são tão grandes que é possível implantar minúsculos eletrodos na célula nervosa a fim de mensurar diretamente a voltagem distribuída pela membrana celular. Isso só foi conseguido no século XX e comprovou, enfim, que os sinais nervosos são de natureza elétrica, como sugerira Galvani tantos anos atrás.

O que nem Galvani nem o Victor Frankenstein de Mary tinham condições de saber era como se dava a geração de um potencial elétrico em células nervosas. Para eles, assim como para seus contemporâneos, a eletricidade era uma substância em si mesma, não o resultado de propriedades de átomos e elétrons.

Nas células nervosas, o que dá origem ao sinal elétrico é o trânsito de entrada e saída de dois metais diferentes na forma de íons de sódio e potássio. No processo de preparação da célula nervosa para transmitir seu sinal, cria-se um "potencial de repouso" em que o interior da célula fica mais negativo que o exterior. Isso se assemelha ao acúmulo de carga em um dos lados da garrafa de Leiden, de modo que a carga oposta se concentre na outra superfície. Trata-se do desequilíbrio que Galvani erroneamente pensava ocorrer nos músculos, mas não havia modo de identificar isso com a tecnologia do século XVIII.

A fim de alcançar o potencial de repouso, ou desequilíbrio, a célula nervosa faz duas coisas: acumula potássio em seu interior e impede a entrada de sódio. Para manter esse desequilíbrio, bombas moleculares usam energia para separar os íons de potássio dos íons de sódio e posicioná-los corretamente. Quando o indivíduo morre e o suprimento de energia cessa, esse processo de separação também cessa, e os íons de sódio e potássio começarão a abandonar sua posição habitual por difusão.

Em repouso, a segregação de íons de potássio e sódio produz uma diferença de −70 milivolts entre o interior e o exterior da célula. Quando um simples gatilho (seja a ocorrência de uma reação química natural do corpo ou algo externo, como uma descarga elétrica) estimula um nervo, isso altera as propriedades da membrana celular. A fim de restabelecer o equilíbrio, os íons de sódio penetram na célula e os íons de potássio saem. Esse estímulo inicial pode ser muito menor que −70 milivolts, pois basta que a membrana celular seja levemente modificada para que haja uma alteração muito maior da circulação dos íons. Esse sinal inicial é como usar um controle remoto para ligar uma televisão. Uma pequena quantidade de sinal elétrico é utilizada para ativar um fluxo muito maior de eletricidade, que liga a televisão. Assim, o mínimo necessário para ligar a televisão (supondo que esteja conectada à tomada e pronta) é a carga disponível nas pequenas pilhas do controle remoto em vez da quantidade muito maior de eletricidade requerida para carregar a tevê em si. Os nervos são dotados de um sistema semelhante.

Esse limiar mínimo, que precisa ser excedido para modificar a membrana celular e, assim, permitir o fluxo de íons, garante que os nervos não disparem ao mais ínfimo estímulo. No entanto, trata-se de um sistema do tipo tudo ou nada para cada célula nervosa individual (um estímulo maior não produzirá um sinal maior em uma célula individual). Quando Galvani observou um aumento da resposta muscular a partir de um aumento da força elétrica, ele estava, na verdade, estimulando células nervosas diferentes com limiares mínimos diferentes. Apesar disso, suas técnicas experimentais eram suficientemente sutis e detalhadas para constatar que ali atuava um sistema do tipo tudo ou nada, ainda que Galvani não fizesse ideia de como ele funcionava.

Quando os canais de sódio se abrem, íons positivos de sódio acorrem para dentro da célula, neutralizando a carga negativa acumulada ali. Os íons de potássio começam a fluir para fora da célula, e uma sucessão de canais de íons de sódio e potássio se abre por toda a extensão da célula nervosa a fim de transmitir o sinal nervoso — o que é denominado "potencial de ação". Após a produção do sinal nervoso, o processo termina com as bombas moleculares levando tudo de volta para suas posições iniciais.

Para assegurar que, ao percorrer o axônio da célula nervosa (a parte que transmite o sinal elétrico), o sinal não se perca em meio aos tecidos circundantes, o axônio é isolado pela bainha de mielina, como se fosse o material isolante de um fio elétrico. Os neurônios motores (células nervosas que controlam os movimentos) podem ter até um metro de comprimento, e para garantir que o sinal não perca intensidade enquanto transita pelo nervo existem estações ao longo do caminho que intensificam levemente o sinal.

Quando Galvani e outros experimentadores estimulavam os nervos dos sapos, precisavam de pouquíssima voltagem (cerca de 20 milivolts) para desencadear as mudanças na membrana celular que permitem que o nervo envie um sinal. Ainda que os nervos tivessem sido cortados durante a dissecação, as estações intensificadoras de sinal ao longo do axônio também podem ser pontos que, se estimulados, iniciam o sinal.

Uma vez que Mary (e, portanto, sua personagem Victor Frankenstein) não tinha meios de saber nada disso, poderia Victor ter usado um sistema mais simples, como cabos metálicos, na construção de sua criatura? Afinal, metais conduzem eletricidade muito melhor que o fluido nervoso. Contudo, dado o modo como cabos de metal conduzem eletricidade — pelo trânsito de elétrons ao longo de seu comprimento —, a transmissão da mesma informação por um cabo de um metro de comprimento, sem perda da intensidade, exigiria cabos muito mais grossos que as células nervosas (sem considerarmos a camada isolante que seria necessária para impedir curtos-circuitos). Apesar de sua complexidade, as células nervosas são capazes de transmitir sinais a uma velocidade de até 150 metros por segundo, e o processo todo, do estímulo ao sinal e restabelecimento do potencial de repouso, pode acontecer em um total de apenas 1/400 de segundo.

As células nervosas transmitem mensagens de uma parte do corpo a outra em uma série primorosamente orquestrada de sistemas que monitoram e regulam processos fundamentais, como a respiração e a digestão, além de permitir que nos movimentemos e raciocinemos. Sua complexidade é impressionante. Mas o sistema nervoso não se constitui somente de células nervosas individuais — elas formam intricadas interconexões. A maioria das células nervosas estabelece cerca de mil contatos, e células nervosas especializadas, conhecidas como células ou fibras de Purkinje, podem estabelecer até 80 mil. Victor teria deparado com um dificílimo desafio técnico para conectar o sistema nervoso das partes que usou para construir sua criatura, tarefa que seria intimidadora, se não impossível, até mesmo para os melhores cirurgiões da atualidade.

De início, a invenção da pilha por Volta em 1800 pode ter triunfado sobre a teoria da eletricidade animal, mas ainda havia quem relutasse em desistir dela. O sobrinho de Galvani, Giovanni Aldini, assumiu a causa do tio e tentou convencer o maior número possível de pessoas das teorias da eletricidade animal de Galvani. Para tanto, ele realizava demonstrações públicas dos efeitos da eletricidade em animais, reproduzindo os experimentos do tio. Ironicamente, ele utilizava a invenção de Volta como sua fonte de estímulos elétricos, mas insistia em chamá-la pilha "galvânica" em vez de "voltaica".

De início, Aldini usava o velho amigo do tio eletricista, o sapo. Em pouco tempo, porém, provocar espasmos em patas de sapos perdeu a graça, de modo que ele decidiu passar a algo mais impressionante — cabeças de touro, recém-trazidas do abatedouro. Colocavam-se cabos conectados à pilha galvânica sobre a cabeça do touro, fazendo com que os músculos faciais do animal se movimentassem: a língua pendia, os lábios se afastavam e os olhos giravam. No entanto, os animais precisavam ser "frescos". Vários experimentadores observaram que músculos de mamíferos eram muito mais difíceis de estimular e que os efeitos desapareciam depressa (quando as bombas moleculares já não conseguiam restabelecer os íons a suas posições originais). Em cães e gatos, por exemplo, os efeitos começavam a diminuir depois de uns quinze minutos. O fato de que o corpo de animais de sangue quente logo deixa de responder a estímulos elétricos seria mais um obstáculo ao projeto de Victor Frankenstein de reviver sua criatura.

Quando as plateias de Aldini já não se impressionavam sequer com as horrendas demonstrações em animais abatidos, ele recorreu a algo ainda mais extremo — cadáveres humanos. Cabeças e corpos eram levados da forca para anfiteatros e ali Aldini e outros experimentadores aplicavam os cabos de suas pilhas ao rosto e ao corpo dos criminosos recém-executados. Viam-se cabeças, totalmente separadas do corpo, fazer caretas, franzir o cenho e contorcer-se como se ainda vivas.

Essas demonstrações vívidas e grotescas acabaram sendo proibidas na Alemanha quando ficou evidente que haviam deixado de ser palestras sobre princípios científicos ou parte de pesquisas científicas para transformar-se em uma forma macabra de entretenimento. Não há muito o que aprender da aplicação de cabos elétricos à face de uma cabeça decapitada na frente de uma plateia. Mas nem tudo que Aldini fazia era mero espetáculo; ele tinha ambições maiores: ressuscitar os mortos.

No século XVIII, já se usavam choques elétricos em tentativas de ressuscitação de pessoas afogadas. Aldini defendia o uso de pequenas pilhas para ressuscitar pessoas em "estado de animação suspensa", como ele chamava, ou que tivessem morrido por sufocação, quando outros tratamentos não mostravam resultado. O que Aldini realmente precisava era de um cadáver inteiro para provar sua teoria, de preferência um que tivesse morrido recentemente de sufocação, e esse cadáver apareceu em 1803 em Londres.

Aldini estava na Inglaterra a convite da Royal Humane Society, uma organização preocupada com o salvamento de vítimas de acidentes aquáticos que oferecia recompensas financeiras e medalhas a quem quer que tentasse salvar a vida de pessoas afogadas. Durante sua visita à Inglaterra, Aldini fez palestras em salões apinhados e demonstrava seus já famosos experimentos com cabeças de touro.

Em 18 de janeiro de 1803, porém, o público que testemunhou seu mais célebre experimento era muito mais exclusivo. O cadáver usado por Aldini era o de George Forster. Forster havia sido condenado pelo assassinato da esposa e da filha, e a lei determinava que ele fosse sentenciado à forca com posterior dissecação de seu corpo, punição normal para o crime de homicídio à época. Mas, dessa vez, havia um castigo adicional: o cadáver de Forster seria entregue a Aldini para a realização de experimentos elétricos.

Embora haja dúvidas quanto à culpa de Forster, ele confessou o crime na véspera de seu enforcamento em Newgate. Era uma manhã gelada de janeiro, e o corpo permaneceu na forca por uma hora antes de ser retirado. Além disso, Aldini ainda demorou mais tempo para receber o corpo, visto que este devia passar por uma dissecação formal em obediência à lei. Na prática, nessa dissecação não se fez muito mais que uma incisão no peito, que depois foi costurado, e o cadáver enviado para Aldini. Um seleto grupo de cirurgiões e amigos que se reunira em uma casa próxima para testemunhar os experimentos já estava presente quando o corpo chegou.

A bateria de Aldini constituía-se de três calhas, cada qual com quarenta placas de zinco e outras quarenta de cobre. Quando ele aplicou os cabos da bateria ao maxilar e à orelha de Forster, "o maxilar começou a tremer, os músculos adjacentes contorceram-se horrivelmente, e o olho esquerdo chegou a se abrir". Ao levar os cabos às orelhas, a cabeça moveu-se de um lado para o outro. Com o aumento da potência da bateria, ocorreu "uma movimentação espasmódica de todos os músculos da face"; além disso, "os lábios e as pálpebras também foram claramente afetados". Em uma tentativa de reanimar o coração, Aldini abriu a caixa torácica de Forster e aplicou o dispositivo galvânico diretamente ao órgão, mas não conseguiu "induzir nem a mais leve movimentação visível".

Os experimentos foram intensos demais para alguns dos presentes. "O sr. Pass, sacristão da Companhia de Cirurgiões, que estava oficialmente presente durante esse experimento, ficou tão assustado que morreu logo depois de retornar a sua casa."

Esses experimentos de Aldini com o corpo de George Forster foram amplamente divulgados: um relato detalhado deles foi publicado no *The Times*, de modo que a jovem Mary Godwin bem poderia ter lido nos jornais sobre os estranhos acontecimentos na Faculdade Real

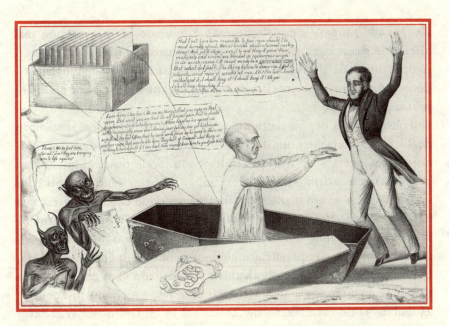

8. *A galvanised corpse* [Um cadáver galvanizado], sátira aos experimentos de George Aldini com o corpo de George Forster. Gravuras e fotografias do catálogo on-line da Biblioteca do Congresso.

de Cirurgiões. Não obstante, seria possível que ela também tivesse tomado conhecimento dos experimentos a partir de uma testemunha presencial, Antony Carlisle, o eminente cirurgião e amigo de William Godwin. Talvez ele tivesse presenciado os experimentos elétricos que Aldini realizou no cadáver de George Forster. E ainda que não os tivesse presenciado, Carlisle certamente teria interesse em ler os relatos a esse respeito e é bastante provável que tenha discutido o assunto em alguma visita à residência de Godwin.

Os choques elétricos continuaram a ser usados, de tempos em tempos, nas tentativas de ressuscitar pessoas afogadas ou que tivessem caído de certa altura. Realizavam-se também experimentos com cabeças decapitadas e seus respectivos corpos. Aldini chegou a conduzir experimentos elétricos no corpo de pessoas que haviam morrido de causas naturais, mas esses não eram realizados na presença de um grande número de testemunhas e não recebiam a mesma publicidade dramática dada aos experimentos com George Forster. A oportunidade de realizar experimentos públicos em um indivíduo recém-falecido e inteiro demorou algum tempo para se apresentar novamente.

Poucos meses depois da publicação de *Frankenstein*, em novembro de 1818, realizaram-se mais experimentos no cadáver de um criminoso, mas, dessa vez, pelo dr. Andrew Ure. Seria possível que, nessa ocasião, *Frankenstein* tenha influenciado a ciência, e não o contrário?

Ure formou-se em medicina pela Universidade de Glasgow em sua cidade natal. Ele foi nomeado professor de filosofia natural no Andersonian Institute (hoje Universidade de Strathclyde) em 1804 e ficou conhecido por sua competência e conhecimento em química. Em 1818, Ure voltou sua atenção ao galvanismo e realizou seus experimentos diante de uma grande plateia em lugar do seleto grupo que presenciara as tentativas de reanimação de Aldini em 1803. Dessa vez, o cadáver submetido aos experimentos elétricos era o do assassino condenado Matthew Clydesdale. O dr. Ure preparou seus instrumentos e aguardou a entrega do corpo.

Muito bem-informado dos experimentos de Aldini, realizados quinze anos antes, em Londres, Ure acreditava que era possível aprimorá-los. Ele criticava alguns aspectos dos experimentos anteriores: a eletricidade fora transmitida diretamente através dos músculos e não se dera quase nenhuma atenção às partes positiva e negativa da bateria — Galvani e Volta haviam observado que a resposta de sistemas biológicos à eletricidade positiva e negativa era diferente. Embora reconhecesse que a eletricidade galvânica podia substituir a "influência nervosa" e atuar da mesma forma que esta, Ure não estava convencido de que a eletricidade e a "influência nervosa" fossem a mesma coisa.

Clydesdale havia sido condenado pelo assassinato de um homem de setenta anos de idade em um acesso de fúria embriagada. Sua execução foi a primeira em Glasgow após um período de dez anos e, por isso, atraiu uma grande multidão. O corpo de Clydesdale foi deixado na forca por uma hora, como de costume, sendo entregue ao anfiteatro de anatomia dez minutos depois. Pouco antes de a polícia chegar com o cadáver, Ure carregou sua bateria de 270 placas com ácido nítrico-sulfúrico. O que aconteceu em seguida foi descrito por

Ure em um artigo que ele entregou à Sociedade Literária de Glasgow no mês seguinte. Descrições mais vívidas saíram muito posteriormente em jornais escoceses.

O corpo de Clydesdale foi estendido diante do dr. Ure e seus assistentes. Ure fez uma incisão na parte de trás do pescoço a fim de remover uma das vértebras e expor a medula espinhal. Fizeram-se outras incisões: no calcanhar e no músculo da nádega, para expor o nervo ciático. Em nenhum momento houve sangramento. Clydesdale estava morto.

Usando sua bateria galvânica, Ure aplicou um cabo à medula espinhal e ao nervo ciático expostos. O cadáver de Matthew Clydesdale estremeceu como que de frio.

Em um segundo experimento, os cabos foram aplicados à medula espinhal e a um nervo do calcanhar. A perna de Clydesdale deu um chute e quase derrubou um dos assistentes. Em seguida, um cabo foi aplicado ao nervo frênico no pescoço, e através de uma incisão na parte de baixo da caixa torácica, foi possível fazer com que outro cabo tocasse diretamente o diafragma. De início, nada aconteceu. Ure precisou aumentar a potência da bateria. Então, "uma respiração plena — ou melhor, difícil — começou. O peito subia e descia; a barriga expandia e retraía. Esse processo continuou, sem interrupção, pelo tempo que mantive as descargas elétricas".

Quando Ure levou um dos cabos a uma incisão acima da sobrancelha e outro ao calcanhar, o rosto inteiro se contraiu: "Fúria, horror, desespero, angústia e sorrisos aterradores uniram sua expressão pavorosa no semblante do assassino. Nesse momento, vários espectadores foram obrigados a deixar o recinto, apavorados ou enojados, e um cavalheiro desmaiou".

Em outro experimento, os cabos entraram em contato com a medula espinhal e o nervo ulnar do cotovelo. Os dedos da mão de Clydesdale começaram a mover-se "com agilidade, como os de um violinista". Ao toque do cabo em uma incisão na ponta de um dos dedos, o braço morto de Clydesdale pareceu apontar para as pessoas da plateia, e algumas delas chegaram a pensar que ele tivesse ressuscitado.

É importante dizer que todos os efeitos provocados no corpo de Clydesdale cessavam assim que os cabos eram removidos. Clydesdale estava morto. Ure não tinha a intenção nem o desejo de ressuscitar um assassino condenado, mas ele escreveu acerca dos possíveis benefícios

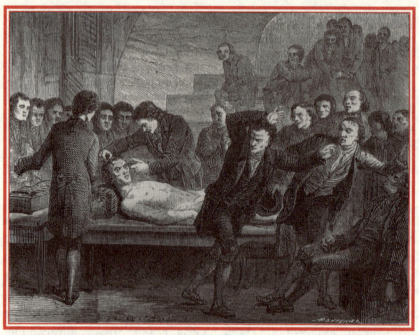

9. Uma ilustração intitulada "Le docteur Ure galvanisant le corps de l'assassin Clydsdale" ["Doutor Ure galvanizando o corpo do assassino Clydesdale"], extraída de Les merveilles de la Science ou Description populaire des inventions modernes [As maravilhas da ciência ou descrição popular de invenções modernas], 1867, de Louis Figuier. Houghton Library, Universidade de Harvard.

de se trazer os mortos de volta à vida em outras circunstâncias. Ele reconheceu que o principal obstáculo nesse processo era reanimar o coração — um órgão que, como notara Galvani, era resistente aos efeitos da eletricidade.

Aldini não conseguira reanimar o coração em seus experimentos com o cadáver de George Forster, muito embora tivesse aberto sua caixa torácica e aplicado corrente elétrica diretamente ao órgão. Ure, por outro lado, não tentou reanimar o coração de Clydesdale. Ele achava que seria uma tentativa inútil, já que quase todo o sangue do corpo havia sido drenado e já se sabia que o sangue era essencial para o funcionamento do organismo. No entanto, Ure havia pensado sobre a questão e proposto uma solução.

Como sabia que a eletricidade precisava ser conduzida pelos principais nervos que levavam ao órgão, ele sugeria que, para reativar o coração, as pontas dos cabos de uma pilha galvânica podiam ser colocadas sobre a pele em vez de aplicadas ao músculo cardíaco: uma sobre o nervo frênico e a outra em um ponto do outro lado do coração, na lateral da sétima costela. Talvez não fosse sequer necessário fazer incisões no corpo. Podia-se enrolar um pano embebido em solução de sal amoníaco em um botão de latão na extremidade dos cabos e aplicá-los à pele a fim de melhorar a condução elétrica até os nervos abaixo. "Pode-se tentar primeiro."

A descrição do experimento proposto pelo dr. Ure talvez soe familiar. Infelizmente, ele nunca o realizou. Se o tivesse feito, poderia ter inventado o desfibrilador quase 150 anos antes do uso efetivo de dispositivos elétricos no controle dos ritmos cardíacos. Na década de 1950, em tentativas desesperadas de salvar pessoas com parada cardíaca, esses pacientes eram literalmente plugados à rede elétrica principal a fim de estimular o coração com a corrente alternada que costuma alimentar as residências. Essa técnica funcionava em mais ou menos 50% dos casos.

Alguns anos mais tarde, em 1961, Bernard Lown desenvolveu um método de aplicação de corrente contínua no tratamento de fibrilação ventricular mediante o uso de um tipo específico de onda, hoje conhecida como onda de Lown. Enviava-se uma única descarga elétrica (monofásica), de acordo com determinado padrão, ao coração. Foi muito eficiente até que, na década de 1980, avanços introduziram o sistema bifásico, que ainda é usado nos dias atuais.

Obviamente, o processo de desfibrilação é algo mais complexo que enviar uma única descarga de eletricidade para ativar o coração. Na realidade, os desfibriladores não ativam o coração, ao contrário do que você talvez tenha visto em programas de televisão que mostram pacientes sofrendo uma parada cardíaca e médicos aplicando choques até que um ritmo cardíaco regular reapareça no monitor. Os desfibriladores param o coração quando este está fibrilando (batimentos rápidos que fazem com que o coração pareça estar vibrando). Quando se para o coração, seu marca-passo natural, encontrado nas próprias células cardíacas, consegue recompor-se, e o órgão retoma o ritmo normal. É algo semelhante a apertar o botão de reiniciar.

Nesse aspecto, um desfibrilador ou outro dispositivo do gênero à disposição de Victor Frankenstein teria sido inútil para reativar o coração de sua criatura.

Quaisquer que tenham sido os métodos usados por Victor para reanimar a coleção de partes que ele reunira para formar sua criatura, a personagem de Mary teve sucesso. Naquela noite fatídica de novembro, sua criatura ganhou vida — a coroação de dois anos de trabalho intenso. A semelhança entre a cena e os experimentos de Aldini e Ure com os cadáveres de George Forster e Matthew Clydesdale é inegável.

Nas primeiras horas da manhã, quando sua vela quase acabava depois de uma exaustiva noite de trabalho, "vi o olho amarelo e baço da criatura; ela respirou fundo e um movimento convulsivo agitou seus membros". Em um instante, o entusiasmo de Victor por seu projeto transformou-se em horror à visão dos movimentos da coisa que ele havia criado. A bela criatura que Victor tanto desejara fazer tornara-se um monstro vivo e aterrorizante.

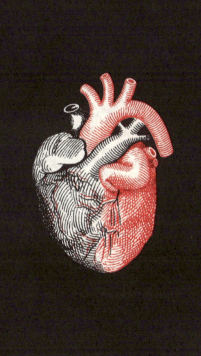

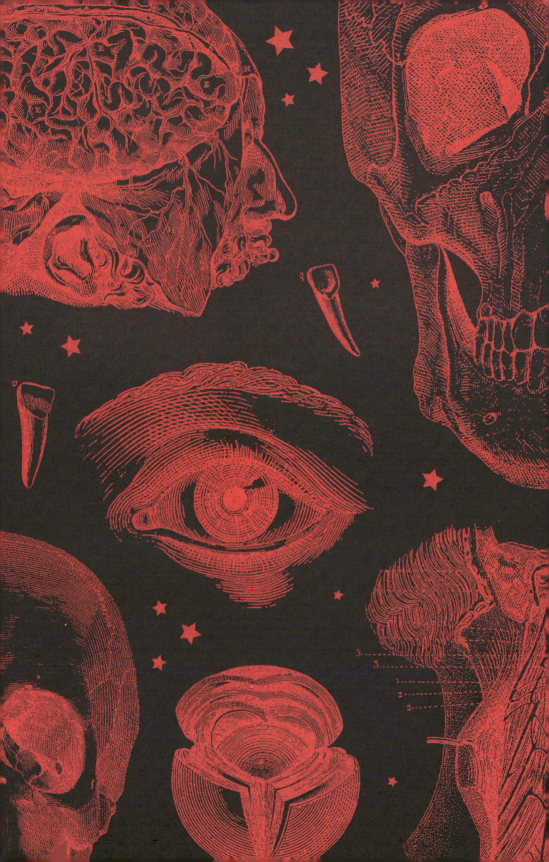

PARTE 3
PARS TRES: NATIVITATE

NASCIMENTO

Anatomia de Monstro

Kathryn Harkup

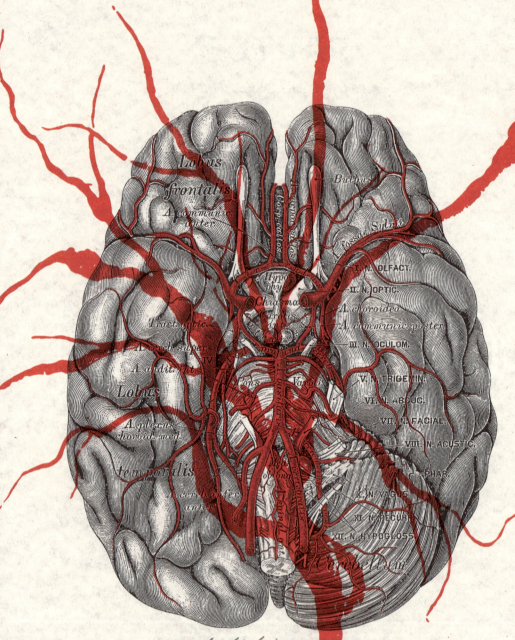

Anatomia de Monstro
Kathryn Harkup

BIBLIOTECA MEDICINA MACABRA APRESENTA

CAPITULUM XII

VIDA

 Sou sua criatura.

A concretização do ambicioso projeto científico de Victor foi um conjunto de partes diversas costuradas e imbuídas de vida. Trata-se de um feito impressionante em todos os aspectos. As ousadas ambições de Victor no sentido de ter uma bela criatura que o venerasse como seu criador caíram logo por terra quando a criatura abriu os olhos e os dirigiu a seu criador. "Contemplei-o quando ainda não estava terminado; na ocasião, era feio, mas quando seus músculos e suas articulações foram capazes de se mover, tornou-se uma coisa tão horrenda que nem Dante poderia tê-la concebido". Deixando-se levar pelo entusiasmo que sentia por seu projeto, Victor fechara os olhos aos horrores daquilo que estava construindo.

Apenas no instante em que dá vida à criatura é que ele avalia a realidade de seu feito. Sua repugnância pela aparência de sua criação levou Victor a rotular o ser de "monstro", "demônio", "criação imunda". Contudo, o que era essa criatura viva, que respirava e pensava?

A aparência física da criatura passou a integrar a cultura moderna. A imagem que a maioria de nós gravou na mente é a de Boris Karloff, no filme de 1931, no papel da alta criatura de cabeça quadrada e um parafuso nas laterais do pescoço. A testa larga, a pele verde e o andar desengonçado tornaram-se parte da icônica imagem assustadora. Mas a descrição de Mary Shelley é um pouco diferente.

Como posso descrever as emoções ante a catástrofe ou como retratar o infeliz que com dores e cuidados infinitos esforcei-me por formar? Seus membros eram proporcionados e escolhera belas feições. Belas! Bom Deus! Sua pele amarelada mal cobria o contorno dos músculos e das artérias que apareciam por baixo; seus cabelos eram de um preto lustroso e ondulante, os dentes possuíam uma alvura perolada, mas essas exuberâncias só faziam um contraste mais horrendo ainda com os olhos úmidos que pareciam se diluir nas cavidades em que jaziam, sua compleição ressequida e os lábios retilíneos, escurecidos.

A criatura de 2,4 metros de altura criada por Victor Frankenstein a partir da reunião de partes obtidas em salas de dissecação, túmulos e ossários devia ser, sem dúvida, uma visão pavorosa: "A massa infecta que se movia e falava". Os pálidos olhos amarelados e embaciados, os lábios pretos, a pele amarela e enrugada talvez constituam uma indicação dos materiais mortos que a personagem usara em seu projeto. Pode ser que a aparência lívida e apergaminhada da pele e os pálidos olhos mortos fossem algo que Mary vira nos espécimes médicos esbranquiçados mantidos em jarros nos museus e exibições. Todavia, o romance não faz menção à cabeça quadrada, e outros detalhes da aparência da criatura são frustrantemente vagos.

A primeira edição de Frankenstein não era ilustrada, de modo que não havia nenhuma imagem que desse uma ideia mais clara da aparência da criatura. No entanto, talvez seja isso que a torne ainda mais assustadora, obrigando-nos a usar a imaginação para preencher as lacunas que Mary deixou no texto e moldar o monstro de acordo com nossos próprios medos. A edição de 1831, porém, tem um frontispício que, presume-se, teve de ser aprovado por Mary. Ele retrata o "laboratório" de Victor em seus aposentos, mais parecendo um gabinete de estudos que um laboratório científico: repleto de livros, mas sem nenhum equipamento específico. No chão jaz a criatura com seus 2,4 metros de altura. À exceção da estatura gigantesca, ela não apresenta nenhuma deformidade aparente, nem tem feições repugnantes. Não há cicatrizes nem parafusos, mas, a fim de enfatizar o horror provocado pela criatura, Victor é retratado fugindo do quarto apavorado.

A atitude e a posição do ser no chão dos aposentos de Victor não ficam muito distantes de outra figura que guarda enorme semelhança com nossas ideias modernas do monstro de Frankenstein. Esse ser é encontrado em uma água-tinta intitulada Los Chinchillas pintada em 1799 pelo artista espanhol Francisco Goya. A gravura de número cinquenta de uma série de oitenta mostra duas figuras em camisas de força sendo alimentadas com uma colher por uma pessoa sombria e sinistra no plano de fundo. A tela parece apresentar o monstro de Frankenstein dezessete anos antes de o romance ser escrito e faz parte da série Los Caprichos, que Goya criou como um comentário às loucuras, tolices e irracionalidades que via na vida dos espanhóis à sua volta.

Não há registros de que Mary tenha visto a série Los Caprichos, de Goya, menos ainda de que a tenha usado como fonte de inspiração. Mary estudou literatura espanhola mas, em seus diários, não existe nenhuma menção a Goya. Todavia, seu ilustrador, Theador von Holst, talvez tenha encontrado inspiração na obra de Goya. Sabe-se que Holst ilustrou obras de ficção romântica alemã, tais como obras de Goethe, e que ele tinha grande interesse por temáticas sobrenaturais e demoníacas. Além disso, ainda que Holst não se tenha inspirado em Los Chinchillas, é possível que os criadores do filme Frankenstein de 1931 tenham buscado inspiração na tela.

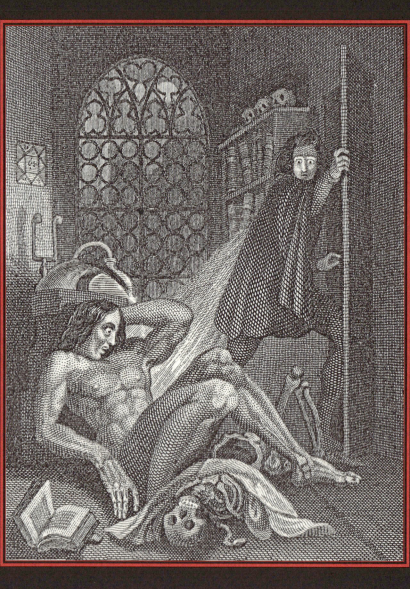

10. Frontispício de Theodor von Holst à edição de 1831 de Frankenstein: ou O Prometeu Moderno.

Não há dúvidas de que as duas figuras retratadas em camisas de força por Goya estão mais próximas de nossas ideias modernas da criatura de Frankenstein, com suas feições grandes e testa larga, do que da descrição de Mary. A aparência física das figuras de Goya revela sinais característicos da doença chamada acromegalia.

A acromegalia é causada pelo desenvolvimento de um tumor benigno na glândula pituitária, o que faz com que o hormônio do crescimento continue a ser liberado após a fase em que adultos normais teriam parado de crescer. Portadores da doença podem alcançar uma estatura bastante elevada, que também se faz acompanhar de mãos e pés grandes e, por vezes, testa, queixo e nariz igualmente aumentados, além de dentes espaçados e pele mais grossa. O inchaço de tecidos moles pode resultar em lábios e orelhas mais cheios e provocar alterações em órgãos internos, como nas cordas vocais, tornando a voz mais grave. Dentre as implicações mais sérias podem estar lesões no coração e nos rins. Se a condição surge na infância, o resultado é o gigantismo — indivíduos de estatura particularmente elevada, como Charles Byrne, o "Gigante Irlandês", que vimos no Capítulo 8.

Os efeitos da acromegalia certamente explicariam algumas das características físicas da criatura de Frankenstein e sobretudo as modernas interpretações cinematográficas do romance. O primeiro filme Frankenstein, produzido em 1910 pela Edison Studios, também apresenta uma criatura de testa larga, pés e mãos enormes, mas estatura mediana. Por vezes, atores com acromegalia são contratados para fazer papéis inspirados na criatura de Frankenstein em filmes e programas de televisão. Um exemplo é Ted Cassidy, que interpretou o mordomo Tropeço na série de tevê A Família Addams na década de 1960. O andar aos tropeços, uma característica atribuída à criatura, talvez seja explicado pela artrite que acompanha a acromegalia. Nos filmes, a criatura costuma ser muda, mas, no romance de Mary, ela fala com eloquência e tem uma voz descrita como "áspera", não grave.

Mary viu apenas uma segunda imagem de sua criatura: a interpretação de T. P. Cooke em uma adaptação de Frankenstein para o teatro intitulada Presumption: Or the Fate of Frankenstein [Arrogância: Ou o Destino de Frankenstein]. A peça já estava em sua quarta semana quando Mary voltou para Londres, no ano de 1823, e a escritora foi prestigiá-la poucos dias depois de sua chegada. Cooke fez o papel do monstro sem

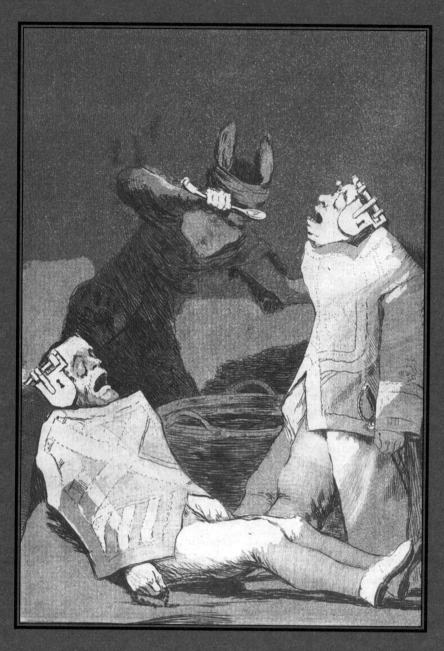

11. Gravura 50 de Los Caprichos: Los Chinchillas, de Francisco Goya, 1799.

nome que saía desabalado do laboratório de Victor, caindo de alguns degraus, para criar um verdadeiro caos e aterrorizar a plateia. Cooke era um ator respeitado que ficara famoso ao interpretar outra personagem de terror do Romantismo: Lorde Ruthven, da obra "O Vampiro", de outro hóspede do grupo da Villa Diodati, John Polidori.

Críticos e fãs de teatro ficaram impressionados com a atuação de Cooke no papel do monstro que o ator o desempenhou mais algumas vezes em diferentes produções teatrais. Sua representação tornou-se o modelo seguido por todos aqueles que vieram posteriormente e lançou as bases da imagem que temos da criatura em nosso imaginário. Parece que a interpretação de Cooke trazia muitos elementos de seu papel anterior, Lorde Ruthven, tanto na caracterização como na aparência física da personagem. A criatura apresentava-se com vestes em frangalhos que mais lembravam uma toga, não os trajes típicos dos séculos XVIII e XIX, e usava uma maquiagem pesada em tons de verde, amarelo e preto. Seus cabelos eram longos e lisos. Um crítico descreveu a criatura de Cooke como semelhante a uma das estátuas de cera de vítimas da peste que ele vira em um museu de Florença, mas dotada de vida.

Foi nessa encenação teatral de Frankenstein que a criatura perdeu a voz e seus movimentos graciosos. Foi também aí que o nome de criador e criatura começou a confundir-se. Essa produção viu ainda o nascimento de outro elemento básico do mito de Frankenstein: a personagem Fritz, fiel assistente do dr. Frankenstein. Quando da criação do filme de 1931, Fritz já havia ganhado uma corcunda, e o comportamento aterrador da criatura era atribuído ao uso de um "cérebro ruim".

O romance traz uma explicação mais complexa. Por diversas vezes, o texto de Mary afirma que a criatura é de uma fealdade pavorosa, algo provavelmente inspirado nas teorias da fisiognomia e da frenologia em voga no século XIX. Nessa época, acreditava-se que era possível discernir o caráter de uma pessoa em suas feições. Muitos tentaram transformar a fisiognomia em objeto de investigações científicas sérias. Do ponto de vista da fisiognomia, a aparência da criatura é suficiente para condená-la como um monstro brutal aos olhos de quem ela encontra.

A frenologia, desenvolvida no final do século XVIII por Franz Joseph Gall, usava as medidas do crânio para identificar características mentais. Como o cérebro era o órgão da mente, julgava-se que esta exercia sua influência mediante mudanças físicas no cérebro e, portanto, no crânio. Embora já tenha sido totalmente refutada, ela foi um passo importante em direção à neuropsicologia. No entanto, parece improvável que alguém tenha se aproximado o suficiente da criatura em Frankenstein para interpretar as saliências de sua cabeça.

Por mais que a criatura afirmasse sua docilidade, ninguém, nem mesmo seu criador, conseguia vencer a certeza de sua natureza odiosa por causa de sua aparência repugnante. Apesar disso, o modo como Mary apresenta a criatura desafia a noção de um monstro intrinsecamente perverso. Seu monstro pratica muitos atos de bondade: salva uma criança afogada e desempenha tarefas triviais em benefício da família que vive na cabana ao lado de seu abrigo. Ele é levado ao assassínio e à destruição pelo comportamento que os outros lhe dirigem. O livro recorre a teorias godwinianas de dever e sinceridade, bem como a outras ideias iluministas da época. Esse era o motivo de o livro ser considerado polêmico, não o choque causado por quaisquer cenas de violência ou acontecimentos imorais.

Interpretações posteriores apontam a criatura de Victor como um ser simplório e desajeitado cujos violentos ataques de fúria são como os arroubos de uma criança petulante ou derivam de uma falha da ciência. Por exemplo, na versão cinematográfica produzida pela Edison Studios em 1910, "a perversidade da mente de Victor" infiltra-se, de alguma forma, na criatura durante o processo de sua construção. A criatura original de Mary é inteligente, reflexiva, eloquente, graciosa em seus movimentos e, ainda que não tivesse o conhecimento científico de Victor, tem uma compreensão muito maior das consequências éticas e sociais dos atos de seu criador. Essa criatura autodidata consegue ser mais esperta que Victor Frankenstein, que havia frequentado a universidade. Nada mal para alguém de dois anos de idade.

Por causa de sua aparência, a criatura é rejeitada desde o instante em que ganha vida. Ao se mover pela primeira vez, "ela respirou fundo e um movimento convulsivo agitou seus membros". Victor correu para fora da sala, apavorado. Ele não permaneceu ali sequer para testemunhar os primeiros passos hesitantes da criatura no mundo.

Em questão de horas, a criatura já andava seguindo Victor até seu quarto. Ele viu quando as bochechas do ser se crisparam no que parecia um sorriso e ouviu a articulação de sons, mas estava aterrorizado demais para dizer se eram palavras coerentes. Quando a criatura estendeu a mão em sua direção, Victor não suportou e fugiu.

Durante a maior parte da noite, Victor andou de cá para lá, agitado, no pátio de sua residência, incapaz de convencer-se a voltar para ver sua criação. Ao amanhecer, ele saiu andando a esmo pelas ruas de Ingolstadt e acabou encontrando, por acaso, seu amigo de infância de Genebra, Henry Clerval, que acabava de iniciar seus próprios estudos acadêmicos. Animado por reencontrar o velho amigo, Victor convidou Clerval para ir até seu apartamento, quase esquecido da criatura que deixara para trás. Mas ele se lembrou a tempo e, deixando o amigo do lado de fora, apressou-se a vasculhar os aposentos. Para alívio de Victor, o ser havia desaparecido. Ele não tornaria a ver sua criação por um período de dois anos.

Após meses de trabalho intenso e exaustivo, a ideia aterradora de Clerval encontrando sua criação hedionda foi demais. Victor adoeceu de uma "febre nervosa". Em uma atitude altruísta, Clerval deixa os próprios estudos de lado para cuidar de Victor até que se recupere. O cientista tinha pesadelos e delirava, dizendo coisas incoerentes, mas, ao recobrar a consciência, ele tinha o cuidado de esconder de todos a causa de seu trauma.

Por fim, Victor fortaleceu-se o suficiente para voltar para sua casa em Genebra. No entanto, pouco antes da data de sua partida, ele recebeu a notícia de que havia acontecido uma tragédia em sua família: o irmão mais jovem de Victor, William, fora encontrado estrangulado.

Victor apressou-se na tentativa de voltar para casa imediatamente, porém chegou tão tarde que os portões da cidade de Genebra já haviam fechado e ele foi obrigado a passar a noite na vizinha Sécheron. Frustrado por causa do atraso, ele seguiu a pé para o local onde o corpo do irmão havia sido encontrado. Sobre o Lago Genebra, no céu, formava-se uma tempestade. Raios e relâmpagos iluminavam as montanhas ao redor. À distância, recortada contra o horizonte pelo clarão dos relâmpagos, Victor viu a gigantesca silhueta de sua criatura. No mesmo instante, ele teve certeza de que a criatura era a responsável pela morte do irmão.

Uma morte levou a outra quando Justine, uma criada da residência Frankenstein, foi condenada pelo assassinato de William. Victor sabia da inocência de Justine, mas não conseguiu prová-la. Ele não chegou sequer a abrir a boca em defesa da mulher, aterrorizado pela perspectiva de que não acreditassem nele.

A morte de Justine na forca levou Victor a outra crise de depressão profunda. Ele começou a passar horas às margens do lago, à noite, isolado de todos. Em dada ocasião, ele decidiu fazer uma viagem para o vale de Chamonix.

O estado de espírito de Victor melhorou no cenário familiar de sua infância. Ele decidiu explorar a imensidão congelada de Montanvert, a geleira no Mont Blanc mencionada no Capítulo 4, visitada por Mary e Percy Shelley no verão de 1816.

Quando chegou ao ponto mais alto da geleira, Victor voltou-se para olhar o mar de gelo e, à distância, surgiu a criatura avançando em sua direção com velocidade sobre-humana. Era o primeiro encontro desde a reanimação da criatura e a reação de Victor foi atacar. A criatura esquivou-se facilmente — seus movimentos eram mais rápidos e confiantes que os de Victor. A criatura também era mais eloquente, conseguindo persuadir Victor a ouvir sua história antes de dizer o que pensava de seu criador.

A criatura contou sobre sua vida nos dois anos que se passaram. Depois de reanimada e abandonada à própria sorte, ela fugiu do apartamento de Victor, confusa com todas as sensações que estava vivenciando pela primeira vez e vagou pelas florestas nas redondezas de Ingolstadt. Sua primeira visão de Victor já havia mostrado que ela metia medo nas pessoas, mas isso se confirmou apenas quando a criatura se deparou com um estranho, que o atacou, espancou e afugentou. Rejeitado por todos que encontrava, o ser logo percebeu que era melhor evitar as pessoas. Por isso, ele se escondeu na floresta e aprendeu a sobreviver procurando alimento, descobrindo cada vez mais sobre o ambiente à sua volta, de modo que, quando encontrou uma fogueira deixada por outras pessoas, ele se sentiu grato pelo calor que ela proporcionava, mas não conseguiu descobrir como fazer fogo para si.

Mesmo essas habilidades básicas — andar, alimentar-se e arranjar roupas para aquecer-se — são conquistas tremendas, muito além da capacidade de qualquer recém-nascido humano. Talvez a criatura conservasse lembranças desses conceitos e ações da vida pregressa do cérebro que tomara para si. Nesse caso, sua memória era bastante seletiva, visto que ela parece não ter nenhum conhecimento da vida vivida anteriormente por seu cérebro ou de qualquer outra parte de seu corpo construído.

Em termos científicos, o experimento de Victor foi um sucesso inacreditável. Ele não só criou um ser vivo a partir de partes mortas como parece ter aprimorado a raça humana. A criatura é forte, inteligente e não sente frio como os seres humanos. Além disso, é capaz de subsistir à base de alimentos simples, como nozes e bagas. A vida da criatura na floresta é muito parecida com o ideal da vida do homem selvagem, enaltecida por filósofos iluministas como Volney (de quem falaremos logo mais) e o Barão d'Holbach, cuja obra foi lida por Mary e Shelley antes da publicação de Frankenstein.

As teorias do homem selvagem foram satirizadas por Thomas Love Peacock, amigo dos Shelley, em seu romance Headlong Hall de 1815. Nesse livro, e novamente em Melincourt, Peacock discutia os ideais do homem selvagem em termos de desenvolvimento humano. Alguns dos grandes símios que haviam sido descobertos em terras distantes, como os gorilas* e os orangotangos,** eram vistos, no século XVIII, como formas degeneradas de seres humanos.

Peacock valeu-se das ideias de nobres selvagens e primatas da selva, levando-as a extremos absurdos para atender seu propósito satírico. Em Melincourt, isso fica evidente na personagem de Sir Oran Haut-Ton, um selvagem que, depois de domesticado e instruído, chega a ser indicado candidato à eleição para o Parlamento Britânico. A personagem partilha muitas das qualidades do monstro de Mary: é muito forte, muito feia, tem um forte senso de certo e errado e é obviamente inteligente. No entanto, como nas subsequentes interpretações teatrais e cinematográficas do monstro, Sir Oran Haut-Ton é mudo. Melincourt foi publicado em 1817, quando Mary ainda estava escrevendo Frankenstein, e constitui uma paródia dos Shelley e seus amigos, bem como uma sátira de questões sociais e políticas da época. No período em que Peacock estava escrevendo Headlong Hall, os Shelley e o escritor passavam bastante tempo juntos, e é possível que tais livros tenham nascido de suas conversas quando na companhia uns dos outros.

---

* A palavra "gorila" deriva do grego antigo *gorillai*, que significa "tribo de mulheres peludas", termo usado por Hanão, o Navegador, na primeira descrição desses animais no século V a.C. Contudo, não se sabe ao certo se ele estava realmente descrevendo o que hoje conhecemos como gorilas modernos ou outra espécie de símio ou macaco.

** O nome "orangotango" deriva da palavra malaia *orang*, que significa "pessoa", e da palavra indonésia *utan*, que significa "floresta", de modo a descrever literalmente tais primatas como "gente da floresta".

O romance Melincourt, de Peacock, também é inspirado em casos de "homens selvagens" — relatos da época de indivíduos, geralmente crianças, que pareciam ter vivido grande parte da infância sem nenhum contato humano. Descobriram-se vários desses indivíduos no século XVIII e início do século XIX, e algumas das características e circunstâncias relacionadas a eles são aplicáveis também à criatura de Mary.

Outra fonte de informação sobre homens selvagens era o médico dos Shelley, William Lawrence. Além de Lawrence ter sido um dos protagonistas do debate do vitalismo, discutido no Capítulo 3, ele também pode ter fornecido informações a respeito dos homens selvagens e de outras criaturas "monstruosas".

Lawrence demonstrava particular interesse pelos homens selvagens, ou homo feras, como ele os chamava. Em seu livro Lectures on Physiology, Zoology, and the Natural History of Man [Palestras sobre Fisiologia, Zoologia e História Natural do Homem], Lawrence citava o caso de Peter, o Menino Selvagem, encontrado em 1724 perto de Hamelin (a cidadezinha do lendário flautista que conseguiu fazer com que os ratos o seguissem). Quando Peter foi encontrado, estimou-se que ele tivesse doze anos de idade. O garoto não sabia falar e dizia-se que sua audição e olfato eram muito aguçados, apresentando comportamento "um tanto animalesco a princípio". De início, ele recusava pão, preferindo galhos verdes descascados, e mascava grama para ingerir seu suco.

Peter adaptou-se à vida na companhia de seres humanos, viajou para a Inglaterra a fim de conhecer membros da família real e viveu até os setenta anos de idade, mas nunca aprendeu a falar. A infância selvagem de Peter também guarda semelhanças com os primeiros anos de existência da criatura de Victor, que sobrevivia de alimentos que procurava na floresta.*

Peter não é o único caso de um menino selvagem que cresceu longe de seres humanos. Aconteceu outro em Aveyron, França, em 1800. Esse caso é interessante pelo fato de que ocorreu na época de Mary e pelo nome do menino: Victor. Quando encontrado, Victor tinha aproximadamente doze anos de idade e, a julgar por seu comportamento

---

* Estudos modernos do caso de Peter sugerem que o garoto sofria de uma condição genética rara, a síndrome de Pitt-Hopkins, que se manifesta na forma de traços faciais específicos e dificuldades de aprendizado. É raro que indivíduos que apresentam a síndrome aprendam a falar mais que umas poucas palavras.

e as cicatrizes que trazia no corpo, parecia ter passado a maior parte da vida na selva. Embora desse a impressão de entender o que lhe era dito, o menino aprendeu a falar e a escrever apenas algumas palavras e nunca conseguiu integrar-se totalmente à cultura humana.**

É possível que Lawrence tenha sido a fonte de inspiração de outros atributos físicos da criatura de Mary, bem como das ideias de sua identificação como uma espécie distinta da humana. Lawrence tinha um interesse especial por monstruosidades médicas e criou sua própria coleção delas. Ele chegou até mesmo a compor o verbete "Monstros" da Ree's Cyclopaedia — uma enciclopédia compilada por Abraham Rees. A maior parte do verbete traz descrições de defeitos congênitos, como gêmeos siameses, ciclopes e outras deformidades físicas.

Lawrence tinha grande interesse pelo desenvolvimento humano, como se pode ver das palestras que publicou. E ele levou esse interesse ao extremo quando estudou um garoto que nasceu sem parte do cérebro, cuidando dele em sua própria casa. Algumas de suas descobertas foram adicionadas ao verbete sobre "Monstros" que ele escreveu para a Ree's Cyclopaedia. Um trecho chega a discutir casos de deformidades congênitas que produziam semelhanças com animais e poderiam ter sugerido a ideia de seres híbridos de humanos e animais. No entanto, ele comentava que, apesar da existência de vários casos do tipo na história, era improvável que fossem assim descritos por seus contemporâneos, conquanto isso mostrasse que, em algum momento da história, híbridos de humanos e animais não se resumiam a deuses e criaturas míticas.

Quanto à causa de tais defeitos, ele citava a noção equivocada, mas comum, de que as deformidades eram fruto de algum incidente durante a gestação ou algum mal infligido à gestante, sugerindo que o humor ou comportamento da mãe podia influenciar a aparência física da criança. Todavia, ele não apresentava uma teoria quanto à maneira como essas deformidades de fato aconteciam. No modo de pensar do século XVIII, a criatura de Victor podia ter sido influenciada pelo estado de espírito do cientista durante sua construção.

** Sugere-se que Victor fosse autista e tivesse sofrido abusos quando ainda pequeno.

A transmissão de características físicas e mentais às gerações mais jovens era objeto de intensos debates no século XVIII. A Ree's Cyclopaedia foi publicada muito antes do aparecimento de quaisquer conceitos de genética, antes mesmo da teoria evolutiva de Charles Darwin, mas a ideia de que, com o passar do tempo, as espécies mudavam já começava a ser aceita e desenvolvida.

Além de seu livro, Lawrence traduziu diversos textos médicos em latim e conhecia as obras de eminentes cientistas alemães, como a Anatomia Comparada de Johann Friedrich Blumenbach — livro que destaca as diferenças e semelhanças entre uma enorme variedade de animais, de mamíferos a répteis e insetos. O livro bem poderia ter servido de catálogo de partes para Victor Frankenstein na fase de construção de sua criatura. Em sua tradução, Lawrence acrescentou uma grande quantidade de notas à obra. Ele usou a teoria das raças de Blumenbach como ponto de partida para especular a origem da raça humana, cogitando se as diferentes raças de seres humanos haviam surgido separadamente ou se existia um ancestral comum que se diversificara ao longo do tempo. Ele também ponderou sobre a relação entre seres humanos e outros animais.

A comparação de animais foi um passo importante em direção à teoria da evolução, mas a classificação de seres humanos em diferentes raças, apesar de aceita na época, torna a leitura da obra bastante desconfortável nos dias de hoje.

Essas discussões sobre a natureza do homem e a possibilidade de a humanidade ser composta de diferentes raças ou mesmo espécies constituem o pano de fundo da época em que Mary escrevia Frankenstein e descreveu sua criatura como "uma nova espécie" e "uma nova raça". A escritora usou a aparência física da criatura como indicação de que ela se distinguia do restante dos seres humanos.

O desenvolvimento da criatura é uma versão acelerada do desenvolvimento da própria humanidade, que de caçadores-coletores passou a formar comunidades que trabalhavam coletivamente no plantio dos alimentos, no suporte mútuo, no governo e na educação. Depois de seus primeiros dias na floresta, onde aprende as noções básicas de sobrevivência, a criatura progride para uma vida em grupo. No entanto, ciente do que sua aparência desperta nos seres humanos, o monstro toma o cuidado de esconder-se. Ele teve sorte de encontrar uma choupana com um barracão contíguo em que ele pôde abrigar-se e observar os moradores. A independência da criatura, vivendo na floresta e aprendendo a encontrar alimento e a vestir-se, progredindo rumo à vida em grupo e, em seguida, instruindo-se, acompanha o relato do progresso do homem, descrito por C. F. Volney em sua obra A Ruína dos Impérios. Por acaso, é a obra de Volney que abre o universo do aprendizado de coisas abstratas à criatura.

A criatura foi duplamente feliz em sua escolha de um lugar para viver, pois os moradores da choupana personificam muitos dos ideais radicais do Iluminismo. Eles eram instruídos, bondosos, trabalhadores e não estavam interessados em riquezas ou ganhos pessoais. A criatura foi astuta, usando sua posição para observar os habitantes da choupana — um pai, já idoso e cego, e os dois filhos adultos — e aprender mais sobre o comportamento e a linguagem humana. Quando Safie, a noiva turca do filho, chega e começa a aprender a língua materna da família, o francês, a criatura tira o máximo proveito das aulas do idioma e, em pouco tempo, supera a jovem.

Safie aprende o francês a partir de um exemplar da obra de Volney, A Ruína dos Impérios. Publicada em 1791, é uma das obras mais revolucionárias do período iluminista, refutando a necessidade da religião e do governo, e uma das favoritas de William Godwin e dos Shelley. Volney era amigo de Benjamin Franklin e o tema da eletricidade faz uma rápida aparição em sua obra, mostrando que Volney tinha conhecimento dos avanços científicos mais recentes. O livro foi escrito antes que a notícia dos experimentos de Galvani com sapos fosse largamente divulgada, mas já se intuía a ligação entre eletricidade e força vital, e, sem dúvida, Volney fez a conexão.

E não é apenas a língua falada que a criatura aprende. Ao encontrar alguns livros, ela também começa a apreciar os símbolos inscritos neles e consegue associá-los à linguagem graças às aulas de Safie. Assim, sozinho, o monstro aprende a ler. Os livros encontrados tornam-se inteligíveis e seu aprendizado aumenta. E a criatura teve muita sorte de se deparar com aqueles três livros — Paraíso Perdido, de John Milton; Vidas Paralelas, de Plutarco; e Os Sofrimentos do Jovem Werther, de Goethe — pois os três eram excelentes introduções aos ideais iluministas e propiciavam quase que exatamente o tipo de educação que William Godwin recomendava em Political Justice.

Em Paraíso Perdido, a criatura identifica-se primeiro com Adão, um ser fabricado, de certa forma, por outro e, de início, sozinho no mundo. Contudo, à medida que sua instrução aumenta, ela se vê mais parecida com o anjo caído de Milton, odiado e desprezado. Porém, observa, "Satã teve companheiros, demônios, para admirá-lo e apoiá-lo, mas eu sou solitário e abominável". O Satã de Milton deveria ser a personagem mais detestada. Todavia, no fim, ele acaba sendo mais lembrado que Adão. De repente, estamos solidarizando com o monstro brutal, feio e violento.

Os Sofrimentos do Jovem Werther foi o livro que levou Goethe à fama literária. O romance quase autobiográfico conta a história de um amor malfadado através de uma série de cartas. Werther apaixona-se por Charlotte, mas ela é noiva de Albert, com quem está prestes a se casar. Sentindo-se rejeitado pelas pessoas que ama, Werther comete suicídio, e Charlotte morre, ao que tudo indica, de tristeza. O livro causou grande alvoroço quando publicado, em 1774, provocando a "febre de Werther" — as pessoas se vestiam como o trágico herói do livro e dizem que chegou a haver alguns suicídios, imitando o do romance. Seu estilo romântico teve enorme influência sobre muitos escritores europeus, dentre eles Byron, Shelley e Mary. Em Frankenstein, a criatura identifica-se com Werther porque foi rejeitada por aqueles que ela amava e talvez estivesse em busca de sua própria Charlotte.

O terceiro livro da biblioteca da criatura era Vidas Paralelas, de Plutarco — uma série de biografias de homens importantes, escritas no século II. Os relatos são feitos aos pares, cada par consistindo em uma figura histórica romana e outra grega, de modo a comparar suas virtudes e falhas morais. Desse livro, a criatura aprendeu seu código moral. Portanto, no intervalo de apenas um ano, o monstro não só conseguiu dominar a língua francesa como também adquiriu uma profunda compreensão do conteúdo de sua pequena biblioteca.

A implausibilidade de a criatura aprender tão depressa apenas ouvindo de uma janela e a sorte que teve de encontrar uma coleção tão instrutiva de livros foi comentada já pelos primeiros críticos de Frankenstein, inclusive por aqueles que tinham uma opinião geral favorável com relação ao livro. Se ainda faltava alguma coisa à educação da criatura, talvez fosse um componente científico, que lhe foi suprido, por acaso, pelas anotações de laboratório de Victor Frankenstein que o monstro encontrou nos bolsos das roupas que ele levou dos aposentos do cientista ao fugir.

Nelas, bem como nos detalhes de sua própria construção, a criatura leu sobre as impressões de Victor à medida que o trabalho progredia. Ela compreendeu plenamente as implicações de comentários como "criação imunda" e aprendeu a odiar seu criador. O assassinato de William, irmão de Victor, e a incriminação da criada Justine foram atos premeditados de vingança pelo tratamento cruel e o descaso de Victor.

O confronto da criatura com Victor em Montanvert foi uma estratégia deliberada. Ela não vai à geleira distante para destruir Victor, mas para negociar com ele. A criatura promete não ferir o cientista, nem qualquer outro ser humano, se, em troca, ganhar uma companheira. O monstro sabia que causava medo e aversão nos seres humanos e, por isso, exigiu para si uma criatura como ele.

O acordo era que Victor construísse uma segunda criatura, do sexo feminino, para fazer companhia ao monstro, que se daria por satisfeito com isso, prometendo que ele e a companheira evitariam todo e qualquer contato com seres humanos e viveriam em paz num local isolado. A criatura propôs que podia viver na América do Sul, uma parte do mundo recém-explorada e descrita por Alexander von Humbolt (de quem falamos no Capítulo 3) em livros muito populares. Essa região pouco povoada permitiria que as duas criaturas não fossem descobertas por ninguém. Victor concordou com o plano.

A construção da segunda criatura é interessante. Victor sabia que a ciência havia avançado nos dois anos que ficara afastado de seus estudos científicos e acadêmicos. Agora, os melhores fisiologistas encontravam-se na Inglaterra, de modo que ele viajou para lá a fim de atualizar seu conhecimento e coletar material antes de dar início à construção da companheira de sua criatura.* Dessa vez, os materiais seriam provavelmente fornecidos pelos ladrões de corpos, pois, na prática, não havia outra forma de Victor conseguir partes de corpos na Grã-Bretanha.

* A viagem de Victor para a Inglaterra segue o itinerário percorrido por Mary e Shelley no rio Reno quando o casal fugiu. Mais uma vez, Mary aproveita para descrever o cenário que circunda Mannheim e o local onde fica o Castelo Frankenstein, mas sem fazer menção nenhuma ao castelo.

O local para a construção da segunda criatura — uma choupana reformada, de dois cômodos, em uma remota ilha escocesa — é ainda mais simples que o quarto usado no primeiro projeto. Até mesmo a água doce é um recurso escasso nesse lugar isolado. É um cenário muito diferente dos laboratórios dos filmes, cheios de equipamentos complexos. Apesar disso, a segunda criatura é construída em bem menos tempo: apenas dois meses. Obviamente, Victor havia aprendido com suas primeiras experiências e com os contatos que fizera em Londres. Em um espaço de tempo relativamente curto, o segundo projeto de Victor já estava quase pronto, mas seu horror diante dos resultados daquele trabalho não era menor. Quaisquer que tenham sido os avanços de Victor no tocante à construção da criatura, houve pouco progresso no sentido de dar-lhe uma aparência mais atraente.

Quando teve de decidir se encerrava as atividades do dia ou continuava e concluía a terrível tarefa, Victor parou para refletir sobre o que estava prestes a fazer. Seu acordo era com a primeira criatura. Nada podia garantir que a segunda concordaria. Embora sua primeira criação tivesse feito promessas — de retirar-se para longe de locais habitados e frequentados por seres humanos — ele não tinha essas promessas da criatura do sexo feminino. Tendo talvez aprendido com seus erros passados, ele ponderou sobre os possíveis resultados da produção de uma segunda criatura.

Victor também teve um instante de compreensão e medo ante a perspectiva da existência de duas criaturas poderosas e do que elas poderiam realizar juntas. O cientista reconheceu que sua criação era mais forte e mais apta à vida em condições extremas, qualidades que talvez lhe dessem uma vantagem competitiva em termos de evolução. O que aconteceria se as criaturas se reproduzissem? Victor teria dado origem a uma raça de criaturas poderosas capazes de ameaçar a humanidade? Victor parece ter passado de uma atitude de quase nenhuma reflexão sobre as consequências de sua obra para especulações desenfreadas. No entanto, suas teorias não eram tão improváveis.

O fato de Victor acreditar que as duas criaturas fossem capazes de se reproduzir indica que ele as considera pertencentes à mesma espécie, ainda que tenham sido formadas a partir de uma variedade de organismos animais: o conceito moderno de espécie é o de dois animais que gerem prole fértil.

No final do século XVIII, sabia-se muito pouco sobre a reprodução, e o conceito de hereditariedade era inexistente. Mas já começavam a surgir ideias de que as formas animais sofriam mudanças no decorrer de longos períodos. Além disso, a noção de que algumas características físicas eram herdadas já era plenamente aceita, ainda que não se compreendesse o mecanismo disso.

A discussão da possibilidade de suas criaturas gerarem uma raça de super-humanos talvez mostre que Mary tivesse conhecimento da teoria da hereditariedade proposta por Lamarck, em 1809, que diz que mudanças ocorridas durante a vida de um animal, como o caso da girafa que estica um pouco mais o pescoço para alcançar mais folhas, poderiam ser transmitidas às gerações seguintes. Essa teoria é absolutamente compatível com a ideia de as criaturas de Victor transmitirem as características que lhes foram dadas quando construídas.

Com base na teoria de Lamarck, era difícil compreender por que algumas características pareciam ser transmitidas, mas outras, não. Animais que tivessem perdido um membro podiam dar à luz animais com todos os membros perfeitos. Outros animais, aparentemente saudáveis, podiam gerar uma prole deformada, como os apontados por Lawrence em suas descrições de "monstros". As noções de mutação e hereditariedade — que, embora reconhecidas muito mais tarde, começaram a tomar corpo com estudiosos como Charles Darwin e Gregor Mendel e foram confirmadas e aprofundadas por muitos outros — mostram que não são as características adquiridas durante a vida que se transmitem. Em vez disso, cada recém-nascido é formado a partir das informações genéticas contidas no óvulo e no espermatozoide que se uniram no momento da concepção. A menos que Victor Frankenstein conseguisse alterar as informações genéticas dos espermatozoides e óvulos das criaturas que fabricou, sua prole seria parecida com os doadores originais daquelas estruturas orgânicas.

Mas Victor não tinha condições de saber disso. Logo, não seria absurdo, para o filósofo natural do final do século XVIII, supor que a descendência de suas criaturas se assemelhasse a elas em estatura e força. A partir desse ponto de vista, os temores de Victor são justificados.

Um recente experimento mental tentou simular a evolução da espécie sintética de Victor na hipótese de o casal ter realmente conseguido gerar uma raça de super-humanos. Caso tivessem ido para a América do Sul, uma região relativamente despovoada no final do século XVIII, teria havido pouca competição por alimento. A maior força e a aparente adaptabilidade das criaturas sugerem que, originando-se de um único casal, essas criaturas poderiam exterminar a raça humana em quatro mil anos. A ideia de uma competição por recursos que leve à extinção de uma espécie surge décadas depois da época em que Mary escreveu Frankenstein e revela uma análise impressionante das consequências da teoria protoevolucionária existente no século XVIII.

A perspectiva assustadora de uma raça de criaturas aterrorizando e destruindo a raça humana era terrível demais para contemplar. No último instante, pouco antes de dar vida à sua criatura do sexo feminino, Victor estraçalha o corpo e atira os pedaços ao mar. A criatura, enfurecida, jura vingança. Com o intuito de causar o maior sofrimento possível a seu criador, o monstro destrói tudo o que é mais caro a Victor, pessoas e coisas: seu melhor amigo, Henry Clerval, é a primeira vítima da nova série de assassinatos perpetrados pelo monstro; em seguida, a esposa de Victor é estrangulada pelo monstro na noite do casamento; por fim, o pai de Victor cai doente e morre pouco depois de receber a notícia.

Arrasado pelas perdas, Victor jura destruir sua criatura antes que ela volte a matar. Aparentemente, essa é a reação que a criatura queria provocar de modo a possibilitar um confronto entre os dois. Victor atravessa a Europa à caça de seu monstro. Quando se mostrava enfraquecido pela exaustão e privações da peregrinação, a criatura aguardava, deixava comida para que seu criador não perdesse as forças e atraía-o a seguir adiante. A caçada termina no Ártico, onde começa o romance.

Ao terminar de contar sua história, Walton, o capitão do navio que o salvou, tenta, uma última vez, persuadir Victor a revelar o segredo de infundir vida, mas o cientista se recusa a fazê-lo. Embora reconheça que seu "ardor que em muito excedia minha moderação" e que sua obra lhe trouxera apenas morte e sofrimento, Victor não se mostra arrependido. A ciência e a aquisição de novos conhecimentos ainda eram uma busca nobre, em sua opinião, e ele esperava que outros tivessem êxito naquilo em que ele havia fracassado. Sua decepção última era não ter conseguido capturar e destruir sua criação e, por isso, ele roga que Walton termine aquilo que o cientista sabe que já não viverá para fazer. Victor morre pouco depois.

Walton retorna a sua cabine, onde o corpo de Victor havia sido colocado, e encontra a criatura de pé, olhando para os restos mortais de seu criador. Na cena final, o monstro promete ao capitão do navio que levará o corpo e fará uma pira funerária na qual destruirá a si mesmo e a seu criador. Os instantes derradeiros descrevem a criatura carregando o corpo de seu criador e desaparecendo nas névoas árticas. No entanto, na última reviravolta brilhante do romance, não nos é dito o que acontece com a criatura. Seu destino final não é revelado.

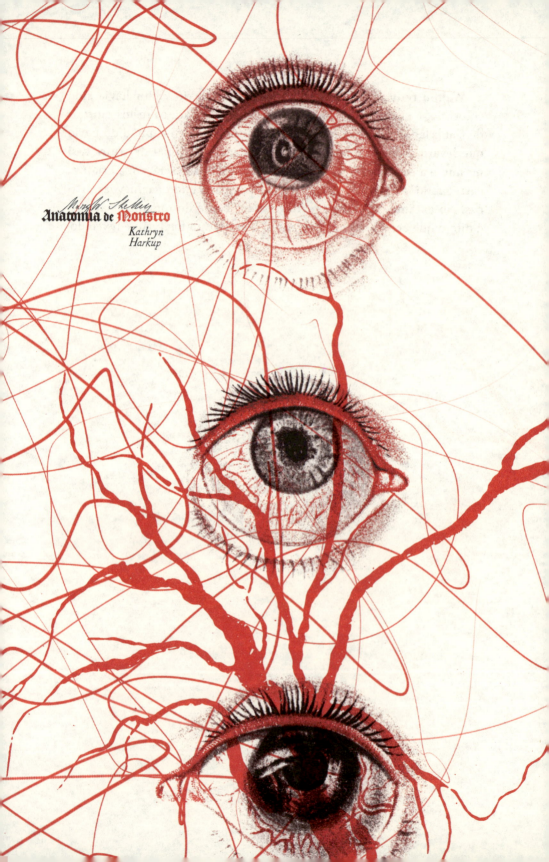

Anatomia de Monstro
Kathryn Harkup

BIBLIOTECA MEDICINA MACABRA APRESENTA

CAPITULUM XIII

MORTE

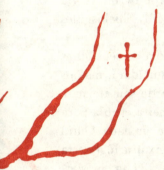

*Viva, seja feliz
e faça outros felizes.*

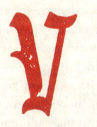

ictor Frankenstein e sua criatura icônica foram apresentados ao mundo em 1818. Apenas 500 exemplares do romance foram impressos em sua primeira publicação anônima, uma tiragem pequena até mesmo para a época. Em termos financeiros, a obra rendeu a Mary somente vinte e oito libras e catorze xelins (cerca de 2 mil libras esterlinas atuais), mas o sucesso pode ser mensurado de muitas outras maneiras. Livros eram uma mercadoria cara no início do século XIX, e os exemplares costumavam ser compartilhados e discutidos. *Frankenstein* talvez não tenha sido um sucesso financeiro imediato, mas, pouco tempo depois de sua discreta aparição ao mundo, as pessoas começaram a notá-lo. Aos poucos e de forma quase imperceptível, o romance infiltrou-se na consciência coletiva, e Victor Frankenstein, seu monstro e a escritora Mary Shelley ficaram famosos.

Mary Shelley recebera exemplares de seu romance de estreia no final de dezembro de 1817, mas o livro foi publicado pela Lackington's apenas no dia 11 de março de 1818. E, assim como Victor, Mary abandonou sua criação. O dia da publicação foi o dia em que o grupo de Shelley partiu para Dover, de onde sairia em sua terceira viagem ao exterior. E ele havia crescido desde a fuga de Mary e Shelley para a França em 1814. Agora, o grupo de Shelley era composto de oito pessoas: Shelley, Mary e os dois filhos do casal (William "Willmouse" e Clara), bem como Claire Clairmont e Allegra, sua filha com Lorde Byron. Havia ainda a criada de Shelley, Elise, e a ama Milly Shields. Eles iam para a Itália.

Shelley vinha tentando ganhar a custódia de seus filhos com a primeira esposa, Harriet, que se suicidara, mas os tribunais negavam seu pedido por causa de seu ateísmo. O escândalo de haver abandonado a primeira esposa para viver com Mary provavelmente não ajudava em nada. Outro fator que contribuiu para a decisão de deixar a Inglaterra era que o ambiente úmido da casa em que viviam em Marlow estava prejudicando a saúde de Shelley. Além disso, as condições financeiras do grupo ainda eram ruins e, com uma família cada vez maior, seria mais barato viver no exterior.

Dessa vez, a viagem para a Itália seria "definitiva", e todos estavam felizes com essa perspectiva. Isso acabou por se concretizar para muitos deles, mas pelos piores motivos possíveis, e esse retorno de Mary à Itália seria marcado por tragédias e escândalos. Sem que soubessem ao partir, apenas dois integrantes do grupo voltariam a viver na Inglaterra.

Frankenstein ficou para trás, na Inglaterra, para cuidar de si mesmo. Notícias do sucesso ou fracasso do romance de estreia de Mary, sua "progênie hedionda", chegariam até eles, semanas mais tarde, em cartas e críticas enviadas por amigos.

O livro recebeu todo tipo de críticas, mas, em geral, essas eram mais favoráveis que as críticas da obra de Shelley. Muitos elogiaram a riqueza de imaginação e a ousadia das ideias. A revista *La Belle Assembleé* achou a obra "original, audaciosa e de um estilo de escrita excelente". Outros odiaram o romance. Por exemplo, a revista *The Quarterly Review*, que Mary leu em outubro de 1818, foi especialmente sarcástica e concluiu que a história era "um emaranhado horrível e repugnante de absurdos". A mesma edição também trazia um ataque a Percy Shelley. Todavia, à exceção da anotação em seu diário de que havia lido a revista, não existe qualquer menção ao que Mary achou de seu conteúdo.

Alguns críticos foram mais comedidos em seus comentários desabonadores, vendo *Frankenstein* como uma imitação pobre de *St. Leon*, de William Godwin, e quase todos eles identificaram a influência da obra do pai da escritora. Por esse motivo a maioria desaprovou o romance — não por causa do horror ou de alguma cena vívida de violência, mas pela óbvia influência de ideias godwinianas.

Entre os comentários mais favoráveis estavam os de Sir Walter Scott, publicados na *Blackwood's Edinburgh Magazine*. Depois de tecer algumas críticas construtivas a aspectos pouco plausíveis do enredo, ele escreveu: "No geral, a obra deixa em nós uma ótima impressão do talento original e da feliz capacidade e expressão do autor. [...] Congratulamo-nos com os leitores por um romance que desperta novas reflexões e fontes de emoção nunca antes experimentadas".

Mary enviara um exemplar do romance a Scott logo de início. Ele era um escritor por quem Mary tinha enorme admiração e, graças a *Frankenstein*, essa admiração tornou-se mútua. No entanto, Scott julgou que o autor da obra fosse Shelley, de modo que Mary precisou corrigi-lo com toda a cortesia. Mas ele não foi o único a enganar-se quanto à autoria da obra: as pessoas logo começaram a especular quem era o autor daquele romance tão ousado. Embora a natureza da obra sugerisse que William Godwin poderia estar por trás dela, o fato de *Frankenstein* ter sido dedicado ao escritor o negava. Acreditava-se que outro provável candidato era Shelley, um mito que persistiu por tempo considerável.

Independentemente das críticas favoráveis ou desfavoráveis, o livro certamente despertou interesse e gerou discussões. Por exemplo, em uma carta de novembro de 1818, Thomas Love Peacock, amigo de Shelley, contava que comparecera às corridas de Egham e todos estavam falando a respeito de *Frankenstein*. Peacock fora indagado sobre o romance e seu autor. "Parece que todos o conhecem e o leram", ainda que não tenha sido unanimemente elogiado.

O grupo de Shelley chegou à Itália em 30 de março e, de início, permaneceu em Milão. Mary tinha muito com que se ocupar, e a reação do público para com *Frankenstein* não é mencionada em seu diário.

Uma das muitas razões da viagem para a Itália era que a custódia da pequena Allegra, ainda bebê, havia sido dada a Lorde Byron, que estava vivendo em Veneza, de modo que a menina precisava ser entregue a seus cuidados. Byron concordara em cuidar da filha, mas com a condição de que Claire deixasse de ter contato com a criança. Ele não queria que Claire sequer tornasse a ver a filha. A princípio, os Shelley ficaram indignados com a proposta, mas, por fim, concluíram que seria bom para Allegra crescer em um lar aristocrático e abastado, com todas as vantagens derivadas disso. Assim, a garotinha de dezoito meses foi entregue aos cuidados de Byron.

Cumprida essa obrigação, Mary, Shelley, os filhos e Claire estavam livres para recomeçar a vida. De Milão, eles viajaram para Livorno (conhecida pelos ingleses como Leghorn) e, daí, para Bagni di Lucca, que lhes lembrava Marlow. A saúde de Shelley havia melhorado visivelmente com a volta a um clima mais quente e Mary já procurava um novo enredo para seu próximo romance. Claire, porém, sentia muita saudade da filha e importunava Byron com pedidos de notícias da menina. Byron, de início encantado com a filha, parece ter se cansado depressa dela, entregando-a aos cuidados da família Hoppner.

Mary e Shelley esperavam que Byron abrandasse a proibição das visitas de Claire à filha e, em agosto de 1818, Claire viajou com Shelley para Veneza. O plano era que Shelley convencesse Byron a deixar Claire ver Allegra. Byron concordou, mas, com a impressão de que o grupo de Shelley estivesse vivendo nas redondezas, o poeta ofereceu-lhes sua casa em Este. Todavia, Mary estava à procura de uma casa em Florença, onde o casal pretendia se fixar.

Shelley, então, enviou um bilhete a Mary, dizendo que ela devia ir depressa a Este antes que Byron notasse sua ausência. Mary e a filha Clara, ainda bebê, cruzaram a Itália o mais depressa possível sob um calor escaldante. Clara, que já estava doente, piorou durante a longa jornada e, quando chegou a Este, no dia 14 de setembro, foi acometida de disenteria. Em 24 de setembro, como a criança não havia melhorado, Shelley marcou uma consulta médica para as 8h da manhã em Pádua. Isso significava que Mary e a filhinha doente teriam de sair às 3h30 da madrugada. Clara piorou durante a viagem, mas, em vez de parar em Pádua, Mary foi exortada pelo marido a seguir para Veneza, com a promessa de melhores médicos. Mary chegou com Clara, mas já era tarde demais. Enquanto Shelley saiu para buscar o médico e trazê-lo à estalagem em que Mary e a filha descansavam, Clara morreu, em convulsões, nos braços de Mary.

A escritora foi estoica diante da perda da filha e entregou-se aos entretenimentos que os Hoppners sugeriam para distraí-la. Ela também se ocupou da transcrição de alguns poemas de Byron, mas Shelley percebia que a esposa sofria. Além disso, Byron continuava se recusando a entregar Allegra para os Shelley, e, por isso, em novembro, o casal, com o filho William e Claire, deixou Veneza com destino a Nápoles.

Depois de passar o inverno em Nápoles, no ano seguinte, 1819, o grupo de Shelley mudou-se para Roma. Eles gostaram da cidade: visitaram o Coliseu e outras atrações. Mary tinha um instrutor de desenho, Claire tinha um instrutor de canto e Shelley escrevia. Eles não queriam partir, mas o verão se aproximava depressa, e ele sempre trazia consigo um calor insuportável e o risco da febre.

O filho que restava aos Shelley, William, tinha a saúde frágil, e o casal sabia que teria de mudar-se para Roma em atenção ao garoto. Mas eles demoraram demais para partir: no dia 27 de maio, seu adorado filho adoeceu. Vieram médicos, e Mary e Shelley agarraram-se desesperadamente à esperança de uma recuperação, mas o garotinho de três anos havia contraído malária dos mosquitos que infestavam os pântanos nos arredores de Roma e, em 7 de junho de 1820, morreu. Mãe e pai ficaram arrasados, mais do que por ocasião da morte das outras filhas, pois William era particularmente querido. Mary ficou inconsolável.

O casal já não tinha filhos, mas Mary devia saber — ou ao menos suspeitava — que estava grávida pela quarta vez. A perda de dois filhos em um espaço de tempo tão curto era trágica demais e deve ter deixado Mary receosa pela criança a caminho. Ela vivia angustiada e entrou em uma depressão profunda. Shelley escreveu:

Minha amada Mary, por que partiste,
E me deixaste só neste mundo triste?
Teu corpo está aqui, de fato — tua bela forma -
Mas tu partiste, seguiste uma estrada do lamento
Que leva à tão tenebrosa morada do Sofrimento.
Para teu próprio bem, não te posso seguir
Regressa tu à minha morada.

Pouco depois do sepultamento de William em um cemitério de Roma, Mary, Shelley e Claire mudaram-se para Livorno. Contudo, sempre nômades, poucos meses depois, em setembro, eles já estavam em Florença. Mary tentou encontrar consolo na escrita, mas o único alívio que realmente a tirou das profundezas de sua depressão foi o nascimento do quarto filho, Percy Florence Shelley, no dia 12 de novembro de 1819.

De forma geral, no tocante à escrita, o período em que Mary e Shelley viveram na Itália foi produtivo para ambos. Shelley escreveu *The Cenci*, em 1819, e *Prometeu Desacorrentado*, em 1820, entre muitas outras obras notáveis. Mary, ainda mergulhada em sua depressão, concluiu um curto romance autobiográfico, *Matilda*, em agosto ou setembro de 1819. Ela enviou o manuscrito ao pai, em Londres, para que o publicasse, mas Godwin achou a temática do romance — incesto e suicídio — polêmica demais, de modo que não o remeteu a nenhum editor e tampouco quis devolver o manuscrito à filha, apesar dos inúmeros pedidos dela. O romance foi publicado somente em 1959.

No início de 1820, a vida já havia voltado a certa normalidade, e o casal escrevia, visitava amigos e cuidava do bebê Percy. Os Shelley também se preparavam para outra mudança, dessa vez para Pisa. Mas seus problemas estavam longe de acabar. No verão de 1820, eles receberam uma carta inquietante de Paolo Foggi, um ex-criado que estava tentando chantagear o casal por causa de um incidente ocorrido enquanto eles viviam em Nápoles.

Durante o inverno de 1818-19, os Shelley e Claire moravam em Nápoles, onde aconteceu um estranho incidente. No dia 27 de dezembro de 1818, o nascimento de uma criança, Elena Adelaide

Shelley, foi registrado junto às autoridades locais. Os pais foram identificados como Percy Bysshe Shelley e a esposa. O bebê foi batizado em 27 de fevereiro de 1819 e morreu em 10 de junho de 1820, pouco tempo antes da chegada da carta que chantageava o casal. E é isso o que se sabe. Paolo acusava Shelley de ser o pai da filha de Elise, a criada dos Shelley (com quem Paolo se casara). Qualquer que fosse a relação dos Shelley com a misteriosa criança, ela não acompanhou o casal quando este se mudou de Nápoles para Roma.

No diário de Mary, não existe menção alguma à adoção ou nascimento de uma criança durante o período em que o casal viveu em Nápoles, apenas uma anotação sobre uma "tremenda confusão" ocorrida no dia 28 de fevereiro de 1819. Tampouco há qualquer informação a respeito da morte em 1820. O episódio jaz envolto em mistério. Talvez a criança tenha sido adotada: Mary e Shelley já haviam tentado adotar crianças no passado, quase que por impulso, mas sem sucesso. Pode ser que, dessa vez, eles tivessem conseguido. Shelley, porém, era acusado de ser o pai da filha de Elise, ou talvez de Claire. Shelley negou veementemente a acusação. Mary garantiu que saberia se Claire tivesse dado à luz uma segunda filha. Outros estudiosos sugerem que a criança era de Elise e que o pai era Byron.

A única certeza é que a criança não era de Mary. Independentemente do que tenha acontecido, os rumores espalharam-se entre os amigos dos Shelley na Itália e atormentaram o casal por anos, causando grandes transtornos a Mary e Shelley mesmo depois de terem feito um acordo com Paolo.

Em agosto de 1820, Mary viu enfim concretizado seu desejo de viver separada de Claire. Os três haviam morado juntos por quase seis anos ininterruptos, mas encontraram uma colocação para Claire — um emprego de governanta — em Florença. Mary ocupava-se do pequeno Percy e escrevia outro livro, *Valperga*, um romance histórico que exigiu muitas pesquisas por parte da escritora. Hoje, os críticos elogiam a autenticidade histórica da obra, porém, à época, ela foi vista como uma história romântica ambientada em um cenário histórico. Godwin editou o romance entre 1821 e 1823, antes de sua publicação nesse ano.

Em março de 1821, Allegra, então com cinco anos de idade e ainda aos cuidados de Byron, foi enviada para ser educada em um convento. Na opinião de Shelley, era melhor do que viver com Byron, pois Shelley julgava que o estilo de vida do outro poeta não oferecia um ambiente adequado para a menina. Allegra não seria devolvida a Claire, por muito que ela pedisse. Ainda existia uma forte animosidade entre Claire e Byron, além de outras questões. Byron tinha dúvidas quanto à capacidade dos Shelley enquanto pais, por causa da dieta vegetariana e do ateísmo da família.

Shelley visitava Allegra no convento, embora Byron jamais o fizesse, e a garotinha pedia que Shelley mandasse lembranças suas ao pai e a "mammina", a amante de Byron. Ela não se recordava de Claire, sua mãe biológica. Claire era totalmente contrária à internação da filha no convento e pediu a Shelley que retirasse a menina dali. Ela propôs vários planos mirabolantes para o resgate da filha, até mesmo cenários em que Byron e Shelley duelariam pela custódia da criança. Todos, exceto Claire, percebiam que tais planos eram impraticáveis.

Claire vivia tão aflita por causa da filha que, quando chegou a notícia de que Allegra havia morrido de uma febre no dia 20 de abril de 1822, o fato foi ocultado da mãe pelo maior tempo possível. Recebendo finalmente a notícia, doze dias depois, Claire mostrou-se incrivelmente tranquila.

Nessa época, os Shelley, nômades por natureza, já haviam decidido alugar uma casa em Livorno para passar o verão de 1822. Eles se mudariam para lá com a família Williams — Edward, Jane e os filhos — de quem eram muito amigos. O lugar era mais próximo do litoral, e teria temperaturas mais amenas que o lugar onde viviam em Pisa. No entanto, havia pouquíssimas propriedades em condições adequadas para locação, e os Shelley acabaram sendo forçados a ficar em uma casa, a Casa Magni, perto de Lerici, pouco depois de Livorno, mas também no litoral. E o local não era o único inconveniente — eles teriam de compartilhar a propriedade com os Williams.

Os cômodos da Casa Magni foram divididos entre as duas famílias. O lugar ficou apinhado, e os criados dos Williams e dos Shelley brigavam "feito cães e gatos" na casa lúgubre, encarapitada à beira-mar e açoitada pelas ondas do Mar da Ligúria. Móveis e utensílios domésticos tiveram de ser transportados por mar até a casa, e havia um único caminho por terra que a ligava a Lerici. Não existiam outras casas nos arredores, e o lugar ficava a uma longa caminhada de qualquer cidadezinha ou vilarejo. Mary odiou a casa, mas Shelley ficou animado com a perspectiva de velejar e passar mais tempo com a família Williams, bem como junto a Byron, que estava residindo nas redondezas.

Shelley e Edward Williams contrataram a construção de um iate para que pudessem velejar. Byron também havia encomendado um iate, e a natureza competitiva dos poetas levou os grupos a tentar superar um ao outro no design de suas embarcações. Byron venceu, obviamente, com seu grandioso *Bolivar*, equipado com um canhão. E para humilhar ainda mais os companheiros, o poeta teve a ousadia de batizar o iate menor, de Shelley e Williams, com o nome *Don Juan*, título de um de seus poemas, embora Shelley quisesse chamá-lo *Ariel*. Byron mandou pintar "Don Juan" nas velas da embarcação. Shelley e Williams tentaram desesperadamente limpar a tinta, mas não foi possível removê-la, e eles acabaram tendo de cortar o nome do tecido.

Os Williams e os Shelley saíam para velejar, e, vez por outra, o humor de Mary melhorava. Ela estava grávida outra vez e isso devia deixá-la muito apreensiva, depois de ter perdido três de seus filhos. Mary afastava-se cada vez mais do marido, que passava mais e mais tempo com Jane Williams. Contudo, esse foi um período conturbado para marido e esposa. Shelley vinha tendo pesadelos e alucinações, inclusive visões com a recém-defunta Allegra, que saía do mar e caminhava em sua direção.

No dia 16 de junho, Mary sofreu um aborto espontâneo e teria sangrado até a morte não fosse pela intervenção do marido, que tomou a esposa nos braços e a mergulhou em uma banheira com gelo. Quando o médico chegou, já não lhe restava muito o que fazer, e Mary teria de permanecer na cama para se recuperar.

Enquanto Mary ainda se recuperava, fraca por causa do aborto, Shelley e Edward saíram com o iate e foram até Livorno para encontrar os Hunt, velhos amigos da época em que os Shelley viviam em Marlow. Os Hunt haviam chegado recentemente da Inglaterra, mas a visita também seria uma oportunidade de pegar provisões para a Casa Magni. Mary e Jane Williams ficaram na casa.

Os homens chegaram a Livorno no dia 1º de julho e partiram de volta a Lerici em 8 de julho, levando o jovem Charles Vivian, de dezoito anos, como ajudante de bordo. Se notaram que havia apenas uns poucos barcos deixando o porto com eles, isso não os dissuadiu, e as nuvens de tempestade que já se formavam no horizonte também não. Pouco depois de zarparem, caiu a tempestade.

Na Casa Magni, Mary e Jane esperavam pacientemente pela volta dos respectivos maridos, mas não havia sinal deles. Em 12 de julho, chegou uma carta de Leigh Hunt informando que os homens já haviam partido de Livorno e perguntando se haviam chegado em segurança. Alguma coisa havia certamente acontecido no trajeto.

Começou uma busca desesperada. Até mesmo Mary, enfraquecida como estava, viajou para Pisa e Livorno com a esperança febril de conseguir notícias. Quando estas enfim vieram, eram as piores possíveis: em algum ponto da viagem de volta, o barco de Shelley e Williams havia afundado.

Em 19 de julho, Mary soube que dois corpos em avançado estado de decomposição haviam sido deixados na praia pelas ondas. O primeiro pôde ser identificado somente por um cachecol e uma bota. Era Edward Williams. O segundo corpo, o de Shelley, foi encontrado pouco mais de um quilômetro dali, no litoral de Viareggio (mais ou menos na metade da distância entre Livorno e Lerici). O corpo de Shelley já estava em tão avançado estado de putrefação que pôde ser identificado apenas pelo casaco e o livro de poemas que estava guardado em seu bolso. Os corpos foram imediatamente enterrados na praia, como determinavam as leis locais de quarentena, a fim de impedir a disseminação de doenças.

Um amigo de ambas as famílias, Edward John Trelawny, tomou as providências para os funerais. Os Hunt também viajaram para Pisa a fim de comparecer aos sepultamentos. No dia 13 de agosto, o corpo de Edward Williams foi exumado das areias e cremado em uma pira funerária. No dia seguinte, o corpo de Shelley também foi confiado às chamas de uma pira para ser reduzido a cinzas. Mary estava traumatizada demais para comparecer à cerimônia. A ocasião foi muito dolorosa até mesmo para aqueles que foram acompanhar a cremação na praia. Trelawny permaneceu em sua carruagem, e até mesmo a tranquilidade de Byron o abandonou, de modo que o poeta subiu a bordo do *Bolivar* para observar as chamas à distância. O coração de Shelley recusou-se a queimar e foi retirado inteiro das cinzas. Trelawny queria ficar com a relíquia, mas Byron o convenceu de que a pessoa adequada para cuidar do coração de Shelley era Mary. Quando Mary morreu, muitos anos mais tarde, a relíquia foi encontrada em sua escrivaninha, em meio a seus papéis.

E foi assim que, aos 25 anos, Mary Shelley viu-se viúva, sem dinheiro, com um filho de dois anos para criar e, a centenas de quilômetros dali, um sogro que a odiava e se recusava a ampará-la. Ela tivera cinco gestações e sofrera um aborto espontâneo que quase a matou. Consolara Claire quando esta perdeu a filha, e outra criança havia morrido em Nápoles em circunstâncias misteriosas. Agora, ela precisava encontrar uma maneira de se sustentar e a seu filho pequeno.

Mary viveu por algum tempo com os Hunt, em Florença, mas tinha pouco dinheiro. A residência caótica dos Hunt era estressante para a escritora, mas ela não tinha condições financeiras de sair dali. O pai, Godwin, não podia sustentá-la. Por isso, Lorde Byron emprestou-lhe dinheiro e contratou-a para passar seus poemas a limpo. Talvez ele não precisasse de Mary, nem de ninguém, para fazer esse trabalho, mas isso possibilitava que Mary aceitasse receber dinheiro dele sem que nenhum dos dois se sentisse humilhado. No entanto, a situação não poderia durar muito tempo. Em atenção a Mary, Byron já havia feito tentativas de persuadir Sir Timothy Shelley a sustentar a nora e o neto, mas sem sucesso. A escritora precisou regressar à Inglaterra para negociar uma ajuda financeira com o sogro. Byron pagou-lhe a viagem de volta.

Mary retornou à Inglaterra no dia 25 de agosto de 1823, depois de ter vivido mais de cinco anos no exterior. De início, ela ficou com o pai na casa da família, no número 195 da The Strand (Godwin mudara-se da Skinner Street depois que um processo por falta de pagamento de aluguel resultou em uma sentença desfavorável ao escritor). Mas logo ressurgiram as velhas tensões do passado. As negociações de Mary com o sogro foram inicialmente intermediadas pelos advogados deste, e embora ainda não tivessem sido concluídas, a escritora conseguiu um adiantamento de cem libras (cerca de dez mil libras esterlinas atuais), dinheiro suficiente para que ela saísse da casa do pai e se instalasse em acomodações modestas. Contudo, havia uma notícia boa: *Frankenstein* tornara-a célebre. Ela escreveu para um amigo: "E eis que me vejo famosa!".

A primeira adaptação de *Frankenstein* para o teatro estava sendo exibida no Teatro Liceu, o que difundiu a história a um público muito maior do que a simples leitura do livro teria alcançado. Essa popularização do romance deu o tom de todas as suas futuras produções teatrais e cinematográficas. A dramatização da obra fora feita por Richard Brinsley Peake, que a intitulou *Presumption; or, the fate of Frankenstein*. Ele fez várias adaptações e alterações no enredo como um todo, mas conservou os pontos principais. O papel da criatura foi dado a T. P. Cooke, que acabou ganhando renome a partir de sua representação da criatura. Assim como o nome de Boris Karloff passou a ser sinônimo do monstro no século XX, Cooke foi associado à criatura durante todo o século XIX.

A peça foi um sucesso, agradando e aterrorizando suas plateias. As histórias de mulheres que desmaiavam ao ver a criatura desengonçada descendo os degraus do laboratório de Victor eram provavelmente exageradas e talvez até deliberadas, no intuito de vender mais bilhetes. O que talvez surpreenda os frequentadores de teatros da atualidade é que essa adaptação incluía canções. Apenas quatro dias depois de voltar à Inglaterra, a própria Mary foi assistir à peça, que estava em sua quarta semana, e ficou encantada.

Essa produção criou muitos dos estereótipos associados a *Frankenstein*, não só a aparência física da criatura, como discutimos no capítulo anterior: o monstro era mudo e desajeitado, diferente da criatura articulada e ágil do livro; o nome de cientista e criatura começaram a se confundir; Victor ganhou um pobre assistente; e tanto o monstro como seu criador morrem no final da peça, que não termina com o desaparecimento inconclusivo da criatura de posse do corpo de Victor, como acontece no romance.

A fim de tirar vantagem do sucesso da produção teatral, Godwin publicou outra edição de *Frankenstein*, em dois volumes, no ano de 1823. No ano seguinte, foram duas produções teatrais da história, e no final de 1825, havia cinco produções distintas de *Frankenstein* em cartaz. Em 1824, a peça chegou a Paris, onde T. P. Cooke reviveu seu papel da criatura.

O sucesso e a popularização das adaptações teatrais tornaram Mary famosa, mas não lhe deram um centavo em retribuição a seus feitos criativos. Nessa época, dramaturgos e teatros não estavam obrigados a pagar ao autor original pelo uso de sua obra. Apesar disso, Mary teve alguns pequenos benefícios: embora o romance tivesse sido publicado anonimamente, o nome de Mary agora já estava vinculado à obra, de modo que ela podia usar essa associação para promover seus outros escritos.

Mesmo com a fama e a aclamação de sua obra, Mary continuava a ser rejeitada pela família do marido. O pequeno valor que ela acabou conseguindo com o sogro, inicialmente apenas cem libras por ano, foi-lhe dado a título de empréstimo para o sustento do filho e seria descontado da propriedade da família quando o garoto a herdasse. E havia ainda outras condições para esse empréstimo.

O acordo celebrado com Sir Timothy Shelley por intermédio de seus advogados obrigava Mary a permanecer na Inglaterra, embora ela preferisse viajar de volta à Itália, onde tinha amigos, um estilo de vida que lhe era adequado, e onde sua pequena renda duraria muito mais tempo.

O sogro também a proibiu de usar o nome de Shelley para promover sua própria obra. Ele ficava indignado com a infâmia que pairava sobre a vida de Shelley e seu relacionamento com Mary. A escritora também foi proibida de publicar uma biografia do poeta, coisa que planejava fazer para homenagear o marido amado, promover o trabalho literário de Shelley e, de certa forma, organizar os registros. Isso também lhe teria garantido uma renda muito útil.

Mary lançava mão de todos os subterfúgios possíveis para trabalhar dentro das condições que lhe foram impostas. Quanto à publicação de suas próprias obras, ela não podia usar seu nome de casada e não queria sequer considerar a hipótese de usar seu nome de solteira: ela era viúva de Shelley e estaria eternamente vinculada a ele. Não obstante, ela podia ao menos contar com sua própria fama literária e conseguia publicar como "a autora de *Frankenstein*" a fim de aumentar o círculo de leitores dos romances que ela continuava a escrever.

A situação da escritora com relação ao sogro melhorou um pouco quando o filho mais velho de Percy Shelley, Charles, fruto do primeiro casamento do poeta, morreu em 1826. Mary negociou com os advogados um aumento em sua pensão para sustentar o filho Percy, que agora era herdeiro do título Shelley. Nessa época, ela escrevia para revistas e editoras a fim de incrementar sua minguada renda, publicando artigos e ensaios na *The Westminster Review* e na anual *The Keepsake*, bem como breves biografias, ou "vidas", para integrar a *Cabinet Cyclopaedia* de Lardener.

Todo o tempo que não precisava dedicar à pesquisa e elaboração dessas contribuições, Mary empregava na pesquisa e criação de seus próprios romances. Em 1826, a obra *O Último Homem* foi publicada. Em 1830, ela ganhou 150 libras (pouco mais de 12 mil libras esterlinas atuais) pela publicação de *The Fortunes of Perkin Warbeck*, um relato ficcional sobre um homem que afirmava ser Ricardo de Shrewsbury — um dos príncipes da torre que teria sido assassinado por Ricardo III — e, portanto, herdeiro do trono inglês. Em 1835, *Lodore* foi publicado, seguido de *Falkner*, em 1837. Aos poucos, a pensão que recebia de Sir Timothy aumentava, e sua situação financeira melhorava, mas continuava longe de ser considerada rica.

Em 1831, o romance *Frankenstein* foi incluído em uma série de clássicos populares publicada por Richard Bentley como parte de outra série, a *Standard English Novels*. Mary recebeu sessenta libras (pouco mais de 5 mil libras esterlinas atuais) e teve a oportunidade de editar sua obra antes da publicação. A edição de 1818 contava com muitas contribuições do marido, mas essa edição posterior era exclusiva de Mary e tornou-se a mais lida e apreciada. A edição de 1831 é uma verdadeira revisão do romance, com alterações importantes do texto de 1818, e ganhou mais publicidade e resenhas, em geral mais positivas que as feitas à edição de 1818.

Algumas das alterações feitas entre a primeira edição e a de 1831 são muito significativas. Victor casa-se com uma amiga da família, não com a prima — eliminando, assim, qualquer insinuação de incesto, tema pelo qual Shelley era duramente criticado sempre que suas obras o abordavam. A fim de deixar claro que a família de Victor não tivera nenhuma culpa nem participação na ruína do cientista, sendo, em verdade, vítimas inocentes da vingança do monstro, já não era o pai de Victor quem lhe apresentava as maravilhas da eletricidade e da ciência moderna, mas um amigo da família. O professor Waldman também passou a ser uma figura mais influente. Os aspectos científicos em si pouco mudaram, embora alguns dos detalhes da educação científica inicial de Victor tenham sido excluídos. A transição do interesse em alquimia para o interesse em ciência moderna é muito mais clara na edição de 1831.

O galvanismo é mencionado de forma explícita no texto de 1831, embora não o fosse na versão de 1818. Ainda que isso fortaleça a ideia de que os experimentos de Aldini tenham sido uma possível inspiração no tocante à reanimação da criatura de Victor, a referência não aparece nessa passagem crucial do texto. Em vez disso, o galvanismo é mencionado, de forma específica, na introdução à edição de 1831 e novamente, *en passant*, quando a ciência da eletricidade é apresentada a Victor, depois que a árvore perto da casa da família é atingida por um raio. Na edição de 1831, o incidente constitui uma ruptura clara com o passado alquímico e o ingresso na ciência moderna.

O acréscimo de uma introdução à edição de 1831 deu a Mary a oportunidade de descrever o nascimento do romance e apresentar sua versão dos acontecimentos na Villa Diodati, com a certeza de que ninguém a desmentiria caso a escritora decidisse florear alguns detalhes. Com a morte de Byron em 1824, passados apenas oito anos da famosa reunião literária, apenas Mary e Claire Clairmont, das cinco pessoas que estiveram na Villa Diodati em 1816, ainda estavam vivas.

Mary sentiu-se grata ao receber a notícia de que, dos 3,5 mil exemplares de *Frankenstein* que haviam sido impressos, 3 mil foram vendidos no primeiro ano, mas suas condições financeiras obrigavam-na a continuar trabalhando. Mary seguia sustentando a si mesma e ao filho com sua escrita, embora nenhuma de suas obras subsequentes tenha alcançado o prestígio de *Frankenstein*. Mary vivia em lugares modestos, trabalhava muito e fazia grandes sacrifícios para economizar. Qualquer dinheiro que ela conseguia poupar era remetido a outros membros da família ou amigos. Depois da morte do pai, em 1836, Mary seguiu trabalhando para sustentar a madrasta, apesar de uma vida inteira de inimizade entre as duas.

Em 1839, ainda sujeita às proibições de Sir Timothy, Mary publicou uma coletânea da poesia de Shelley com extensas notas explicativas, nas quais ela conseguiu incorporar alguns detalhes biográficos a fim de contextualizar a obra. Era o máximo que ela podia fazer no sentido de driblar a proibição de publicar uma biografia de Shelley. Essa coletânea continua sendo uma fonte inestimável de informações para estudiosos da vida de Shelley no mundo todo.

Ela também deu assistência a pessoas que escreveram biografias do marido e, quando Lorde Byron morreu, a escritora foi procurada por biógrafos que desejavam ouvir suas recordações pessoais do grande poeta. No entanto, ela se recusava a receber quaisquer pagamentos por essas contribuições.

A maior parte do tempo e da energia de Mary era dedicada a dar o melhor que ela pudesse ao filho. Quando o rapaz foi estudar em Harrow (ela não suportava a ideia de enviá-lo para Eton, a escola que Shelley tanto odiara), ela se mudou para os arredores a fim de evitar as despesas de alojamento do filho na escola, ainda que isso significasse ter de se afastar dos amigos em Londres. Mas a escritora não tinha escolha em termos financeiros.

Notícias ocasionais da saúde frágil de Sir Timothy Shelley davam esperanças a Mary, mas, como comentava a irmã postiça: "Seus saltos para o túmulo e suas rápidas voltas à vida são, no mínimo, cômicas [...] Você diz que ele já viveu o suficiente para arruiná-la". Em 1833, Sir Timothy parecia estar sofrendo o que se acreditava ser uma doença terminal, mas, apesar de todos os prognósticos, "aquele eterno [...] imortal Sir Tim!" recuperou-se totalmente.

O filho da escritora, Percy, recebia convites ocasionais para visitar o avô em Field Place, o que talvez Mary visse como uma possibilidade de fomentar o afeto familiar e, assim, melhorar suas chances de receber uma pensão maior de Sir Timothy, mas a própria Mary nunca conheceu o sogro.

Em 1844, já aos noventa anos de idade, Sir Timothy morreu. Percy Florence Shelley herdou o título de baronete e as propriedades do avô, mas isso pouco ajudou a amenizar as dificuldades financeiras que ele e a mãe enfrentavam. Os empréstimos que Shelley fizera em vida, com pagamento previsto para depois da morte do pai, haviam crescido muito por causa das elevadas taxas de juros exigidas pelos credores no momento da contratação. O dinheiro que Mary recebera para criar o jovem Percy também tinha de ser devolvido com os recursos da herança do filho e havia ainda outras dívidas a pagar. Não sobrou muita coisa para Percy herdar.

Embora a casa e as terras rendessem valores substanciais, elas também geravam despesas substanciais. Field Place, a casa em que Shelley passara a infância, era úmida e precisava de reformas. Por isso, Mary e o filho se mudaram para uma casa alugada menor nas proximidades e arrendaram a propriedade de Field Place. Anos de condições climáticas adversas contribuíram para perdas de produção nas lavouras da propriedade arrendada, reduzindo o valor dos aluguéis que podiam receber.

Mary nutria grandes expectativas com relação ao jovem Percy Shelley e ofereceu-lhe a melhor educação ao seu alcance. Ele foi para a Universidade de Cambridge, mas não era um aluno brilhante. Apesar de todos os esforços, Percy não apresentava nada do talento literário da mãe ou do pai. Tentativas de convencê-lo a seguir carreira na política foram infrutíferas, e Percy teve uma vida de incursões sem entusiasmo no teatro amador e na navegação, revelando grande aptidão para esta última, o que deixava Mary angustiada. Sua única contribuição literária foi preservar a obra e a memória dos pais.

Em 1º de fevereiro de 1851, aos 53 anos de idade, Mary Shelley morreu de um tumor no cérebro. Havia anos que ela vinha sofrendo de dores de cabeça incapacitantes, o que prejudicou muito sua escrita. Pouco antes de morrer, ela teve uma série de convulsões e entrou em coma. O quadro era irreversível. Depois da morte da escritora, o filho e a nora dedicaram boa parte da vida à promoção e preservação dos nomes e contribuições literárias de Mary e Shelley. Ergueu-se uma espécie de santuário na casa da família, ao qual apenas uns poucos amigos e seguidores mais engajados tinham acesso.

O diário de Mary foi editado e encomendou-se uma biografia da escritora que destacasse suas virtudes. Quando Thomas Jefferson Hogg, o amigo de Shelley dos tempos de universidade, começou a escrever suas memórias do poeta, ele teve acesso à correspondência de Shelley, que era mantida na propriedade, mas esse acesso lhe foi negado quando da publicação da primeira parte da obra, que não mostrava um retrato favorável de Shelley. Hogg publicou apenas dois dos cinco volumes que planejava escrever.

Mary foi enterrada no cemitério da igreja St. Peter em Bournemouth. Posteriormente, quando a construção da estação ferroviária de St. Pancras colocou em risco os túmulos de Mary Wollstonecraft e William Godwin, pais da escritora, seus restos mortais foram transferidos para o cemitério em que estava sepultada a filha. Mary Jane Clairmont, a segunda esposa de Godwin, permaneceu em St. Pancras. Após uma vida inteira de tribulações e conflitos, Mary Wollstonecraft Godwin Shelley hoje descansa entre o túmulo dos pais.

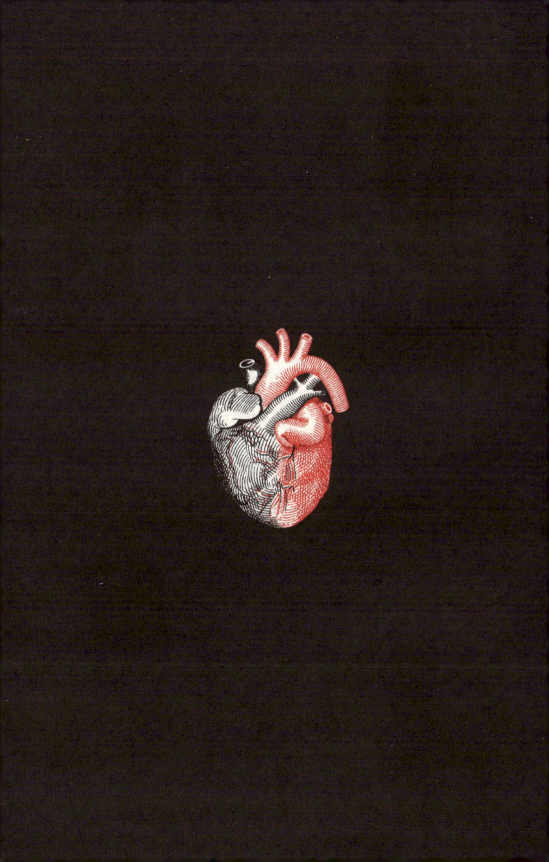

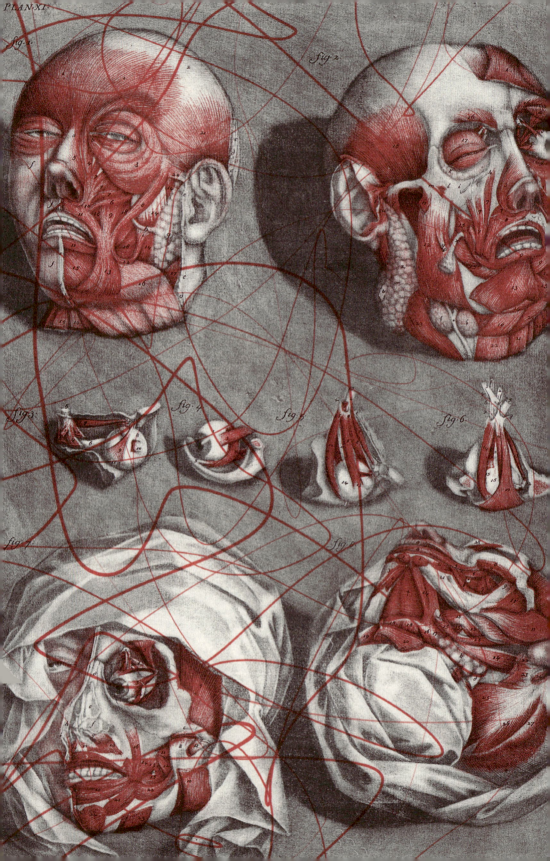

BIBLIOTECA **MEDICINA** APRESENTA
MACABRA

EPÍLOGO

 A forma do monstro ao qual conferi existência estava para sempre diante de meus olhos [...]

A obra de Mary Shelley não só sobreviveu à sua autora como sobrevive até os dias atuais e engendrou sua própria "linhagem hedionda" na forma de peças teatrais, balés, livros e filmes. A criatura desengonçada, de pele esverdeada e cabeça quadrada tornou-se uma figura característica do Halloween e dos filmes de terror. A criatura fictícia de Mary Shelley realmente povoou o mundo com sua descendência, conquanto não da maneira como a autora previa. Desde sua publicação, a ideia e a imagem de Victor Frankenstein e seu monstro deixaram na mente do público uma impressão maior que a realidade do romance. A familiaridade com a história e suas principais noções é algo generalizado, mas um número bastante reduzido de pessoas leu de fato o livro.

Aliás, a experiência de ler o romance hoje é muito diferente da experiência vivida pelos leitores da época. As histórias de ladrões de corpos, bem como de experimentos científicos aterradores e dramáticos, propiciavam ao livro um contexto e um efeito muito diferentes. O romance foi remodelado em nossa mente graças a adaptações para o teatro e o cinema, a fim de refletir ideias científicas dos momentos em que foram feitas. O monstro já foi usado para ilustrar comentários de natureza política e também científica, mas sua presença se dá principalmente no entretenimento.

Como pudemos perceber das produções teatrais de *Frankenstein* em 1823, o romance logo começou a ser adaptado e reinventado para consumo do público. Outra prova de que *Frankenstein* ganhara um lugar na consciência popular foi a alusão que George Canning fez à obra em seu discurso ao Parlamento do Reino Unido sobre a questão da libertação dos escravizados. Ele sugeriu que libertar os escravizados rebeldes das Índias Ocidentais "seria dar vida a uma criatura semelhante à esplêndida ficção de um romance recente". Segundo relatos, Mary ficou satisfeita ao ver seu livro reconhecido, mas deve ter se decepcionado com a interpretação que lhe deram. A obra de Mary defendia que nossas criaturas humanas recebessem um tratamento melhor, não que fossem sufocadas.

Em 1843, um quadrinho publicado na revista *Punch* mostrava uma figura altíssima e ameaçadora rotulada de "O Frankenstein Irlandês". Em 1882, a mesma revista apresentou outro quadrinho, com a mesma legenda, retratando o Movimento Feniano irlandês como um monstro de Frankenstein após os assassinatos de Phoenix Park. Tais referências também mostram como o nome "Frankenstein" e o romance foram distorcidos a fim de se adequar a uma agenda. O romance *Frankenstein* ainda é usado, vez por outra, em quadrinhos e debates políticos, embora hoje seja mais comumente associado a questões científicas como discussões sobre manipulações genéticas ou pesquisas com células-tronco.

O uso do nome Frankenstein como sinônimo de comportamento monstruoso ou "ciência perigosa" prova como o romance permeou completamente a cultura popular. E não para por aí. *Frankenstein* foi a primeira obra de ficção científica, e a inspiração de um dos primeiros filme do gênero terror em 1910. O livro teve muitas adaptações para o cinema em branco e preto, além de ter sido fonte de inspiração para inúmeros outros filmes de terror e ficção científica desde então.

Victor Frankenstein inspirou incontáveis "cientistas malucos" e seus infortunados sequazes. A criatura assumiu formas robóticas, como no filme *Metropolis*, de Fritz Lang, lançado em 1927, e chegou a transformar-se no cão do filme de animação *Frankenweenie*, de Tim Burton, lançado em 2012. Estima-se que existam mais de 400 versões cinematográficas do clássico filme *Frankenstein*, de 1931. Victor e sua criatura também já apareceram na televisão, em comédias, dramas e desenhos infantis. A imagem da criatura já foi utilizada para promover tudo: de doces a *spray* de cabelo.

A contribuição de Mary Shelley para a cultura popular foi enorme, mas sua obra de ficção científica também influenciou a ciência em si, ao menos no que diz respeito à percepção que o público tem dela. E embora *Frankenstein* não seja muito crível no tocante à viabilidade da ciência a que Victor se dedicava, Mary demonstrou ter plena compreensão dos conceitos científicos e das implicações da ciência iluminista.

Hoje, a palavra Frankenstein talvez seja mais associada à ideia de ciência enlouquecida ou muito errada. Por exemplo, plantações geneticamente modificadas já foram rotuladas de "Frankenfoods" — termo cunhado com o intuito de demonizar e assustar antes mesmo de se debater a segurança de tais produtos. Como espero que este livro tenha demonstrado, não é assim que o romance original apresenta a ciência. No entanto, não houve apenas pontos negativos: *Frankenstein* e a ciência que o inspirou também deixaram um legado positivo.

Os experimentos de Giovanni Aldini com cadáveres, descritos no Capítulo 11, podem parecer grotescos e muito distantes dos interesses da ciência, mas ele possuía um interesse genuíno nos efeitos e aplicações dos fenômenos elétricos. Além de experimentos com cadáveres, Aldini também realizou experimentos em seres vivos. Em seu caso mais bem documentado, ele usou estimulação elétrica para tratar um agricultor, Luigi Lanzarini, internado por sofrer de "loucura melancólica" ou depressão clínica. Aldini acreditava que a doença de Lanzarini fosse causada por um desequilíbrio elétrico no cérebro e propôs um tratamento com choques elétricos emitidos por uma pilha galvânica. Lanzarini melhorou aos poucos. Ele dizia que o tratamento de Aldini não o machucava e, em pouco tempo, já estava sorrindo e se alimentando bem. Sua dor desapareceu e ele estava bem o suficiente para receber alta. Com isso, Aldini lançava as bases do que viria a ser a eletroconvulsoterapia ["terapia de eletrochoque"] ou ECT.

A ECT teve sua reputação maculada por experimentos malconduzidos, realizados entre as décadas de 1950 e 1970. Os pacientes eram amarrados na cama e recebiam choques elétricos nas têmporas, por vezes sem nenhum anestésico e até mesmo sem o consentimento do paciente. A abordagem da ECT em filmes como *Um Estranho no Ninho* [*One Flew Over the Cuckoo's Nest*] em nada ajudou a redimir a imagem do que pode ser um tratamento muitíssimo benéfico. Hoje, com o consentimento do paciente e o uso de anestésicos e relaxantes musculares, descobriu-se que eletrochoques podem ajudar muitas pessoas que sofrem de depressão com tendências suicidas e não respondem aos tratamentos medicamentosos convencionais.

Além disso, houve muitos avanços no uso médico da eletricidade desde o Iluminismo. Na década de 1950, Earl Bakken, fundador da Medtronic, parece ter encontrado inspiração em suas lembranças do filme *Frankenstein* de 1931. Ele recordou que, na infância, ficara aterrorizado ao ver os espasmos da mão de Boris Karloff ao receber choques elétricos e, diante disso, pensou que talvez a eletricidade pudesse ser útil em medicina. Seria possível aperfeiçoar e miniaturizar o laboratório de Victor, repleto de equipamentos elétricos, para, com ele, controlar os ritmos naturais do coração? A partir dessa ideia, Bakken desenvolveu o primeiro marca-passo portátil à pilha.

Hoje, implantam-se dispositivos eletrônicos não apenas no coração, para controlar seus ritmos, mas também no cérebro, a fim de controlar os tremores do mal de Parkinson e também no tratamento da depressão. Aqueles que, por causa de alguma lesão cerebral oriunda de um derrame ou acidente, perdem o controle dos membros, podem recobrar sua mobilidade por meio de sensores e estimulação elétrica dos nervos das pernas. Próteses cada vez mais sofisticadas podem captar sinais nervosos de outras partes do corpo para animar braços robóticos.

Cerca de 200 anos após sua primeira publicação, a ciência de *Frankenstein* ainda é ficção. No entanto, talvez ela esteja chegando um pouco mais perto da ciência da realidade.

Kathryn Harkup
Anatomia de Monstro
CRONOLOGIA
{Ordem Macabra dos Acontecimentos}

A fim de reforçar a criatividade e ousadia de Mary Shelley, você encontra a seguir uma cronologia de eventos históricos importantes e acontecimentos relevantes da vida pessoal de Shelley para contextualizar o nascimento da criatura mais poderosa da literatura.

— 1280 —
- Morte de Alberto Magno (*nascido em 1200*)

— 1535 —
- Morte de Henrique Cornélio Agrippa von Nettesheim (nascido em 1486)

— 1541 —
- Morte de Philippus Aureolus Theophrastus Bombastus von Hohenheim (Paracelso) (nascido em 1493)

— 1650 —
- Anne Greene sobrevive ao enforcamento

— 1666 —
- Tentativa de transfusão de sangue para um ser humano, Arthur Coga

— 1673 —
- Nasce Johann Konrad Dippel, no dia 10 de agosto

— 1705 —
- Experimentos de Francis Hauksbee com eletricidade estática

— 1724 —
- Peter, o Menino Selvagem, é encontrado perto de Hamelin

— 1727 —
- Morre Isaac Newton, em 20 (ou 31, dependendo do calendário usado, juliano ou gregoriano) de março

— 1728 —
- Nasce John Hunter, em 13 de fevereiro

— 1731 —
- Nasce Erasmus Darwin, em 12 de dezembro

— 1732 —
- Experimentos de Stephen Gray com eletricidade

— 1733 —
- Nasce Joseph Priestley, em 24 de março

— 1734 —
- Morre Dippel, em 25 de abril

— 1737 —
- Nasce Luigi Galvani, em 9 de setembro

— 1739 —
- Jacques de Vaucanson constrói um "pato digestório" mecânico

— 1743 —
- Nasce Antoine Lavoisier, em 26 de agosto

— 1744 —
- A Grã-Bretanha está em guerra contra a França (Guerra do Rei Jorge, 1744-1748)

— 1745 —
- Nasce Alessandro Volta, em 18 de fevereiro
- Benjamin Franklin dá início a seus experimentos elétricos
- Descoberta da garrafa de Leiden

— 1751 —
- Hogarth pinta *The Four Stages of Cruelty* [Os Quatro Estágios da Crueldade]

— 1752 —
- A Lei dos Assassinatos permite que corpos de assassinos sejam dissecados
- Thomas-François Dalibard realiza o experimento com raios, de Franklin, no dia 10 de maio, na França
- Franklin solta uma pipa durante uma tempestade de raios, em junho

— 1756 —
- Início da Guerra dos Sete Anos
- Nasce William Godwin, em 3 de março

— 1759 —
- Nasce Mary Wollstonecraft, em 27 de abril

— 1760 —
- Acessão de Jorge III à coroa

— 1765 —
- A Lei dos Selos impõe tributos às colônias americanas

— 1767 —
- Joseph Priestley publica *The History and Present State of Electricity*

— 1768 —
- Joseph Wright pinta *An Experiment on a Bird in the Air Pump*

— 1771 —
- John Hunter publica *The Natural History of the Human Teeth*
- Carl Wilhelm Scheele descobre o "ar ígneo" (oxigênio)

— 1772 —
- John Walsh prova que a raia-elétrica dá choques elétricos
- Johann Wolfgang Goethe publica *Os Sofrimentos do Jovem Werther*

— 1773 —
- Protesto da Festa do Chá de Boston

— 1774 —
- Priestley descobre o "ar deflogisticado" (oxigênio)

— 1775 —
- Começa a Guerra de Independência dos Estados Unidos

— 1776 —
- Declaração da Independência dos Estados Unidos

— 1777 —
- Hunter tenta ressuscitar o Reverendo dr. William Dodd após seu enforcamento
- Antoine Lavoisier dá o nome oxigênio ao "ar vital" e desenvolve a teoria da combustão

— 1778 —
- Começa a guerra anglo-francesa (1778–1783)
- Nasce Humphry Davy, em 17 de dezembro

— 1780 —
- Galvani dá início a seus experimentos elétricos em sapos

— 1781 —
- James Graham inaugura o Templo da Saúde, em Londres

— 1782 —
- Charles Byrne, "O Gigante Irlandês", chega a Londres

— 1783 —

- Tratado de Versailles
- Nasce William Lawrence, em 16 de julho
- John Hunter rouba o corpo de Charles Byrne
- John Hunter transfere sua coleção anatômica para Leicester Square

— 1785 —

- Nasce Thomas Love Peacock, em 18 de outubro

— 1787 —

- Antoine Lavoisier e Pierre-Simon Laplace publicam *Método de Nomenclatura Química*
- Mary Wollstonecraft publica *Thoughts on the Education of Daughters*
- Antoine Lavoisier publica *Tratado Elementar de Química*

— 1788 —

- Nasce Byron, em 22 de janeiro
- Mary Wollstonecraft publica *Mary* e *Original Stories*
- A coleção de John Hunter é transformada em museu aberto ao público

— 1789 —

- Queda da Bastilha
- Erasmus Darwin escreve *The Loves of the Plants*

— 1790 —

- Edmund Burke escreve *Reflections on the Revolution in France*

- Mary Wollstonecraft escreve *A Vindication of the Rights of Men*

— 1791 —

- Thomas Paine publica *Rights of Man*
- Mary Wollstonecraft e William Godwin encontram-se pela primeira vez
- Luigi Galvani publica *De viribus electricitatis in motu musculari*
- C. F. Volney publica *A Ruína dos Impérios*
- A casa e o laboratório de Priestley são destruídos por agitadores

— 1792 —

- A guilhotina é usada pela primeira vez
- Wollstonecraft publica *Reivindicação dos Direitos da Mulher*
- A França é declarada República
- Nasce Percy Bysshe Shelley, em 4 de agosto
- Mary Wollstonecraft muda-se para Paris

— 1793 —

- Execução de Luís XVI
- Mary Wollstonecraft conhece Gilbert Imlay
- A França declara guerra contra os britânicos
- William Godwin publica *Enquiry Concerning Political Justice: And Its Influence on Morals and Happiness*
- Morre John Hunter, em 16 de outubro

— 1794 —

- Lavoisier morre guilhotinado em Paris, no dia 8 de maio
- Nasce Fanny Imlay, em 14 de maio
- Erasmus Darwin publica *Zoonomia*
- William Godwin publica *Caleb Williams*
- Priestley emigra para a América

— 1795 —

- Nasce John William Polidori, em 7 de setembro
- Mary Wollstonecraft tenta o suicídio por duas vezes, em ocasiões diferentes

— 1796 —

- Começa a guerra anglo-espanhola
- Mary Wollstonecraft publica *Letters Written during a Short Residence in Sweden, Norway and Denmark*
- Wollstonecraft e Godwin se reencontram

— 1797 —

- Erasmus Darwin publica *Female Education*
- William Godwin e Mary Wollstonecraft casam-se em segredo, no dia 29 de março
- John Robison publica *Proofs of a Conspiracy*

- Nasce Mary Wollstonecraft Godwin, em 30 de agosto
- Morre Mary Wollstonecraft, em 10 de setembro

— 1798 —
- O Instituto Pneumático Beddoes é inaugurado
- William Godwin publica *Memoirs of the Author of A Vindication of the Rights of Woman*
- O abade Barruel publica *Memórias Ilustrativas da História do Jacobinismo*
- Nasce Jane (Claire) Clairmont, em 27 de abril
- Morre Luigi Galvani, em 4 de dezembro
- Samuel Taylor Coleridge publica *The Rime of the Ancient Mariner*

— 1799 —
- Goya, *Los Caprichos*
- William Godwin publica *St. Leon*

— 1800 —
- Humphry Davy publica *Researches, Chemical and Philosophical, chiefly concerning Nitrous Oxide and its Respiration*
- Alessandro Volta anuncia a invenção da "pilha"
- A Royal Institution é aberta
- Victor de Aveyron é encontrado vivendo na selva

— 1801 —
- Humphry Davy é designado professor assistente de química na Royal Institution
- William Godwin e Mary Jane Clairmont se casam, duas vezes, em 21 de dezembro

— 1802 —
- Tratado de Amiens
- Morre Erasmus Darwin, em 18 de abril

— 1803 —
- Aldini realiza experimentos elétricos no corpo de George Forster em 19 de janeiro
- Nasce William Godwin, filho de Godwin e Jane, em 28 de março
- Publicada a obra *The Temple of Nature*, de Erasmus Darwin
- Recomeça a guerra entre Grã-Bretanha e França

— 1804 —
Napoleão é proclamado imperador
- Morre Priestley, em 6 fevereiro

— 1805 —
- Batalha de Trafalgar
- William Godwin e Jane Godwin abrem uma editora de livros infantis
- William Godwin publica *Fleetwood*

— 1806 —
- O museu de John Hunter é transferido para a nova sede da Faculdade Real de Cirurgiões, em Lincoln's Inn Fields

— 1807 —
- Abolição do Comércio Escravagista
- A família Godwin se muda para a Skinner Street
- Davy descobre os elementos sódio e potássio

— 1808 —
- Começa a Guerra Peninsular
- Publicada a obra *Mounseer Nongtongpaw*
- Goethe publica *Fausto* (Parte I)

— 1809 —
- Lamarck propõe uma teoria sobre características animais hereditárias

— 1810 —
- Percy Bysshe Shelley publica *Zastrozzi*

— 1811 —
- Percy Bysshe Shelley publica *St. Irvyne*
- Shelley é expulso da Universidade de Oxford em 25 de março
- Shelley se casa com Harriet Westbrook em 25 de agosto

— 1812 —
- Napoleão invade a Rússia

- Mary viaja para Dundee para ficar com a família Baxter
- Humphry Davy publica *Elements of Chemical Philosophy*
- Possível primeiro encontro de Mary e Shelley em 11 de novembro

— 1813 —
- Começa a Guerra Anglo-Americana
- Percy Bysshe Shelley publica *Queen Mab*

— 1814 —
- Napoleão abdica
- William Godwin publica *The Pantheon*
- Mary regressa à residência na Skinner Street e encontra-se com Shelley em 13 de maio
- Mary e Shelley fogem, acompanhados de Claire Clairmont, em 28 de julho
- Julho a agosto: viagem pela França, pela Suíça e pelo rio Reno, passando pelo Castelo Frankenstein
- Mary, Shelley e Claire retornam à Inglaterra em 14 de setembro
- Harriet dá à luz Charles Shelley, em 30 de novembro

— 1815 —
- Napoleão foge da Ilha de Elba
- Em 22 de fevereiro, Mary dá à luz uma filha prematura, que morre em 6 de março
- Batalha de Waterloo
- Mary e Shelley viajam pela costa meridional da Inglaterra e por Devon

- O Monte Tambora entra em erupção em 10 de abril
- Mary e Shelley mudam-se para Bishopsgate em agosto
- Thomas Love Peacock publica *Headlong Hall*

— 1816 —
- William Lawrence e John Abernethy debatem o vitalismo
- Nasce William "Willmouse" Shelley, em 24 de janeiro
- Abril: Claire torna-se amante de Byron
- Mary, Shelley e Claire partem para Genebra em 2 de maio
- Junho: Desafio das histórias de fantasmas — Mary começa a escrever *Frankenstein*
- Julho: Excursão a Chamonix e a Mer de Glace
- O grupo de Shelley volta à Inglaterra em 8 de setembro
- Fanny Godwin comete suicídio em 10 de outubro
- Harriet Shelley comete suicídio no início de dezembro
- Mary e Shelley se casam em 30 de dezembro

— 1817 —
- Thomas Love Peacock publica *Melincourt*
- Claire dá à luz Allegra, em 12 de janeiro
- Março: os Shelley mudam-se para Marlow
- Mary conclui *Frankenstein* em 14 de maio
- Nasce Clara Everina Shelley, em 22 de setembro
- Mary Shelley publica *History of a Six Weeks' Tour*

— 1818 —
- Transfusão de sangue entre seres humanos é realizada com sucesso por James Blundell
- Mary Shelley publica *Frankenstein* em 11 de março
- Thomas Love Peacock publica *Nightmare Abbey*
- Os Shelley partem para a Itália em 11 de março
- Andrew Ure realiza experimentos elétricos no corpo de Matthew Clydesdale, em 4 de novembro
- Abril: Allegra é entregue aos cuidados de Byron
- Morre Clara Everina Shelley, em 24 de setembro
- Dezembro: os Shelley viajam para Roma, depois para Nápoles
- Nasce Elena Adelaide Shelley, em 28 de dezembro

— 1819 —
- Invenção do estetoscópio
- Março: os Shelley mudam-se para Roma
- William Lawrence publica *Lectures on Physiology, Zoology, and the Natural History of Man*
- John Polidori publica "O Vampiro"
- Morre William "Willmouse" Shelley, em 7 de junho
- Agosto: Mary começa a escrever *Mathilda*
- Nasce Percy Florence Shelley, em 12 de novembro

— 1820 —
- Acessão de Jorge IV ao trono
- Percy Bysshe Shelley publica *Prometeu Desacorrentado*

- Morre Elena Adelaide Shelley, em 10 de junho

— 1821 —

- Napoleão morre em Santa Helena
- Os Shelley conhecem Edward e Jane Williams
- Morre John Polidori, em 21 de agosto, de envenenamento por cianureto

— 1822 —

- Morre Allegra, em 19 de abril
- Maio: os Shelley mudam-se para a Casa Magni com os Williams
- Mary sofre um aborto espontâneo em 16 de junho
- Shelley e Williams morrem afogados em 8 de julho
- Shelley e Williams são cremados em 16 de agosto

— 1823 —

- Mary volta para Londres em 25 de agosto
- Mary assiste a uma adaptação de *Frankenstein* para o teatro, intitulada *Presumption*, em 29 de agosto
- Mary Shelley publica *Valperga*

— 1824 —

- Publicada a obra *Posthumous Poems of Percy Bysshe Shelley*
- Morre Byron, em 19 de abril

— 1826 —

- Mary Shelley publica *O Último Homem*
- Morre Charles Bysshe Shelley, em 14 de setembro, Percy Florence torna-se herdeiro do título de baronete

— 1827 —

- Morre Volta, em 5 de março

— 1829 —

- Morre Davy, em 29 de maio

— 1830 —

- Acessão de William IV ao trono
- Mary Shelley publica *The Fortunes of Perkin Warbeck*

— 1831 —

- Publicada a edição revisada de *Frankenstein*

— 1832 —

- A Lei da Anatomia põe fim aos roubos de cadáveres
- Morre William Godwin, o filho, em 8 de setembro

— 1833 —

- Mary muda-se para Harrow e Percy passa a frequentar uma escola diurna

— 1834 —

- William Godwin publica *Lives of the Necromancers*

— 1835 —

- Mary Shelley publica *Lodore*
- Publicada a obra *Lives of the Most Eminent Literary and Scientific Men of Italy, Spain and Portugal*, volumes I e II

— 1836 —

- Morre Godwin, em 7 de abril

— 1837 —

- Mary Shelley publica *Falkner*
- Percy vai para o Trinity College, em Cambridge

— 1838 —

- Publicada a obra *Lives of the Most Eminent Literary and Scientific Men of France*, volume I

— 1839 —

- Publicada a obra *Poetical Works of Percy Bysshe Shelley*
- Publicada a obra *Essays, Letters from Abroad and Fragments*
- Publicada a obra *Lives of the Most Eminent Literary and Scientific Men of France*, volume II

— 1841 —

- Morre Mary Jane Godwin, em 17 de junho

— 1844 —

- Mary Shelley publica *Rambles in Germany and Italy*
- Morre Sir Timothy Shelley, em 24 de abril, Percy Florence herda o título de baronete

— 1848 —

- Sir Percy Florence Shelley se casa com Jane St. John em 22 de junho

— 1851 —

- Morre Mary Shelley, em 1º de fevereiro

Kathryn Harkup
{ Anatomia de Monstro }
Bibliografia

The Juvenile Library, Including a Complete Course of Instruction on Every Useful Subject [A Biblioteca Juvenil, com um Curso Completo sobre Todos os Temas Úteis]. Londres: R. Philips, 1800.

The Drama; Or, Theatrical Pocket Magazine [Drama; Ou Revista Teatral de Bolso]. Londres: T. & J. Elvey, 1823.

Ésquilo. *Prometheus Bound and Other Plays* [Prometeu Acorrentado e Outras Peças]. Londres: Penguin Books, 1961.

Aldini, G. *General Views on the Application of Galvanism to Medical Purposes: Principally in Cases of Suspended Animation* [Visões Gerais sobre a Aplicação do Galvanismo com Finalidades Médicas: Principalmente em Casos de Animação Suspensa]. Londres: J. Callow, 1819.

Allen, G. *Inflation: The Value of the Pound 1750-2011* [Inflação: O Valor da Libra 1750-2011]. RP12-31. House of Commons Library [Biblioteca da Casa dos Comuns], 2012.

Al-Khalili, J. *Pathfinders: The Golden Age of Arabic Science* [Desbravadores: A Idade de Ouro da Ciência Árabe]. Londres: Allen Lane, 2010.

Ashcroft, F. 2012. *The Spark of Life: Electricity and the Human Body* [A Centelha da Vida: A Eletricidade e o Corpo Humano]. Londres: Penguin Books, 2012.

Aynsley, E. E.; Campbell, W. A. "Johann Konrad Dippel 1673-1743" *Medical History* v. 6, n. 3, pp. 281–286, 1962.

Ball, P. *The Elements: A Very Short Introduction* [Os Elementos: Uma Breve Introdução]. Oxford: Oxford University Press.

Bailey, J. B. *The Diary of a Resurrectionist 1811–1812* [Diário de um Ladrão de Corpos]. Digi-Media-Apps, 2012. Disponível em: <www.digimediaapps.com>.

Barrington, D. *The Probability of Reaching the North Pole* [A Probabilidade de Chegar ao Polo Norte]. Londres: C. Heydinger, 1775.

Barruel, o Abade. *Memoirs, Illustrating the History of Jacobism* [Memórias Ilustrativas da História do Jacobinismo]. Nova York: Cornelius Davis, 1799.

Bartholomew, M.; Brown, S.; Clennell, S.; Emsley, C.; Furbank, P. N.; Lentin, A. *Units 13–14: The French Enlightenment* [Unidades 13-14: O Iluminismo Francês]. Milton Keynes: The Open University, 1990.

Bertucci, P. *Therapeutic Attractions: Early Applications of Electricity to the Art of Healing* [Atrações Terapêuticas: Primeiras Aplicações da Eletricidade na Arte da Cura], 2007.

Blundell, J. *Some Remarks on the Operation of Transfusion* [Comentários sobre o Procedimento da Transfusão]. Londres: Thomas Tegg, 1828.

Bondeson, J. *Buried Alive: The Terrifying History of Our Most Primal Fear* [Enterrado Vivo: A História Aterradora de Nosso Maior Medo]. Nova York: W. W. Norton & Company, 2001.

Bynum, W.; Bynum, H. (Orgs). *Great Discoveries in Medicine* [Grandes Descobertas da Medicina]. Londres: Thames & Hudson, 2011.

Carr, K. "Saints and Sinners: Johann Konrad Dippel" [Santos e Pecadores: Johann Konrad Dippel]. *The Royal College of Surgeons of England Bulletin*, v. 95, n. 1, 2013, pp. 21–22.

Clemit, P. 2009. "William Godwin's Juvenile Library" [A Biblioteca da Juventude de William Godwin]. *The Charles Lamb Bulletin*, n. 147, 2009, pp. 90–99.

Coghlan, A. "World's First Biolimb: Rat Forelimb Grown in the Lab" [O Primeiro Membro Biológico do Mundo: Membro Anterior de Rato Desenvolvido Biologicamente em Laboratório]. *New Scientist*, 3 jun, 2015.

Coleridge, S. T. *The Rime of the Ancient Mariner* [A Balada do Velho Marinheiro]. Gutenburg, 1798.

———. *Christabel; Kubla Khan, a vision; The Pains of Sleep: Volume 1* [Christabel; Kubla Khan, uma visão; Os Tormentos do Sono: Volume 1]. Londres: John Murray, 1816.

Cresswell, R. (tradução inglesa). *Aristotle's History of Animals* [História dos Animais, por Aristóteles]. Londres: Henry G. Bohn, 1862.

Crosse, A.; Crosse, C. A. H. *Memorials, Scientific and Literary, of Andrew Crosse, the Electrician* [Memórias Científicas e Literárias de Andrew Crosse, o Eletricista]. Londres: Longman, Brown, Green, Longmans, & Roberts, 1857.

Crouch, L. E. "Davy's 'A Discourse, Introductory to a Course of Lectures on Chemistry': A Possible Scientific Source of *Frankenstein*" [O "Discurso Introdutório a um Curso Superior de Química" de Davy: Potencial Inspiração Científica de *Frankenstein*]. *Keats–Shelley Journal*, n. 27, 1978, pp. 35–44.

Darwin, E. *Zoonomia; or the Laws of Organic Life* [Zoonomia; ou as Leis da Vida Orgânica]. Dublin: P. Byrne, 1800.

———. *The Temple of Nature; or, The Origin of Society: A Poem, with Philosophical Notes* [O Templo da Natureza; ou A Origem da Sociedade: Poema com Notas Filosóficas]. Londres: J. Johnson, Londres, 1803.

———. *The Botanic Garden: A Poem, in Two Parts: Part I Containing The Economy of Vegetation. Part II. The Loves of the Plants* [O Jardim Botânico: Poema em Duas Partes; Parte 1: A Economia da Vegetação; Parte 2: As Afinidades das Plantas]. Nova York: T. & J. Swords, 1807.

Davy, H. *Researches, Chemical and Philosophical; Chiefly Concerning Nitrous Oxide, or Dephlogisticated Nitrous Air, and its Respiration* [Pesquisas Químicas e Filosóficas, Principalmente sobre o Óxido Nitroso, ou Ar Nitroso Deflogisticado, e sua Respiração]. Londres: J. Johnson & Co, 1800.

———. *Elements of Chemical Philosophy* [Elementos de Filosofia Química]. Londres: J. Johnson & Co., 1812.

Domini, N. J.; Yeakel, J. D. "*Frankenstein* and the Horrors of Competitive Exclusion" [*Frankenstein* e os Horrores da Exclusão Competitiva]. *Bioscience*, v. 67, n. 2, 2017, pp. 107–110.

Doren, C. Van. *The Life of Thomas Love Peacock* [A Vida de Thomas Love Peacock]. Londres: J. M. Dent & Sons, 1911.

Dougan, A. *Raising the Dead: The Men Who Created Frankenstein* [Trazendo os Mortos à Vida: Os Homens que Criaram *Frankenstein*]. Edimburgo: Birlinn, 2008.

Doyle, W. *The French Revolution: A Very Short Introduction* [A Revolução Francesa: Uma Breve Introdução]. Oxford: Oxford University Press, 2001.

Elsom, D. M. *Lightning: Nature and Culture* [Raios: Natureza e Cultura]. Londres: Reaktion Books, 2015.

Fara, P. *An Entertainment for Angels* [Entretenimento para Anjos]. Cambridge: Icon books, 2002.

Feldman, P. R.; Scott-Kilvert, D. *The Journals of Mary Shelley* [Os Diários de Mary Shelley]. Londres: The John Hopkins Press, 1995.

Finger, F.; Law, M. B. 1998. "Science in the era of Mary Shelley's *Frankenstein*" [Ciência à Época do *Frankenstein* de Mary Shelley]. *Journal of the History of Medicine*, v. 53, abr., pp. 161–180.

Fisher, L. *Weighing the Soul: The Evolution of Scientific Beliefs* [Pesagem da Alma: A Evolução das Crenças Científicas]. Londres: Orion Books, 2005.

Florescu, R. *In Search of Frankenstein* [Em Busca de *Frankenstein*]. Londres: New England Library, 1977.

Frayling, C. *Mad, Bad and Dangerous to Know? The Scientists in the Cinema* [Loucos, Perversos e Perigosos de Conhecer? Os Cientistas no Cinema]. Londres: Reaktion Books, 2005.

Gagliardo, J. G. *Enlightened Despotism* [Despotismo Esclarecido]. Londres: Routledge & Kegan Paul, 1968.

Gannal, J. N. (tradução do francês por Harlan, R.). *History of Embalming, and of Preparations in Anatomy, Pathology, and Natural History; Including a New Process of Embalming* [História do Embalsamamento e de Preparados em Anatomia, Patologia e História Natural; Inclui um Novo Processo de Embalsamamento]. Filadélfia: Judah Dobson, 1840.

Gigante, D. "The Monster in the Rainbow: Keats and the Science of Life" [O Monstro no Arco-Íris: Keats e a Ciência da Vida]. *PMLA*, v. 117, n. 3, 2002, pp. 433–448.

Godwin, W. *Enquiry Concerning Political Justice: And its Influence on Morals and Happiness* [Estudo de Justiça Política: E sua Influência sobre a Moral e a Felicidade]. Londres: G. G. & J. Robinson, 1798.

———. *Memoirs of the Author of A Vindication of the Rights of Woman* [Memórias da Autora de Reivindicação dos Direitos da Mulher]. Londres: J. Johnson, 1798.

———. *The Pantheon: or Ancient History of the Gods of Greece and Rome* [O Panteão: ou História Antiga dos Deuses da Grécia e de Roma]. Londres: M. J. Godwin, 1814.

———. *Fleetwood; Or, The New Man of Feeling* [Fleetwood: ou, o Novo Homem do Sentimento]. Londres: R. Bentley, 1832.

———. *St. Leon: A Tale of the Sixteenth Century* [St. Leon: Um Conto do Século XVI]. Londres: R. Bentley, 1835.

———. *Lives of the Necromancers or, An Account of the Most Eminent Persons in Successive Ages, Who Have Claimed for Themselves, or to Whom has been Imputed by Others, the Exercise of Magical Power* [Biografias de Necromantes, ou um Relato das Principais Pessoas que, em Épocas Sucessivas, Afirmaram de Si, ou Foram por Outros Assim Reputados, Dedicar-se à Prática da Magia]. Nova York: Harper & Brothers, 1835.

Goethe, J. W. von. *The Sorrows of Young Werther: A German Story* [Os Sofrimentos do Jovem Werther]. Londres: J. Dodsley, 1780.

———. Tradução inglesa por Hayward, A. *Faust: A Dramatic Poem* [Fausto: Um Poema Dramático]. Boston: Ticknor & Fields, 1859.

Golinski, J. *Science as Public Culture: Chemistry and Enlightenment in Britain, 1760–1820* [A Ciência como Cultura Pública: Química e Iluminismo na Grã-Bretanha, 1760–1820]. Cambridge: Cambridge University Press, 1992.

Goulding, C. "The Real Doctor Frankenstein?" [O Verdadeiro Doutor Frankenstein?] *Journal of the Royal Society of Medicine*, n. 95, 2002, pp. 257-259.

Harris, R. W. *Absolutism and Enlightenment* [Absolutismo e Iluminismo]. Poole: Blandford Press, 1975.

Hartley, H. *Humphry Davy*. Wakefield: EP Publishing Limited, 1972.

Hawke, D. F. *Franklin*. Nova York, San Francisco, Londres: Harper & Row, 1976.

Hayman, J.; Oxenham, M. *Human Body Decomposition* [Decomposição do Corpo Humano]. Londres: Elsevier, 2016.

Hesíodo. *The Complete Hesiod Collection* [A Coleção Completa de Hesíodo]. Amazon, Grã-Bretanha, 2016.

Hofer, P. *Los Caprichos, Francisco Goya*. Nova York: Dover Publications, 1969.

Hogg, J. T. *The Life of Percy Bysshe Shelley* [A Vida de Percy Bysshe Shelley]. Volumes 1 e 2. Londres: Edward Moxon, 1888.

Holmes, F. L. "The Old Martyr of Science: The Frog in Experimental Physiology" [O Velho Mártir da Ciência: O Sapo na Fisiologia Experimental]. *Journal of the History of Biology*, v. 26, n. 2, 1993, pp. 311-328.

Holmes, R. *Shelley: The Pursuit* [Shelley: A Busca]. Londres: Harper Perennial, 2005.

———. *The Age of Wonder: How the Romantic Generation Discovered the Beauty and Terror of Science* [A Era do Fascínio: Como a Geração Romântica Descobriu a Beleza e o Terror da Ciência]. Londres: HarperPress, 2009.

Itard, E. M. *An Historical Account of the Discovery and Education of a Savage Man, or of the First Developments,*

Physical and Moral, of the Young Savage Caught in the Woods Near Aveyron, in the Year 1798 [Um Relato Histórico da Descoberta e Educação de um Silvícola, ou os Primeiros Desenvolvimentos Físicos e Morais do Jovem Silvícola Encontrado nas Matas Próximas a Aveyron, no Ano de 1798]. Londres: Richard Phillips, 1802.

Jungnickel, C.; McCormmack, R. *Cavendish: The Experimental Life* [Cavendish: A Vida Experimental]. Pensilvânia: Bucknell, 2001.

Katznelson, L. MD; Atkinson, J. L. D. MD; Cook, D. M. MD, FACE; Ezzat, S. Z. MD, FRCPC; Hamrahian, A. H. MD, FACE; Miller, K. K. MD. "American Association for Clinical Endocrinologists Medical Guidelines for Clinical Practice for the Diagnosis and Treatment of Acromegaly" [Associação Norte-Americana de Endocrinologistas Clínicos: Diretrizes Gerais de Prática Clínica para o Diagnóstico e Tratamento da Acromegalia]. *Endocrine Practice*, v. 17, suppl. 4, 2011.

Knellwolf, C.; Goodall, J. (Orgs.). *Frankenstein's Science: Experimentation and Discovery in Romantic Culture, 1780-1830* [A Ciência de *Frankenstein*: Experimentação e Descoberta na Cultura Romântica, 1780-1830]. Surrey: Ashgate Publishing, 2009.

Knox, F. J. *The Anatomist's Instructor, and Museum Companion: Being Practical Instructions for the Formation and Subsequent Management of Anatomical Museums* [O Instrutor do Anatomista e Manual Museológico: Instruções Práticas para a Formação e Subsequente Gestão de Museus Anatômicos]. Edimburgo: Adam & Charles Black, 1836.

Kragh, H. "Volta's apostle: Christoph Heinrich Pfaff, champion of the contact theory" [O apóstolo de Volta: Christoph Heinrich Pfaff, defensor

da teoria do contato]. Kirjassa, F. B.; Giannetto, E. A. (Orgs.) *Volta and the History of Electricity* [Volta e a História da Eletricidade]. Milão: Universita degli studi di Pavia. Hoepli, 2003, pp. 37-50.

Lavater, J. C. *Essays on Physiognomy; for the Promotion of the Knowledge and the Love of Mankind* [Ensaios sobre Fisionomia; pela Promoção do Conhecimento e por Amor à Humanidade]. Londres: G. G. J. & J. Robinson, 1810.

Lawrence, W. *Lectures on Physiology, Zoology, and the Natural History of Man* [Palestras sobre Fisiologia, Zoologia e a História Natural do Homem]. Londres: J. Callow, 1819.

Lewis, M. G. 1832. *The Monk, Printed Verbatim from the First London Edition* [O Monge, *Verbatim* Impresso da Primeira Edição Londrina]. Paris: Baudry's Foreign Library, 1832.

Locke, D. *A Fantasy of Reason: The Life & Thought of William Godwin* [Uma Fantasia da Razão: A Vida e o Pensamento de William Godwin]. Londres: Routledge & Kegan Paul, 1980.

Luke, H. J. "Sir William Lawrence: Physician to Shelley and Mary" [Sir William Lawrence, Médico, para Shelley e Mary]. *Papers on English Language and Literature*, v. 2, 1965, pp. 141-152.

MacCarthy, F. *Byron: Life and Legend* [Byron: Vida e Mito]. Inglaterra: Faber & Faber, 2003.

Macilwain, G. *Memoirs of John Abernethy, R. R. S. with a View of His Lectures, Writings and Character* [Memórias de John Abernethy, R. R. S., com um Estudo de suas Palestras, seus Escritos e seu Caráter]. Nova York: Harper & Brothers, 1853.

Marcet, J. *Conversations on Chemistry: In Which the Elements of that Science are Familiarly Explained and Illustrated by*

Experiments and Plates; to Which are Added, Some Late Discoveries on the Subject of the Fixed Alkalies [Discussões de Química, nas quais os Elementos dessa Ciência São Explicados com Simplicidade e Ilustrados por Experimentos e Figuras, Acrescidas algumas Descobertas Posteriores acerca dos Álcalis Fixos]. N. Haven: Increase Cooke & Co., 1809.

Mellor, A. K. *Mary Shelley: Her Life, Her Fiction, Her Monsters* [Mary Shelley; Sua Vida, Sua Ficção, Seus Monstros]. Routledge, Chapman & Hall Inc, Nova York.

Milton, J. 1996. *Paradise Lost* [Paraíso Perdido]. Londres: Penguin Books, 1809.

Montillo, R. 2013. *The Lady and Her Monsters: A Tale of Dissections, Real-Life Dr. Frankensteins, and the Creation of Mary Shelley's Masterpiece* [Uma Senhora e Seus Monstros: Um Conto de Dissecações, Drs. Frankensteins da Vida Real e a Criação da Obra-Prima de Mary Shelley]. Nova York: HarperCollins Publishers, 2013.

Moore, T. *The Life, Letters and Journals of Lord Byron* [A Vida, as Cartas e os Diários de Lorde Byron]. Londres: John Murray, Londres,1860.

Moore, W. *The Knife Man: Blood, Body-Snatching and the Birth of Modern Surgery* [O Homem do Bisturi: Sangue, Roubo de Cadáveres e o Nascimento da Cirurgia Moderna]. Londres: Bantam Books, 2005.

Moores Ball, J. *The Sack-'Em-Up Men: An Account of the Rise and Fall of the Modern Resurrectionists* [Os Ladrões de Corpos: Um Relato da Ascensão e Queda dos Ressurreicionistas Modernos]. Londres: Oliver & Boyd, 1928.

Morley, H. *The Life of Cornelius Agrippa von Nettesheim: Doctor and Knight, Commonly Known as Magician* [A Vida de Cornélio Agrippa von Nettesheim, Médico e Cavaleiro, Popularmente Conhecido como Mago]. Londres: Chapman & Hall, 1856.

Murray, E. B. 'Shelley's Contribution to Mary's *Frankenstein*' [A Contribuição de Shelley para o *Frankenstein* de Mary]. *The Keats-Shelley Memorial Bulletin*, v. 29, 1978, pp. 50-68.

Newmann, W. R. *Promethean Ambitions: Alchemy and the Quest to Perfect Nature* [Ambições Prometeicas: A Alquimia e a Busca pela Natureza Perfeita]. Chicago: The University of Chicago Press, 2005.

Pancaldi, G. *Volta: Science and Culture in the Age of Enlightenment* [Volta: Ciência e Cultura no Iluminismo]. Oxfordshire: Princeton University Press, 2003.

Paracelso (traduzido para o inglês por Turner, R.). *Paracelsus of The Chymical Transmutation of Metals & Geneology and Generation of Minerals* [Paracelso: Da Transmutação Química dos Metais e da Genealogia e Geração dos Minerais]. Londres: Rich: Monn at the Seven Stars, and Hen: Fletcher at the three gilt Cups, 1657.

Parent, A. "Giovanni Aldini: From Animal Electricity to Human Brain Stimulation" [Giovanni Aldini: Da Eletricidade Animal à Estimulação do Cérebro Humano]. *The Canadian Journal of Neurological Sciences*, v. 31, n. 4, 2004, pp. 576-584.

Peacock, T. L. *Headlong Hall* [O Salão em Headlong]. Londres: T. Hookham, Jun. & Co, 1816.

———. *Melincourt*. Londres: T. Hookham, Jun. & Co, 1817.

———. *Nightmare Abbey* [A Abadia do Pesadelo]. Londres: T. Hookham & Baldwin, Cradock & Joy, 1818.

Pera, M.; Mandelbaum, J. *The Ambiguous Frog: The Galvani-Volta Controversy on Animal Electricity* [O Sapo Enigmático: A Controvérsia Galvani-Volta acerca da Eletricidade Animal]. Oxford: Princeton University Press, 1992.

Piccolino, M.; Bresadola, M. *Shocking Frogs: Galvani, Volta, and the Electric Origins of Neuroscience* [Sapos Chocantes: Galvani, Volta e as Origens Elétricas da Neurociência]. Oxford: Oxford University Press, 2013.

Plutarco; Langhorne, J.; Langhorne W. *Plutarch's Lives of the Noble Greeks and Romans, Translated from the Original Greek: With Notes, Critical and Historical and a Life of Plutarch* [Vidas Paralelas: Biografias de Nobres Gregos e Romanos, de Plutarco, Traduzido do Original Grego com Notas Críticas e Históricas e uma Biografia de Plutarco]. Cincinnati: R. S. & J. Applegate, 1850.

Pole, T. 1813. *The Anatomical Instructor: Or, An Illustration of the Modern and Most Approved Methods of Preparing and Preserving the Different Parts of the Human Body, and of Quadrupeds, by Injection, Corrosion, Maceration, Distention, Articulation, Modelling, &c., with a Variety of Copper Plates* [O Instrutor Anatômico: Ou, Ilustração dos Métodos Modernos Mais Aceitos de Preparo e Conservação de Diferentes Partes do Corpo Humano e de Quadrúpedes, por Injeção, Corrosão, Maceração, Distensão, Articulação, Modelagem etc., com uma Variedade de Ilustrações de Placas de Cobre]. Londres: J. Calow & T. Underwood, 1813.

Polidori, J. W.; Rossetti, W. M. (Org.) *The Diary of Dr. John William Polidori, 1816* [O Diário do Dr. John William Polidori, 1816]. Londres: Elkin Matthews, 1911.

Priestley, J. *The History and Present State of Electricity, with Original Experiments*

[História e Conhecimento Atual da Eletricidade, com Experimentos Originais]. Londres: J. Johnson & B. Davenport, 1767.

———. *Memoirs of Dr. Joseph Priestley, to the Year 1795, Written by Himself; With a Continuation to the Time of his Decease, by his Son, Joseph Priestley; and Observations on His Writings, by Thomas Cooper, President, Judge of the 4th District of Pennsylvania; and the Rev. William Christie* [Memórias do Dr. Joseph Priestley, até o Ano de 1795, Escritas por Ele Mesmo; com Continuação até seu Falecimento, por Thomas Cooper, Presidente, Juiz do 4º Distrito da Pensilvânia; e do Reverendo William Christie]. Londres: J. Johnson, 1808.

Principe, L. M. *The Secrets of Alchemy* [Os Segredos da Alquimia]. Chicago, Londres: The University of Chicago Press, 2013.

Rapport, R. *Nerve Endings: The Discovery of the Synapse* [Terminações Nervosas; A Descoberta da Sinapse]. Nova York: W. W. Norton & Company, 2005.

Rees, A. *The Cyclopædia; Or, Universal Dictionary of Arts, Sciences and Literature, Volume 24* [A Cyclopaedia, ou Dicionário Universal de Artes, Ciências e Literatura, Volume 24]. Londres: Longman, Hurst, Rees, Orme & Brown, 1819.

Reiger, J. "Dr Polidori and the Genesis of Frankenstein" [O Dr. Polidori e Surgimento de *Frankenstein*]. *Studies in English Literature 1500–1900*, v. 3, n.4, 1963, p. 461.

Richardson, R. *Death, Dissection and the Destitute* [Morte, Dissecação e os Pobres]. Londres: Routledge & Kegan Paul, 1987.

Rivera, A. M.; Strauss, K. W.; van Zundert, A.; Mortier, E. "The history of peripheral intravenous catheters: How little plastic tubes revolutionized medicine" [A história dos cateteres intravenosos periféricos: Como pequenos tubos plásticos revolucionaram a medicina]. *Acta. Anaesth. Belg.*, v. 56, 2005, pp. 271–282.

Roach, M. *Stiff: The Curious Lives of Human Cadavers* [Rígidos: As Biografias Curiosas de Cadáveres Humanos]. Londres: Penguin Books, 2004.

Saeed, M., Rufai, A. A.; Elsayed, S. E. "Mummification to Plastination Revisited" [Da Mumificação à Plastinação: Técnicas Revisitadas]. *Saudi Med. J.*, vol. 22, n.11, 2001, pp. 956–959.

Schlesinger, H. *The Battery* [A Pilha]. Nova York: HarperCollins, 2010.

Seymour, M. *Mary Shelley*. Londres: John Murray (Publishers), 2000.

Shelley, M. 1817. *History of a Six Weeks' Tour Through a Part of France, Switzerland, Germany and Holland* [História de uma Viagem de Seis Semanas por Parte da França, Suíça, Alemanha e Holanda]. Londres: T. Hookham & C. & J. Ollier, 1817.

———. *Frankenstein: Or, The Modern Prometheus* [Frankenstein: Ou o Prometeu Moderno]. Oxford: Oxford University Press; Londres: Lackington, Hughes, Harding, Mavor & Jones, 1818.

———. *Frankenstein: Or, The Modern Prometheus* [Frankenstein: Ou o Prometeu Moderno]. Londres: G. & W. B. Whittaker, 1823.

———. *Valperga: or the Life and Adventures of Castruccio, Prince of Lucca* [Valperga: ou Vida e Aventuras de Castruccio, Príncipe de Lucca]. Londres: G. & W. B. Whittaker, 1823.

———. *Frankenstein: Or, The Modern Prometheus* [Frankenstein: Ou o Prometeu Moderno]. Londres: Puffin Books; Londres: Henry Colburn & Richard Bentley, 1831.

———. *Lodore*. Londres: Richard Bentley, 1835.

———. *Falkner*. Londres: Saunders & Otley, 1837.

———. *Rambles in Germany and Italy 1840, 1842 and 1843* [Andanças pela Alemanha e pela Itália, 1840, 1842 e 1843]. Londres: Edward Moxon, 1844.

———. *The Fortunes of Perkin Warbeck, A Romance* [As Reviravoltas da Vida de Perkin Warbeck, Um Romance]. Londres: G. Routledge & Co., 1857.

———. *The Last Man* [O Último Homem]. Hertfordshire: Wordsworth Editions, 2004.

———. *Mathilda and Other Stories* [Matilda e Outras Histórias]. Hertfordshire: Wordsworth Editions, 2013.

Shelley, P. B. *Zastrozzi, A Romance* [Zastrozzi, Um Romance]. Londres: G. Wilkie & J. Robinson, 1810.

———. *St. Irvyne; Or, The Rosicrucian: A Romance* [St. Irvyne, ou O Rosacruz: Um Romance]. Londres: J. J. Stockdale, 1811.

———. *Essays, Letters from Abroad, Translations and Fragments* [Ensaios, Cartas do Exterior, Traduções e Excertos]. Londres: Edward Moxon, 1840.

———. *The Works of P. B. Shelley* [As Obras de P. B. Shelley]. Hertfordshire: Wordsworth Editions, 1994.

Smartt Bell, M. *Lavoisier in the Year One: The Birth of a New Science in an Age of Revolution* [Lavoisier no Ano Um: O Nascimento de uma Nova Ciência em uma Época de Revolução]. Nova York: W. W. Norton & Company, 2005.

Sompayrac, L. *How the Immune System Works, Third Edition* [Como Funciona o Sistema Imunológico, Terceira Edição]. Massachusetts: Blackwell Publishing, 2008.

Spark, M. 1987. *Mary Shelley: A Biography* [Mary Shelley: Uma Biografia]. Nova York: NAL Penguin, 1987.

Stocking, M. K. (Org.). *The Journals of Claire Clairmont* [Os Diários de Claire Clairmont]. Cambridge, Massachusetts: Harvard University Press, 1968.

Sunstein, E. W. *Mary Shelley: Romance and Reality* [Mary Shelley: Romance e Realidade]. Maryland: John Hopkins University Press, 1991.

Swan, J. *An Account of a New Method of Making Dried Anatomical Preparations* [Descrição de um Novo Método de Preparações Anatômicas a Seco]. Londres: E. Cox & Son, 1835.

Teresi, D. *The Undead* [Os Mortos-Vivos]. Nova York: Vintage Books, 2012.

Thomson, H. "First Human Head Transplant Could Happen in Two Years" [O Primeiro Transplante de Cabeça em Humanos Poderia Acontecer em Dois Anos]. *New Scientist*, 25 fev., 2015.

———. "Ark of the Immortals: The Future-Proof Plan to Freeze Out Death" [A Arca dos Imortais: O Projeto Definitivo de Acabar com a Morte pela Técnica do Congelamento]. *New Scientist*, 29 jun., 2016.

Thornton, R. J. *The Philosophy of Medicine, or Medical Extracts on the Nature of Health and Disease, Including the Laws of the Animal Economy, and the Doctrines of Pneumatic Medicine: Volume 3* [A Filosofia da Medicina, ou Excertos Médicos sobre a Natureza da Saúde e da Doença, Inclusive as Leis da Economia Animal e as Doutrinas da Medicina Pneumática: Volume 3]. Londres: C. Whittingham, 1800.

Tilney, N. L. *Transplant: From Myth to Reality* [Transplantes: Do Mito à Realidade]. New Haven, Londres: Yale University Press, 2003.

Tomalin, C. *The Life and Death of Mary Wollstonecraft* [A Vida e a Morte de Mary Wollstonecraft]. Londres: Penguin Books, 1992.

Ure, A. "An Account of Some Experiments made on the Body of a Criminal immediately after Execution, with Physiological and Practical Observations" [Relato de Alguns Experimentos feitos no Corpo de um Criminoso imediatamente após a Execução, com Observações Fisiológicas e Práticas]. *Quart. J. Science*, v. 6, 1819, pp. 283–294.

Uglow, J. *The Lunar Men: The Friends Who Made the Future* [Os Homens Lunares: Os Amigos que Fizeram o Futuro]. Londres: Faber & Faber, 2003.

Vickery, A. *The Gentleman's Daughter* [A Filha do Cavalheiro]. New Haven: Yale University Press, 1999.

Volney, C. F. *The Ruins, Or, A Survey of the Revolutions of Empires* [As Ruínas, Ou Estudo das Revoluções dos Impérios]. Londres: J. Johnson, 1796.

Walker, A. *Syllabus of a Course of Lectures on Natural and Experimental Philosophy* [Ementa de uma Série de Palestras sobre Filosofia Natural e Experimental]. Edimburgo: W. Nevett & Co, 1771.

Wollstonecraft, M. *A Vindication of the Rights of Woman: With Strictures on Political and Moral Subjects* [Reivindicação dos Direitos da Mulher: Com Críticas sobre Temas Políticos e Morais]. Londres: T. F. Unwin, 1891.

Wood, G. D. *Tambora: The Eruption that Changed the World* [Tambora: A Erupção que Mudou o Mundo]. Princeton: Princeton University Press, 2014.

Wulf, A. *The Invention of Nature: The Adventures of Alexander von Humboldt, The Lost Hero of Science* [A Invenção da Natureza: As Aventuras de Alexander von Humboldt, O Herói Perdido da Ciência]. Londres: John Murray, 2016.

Zimmer, C. *Soul Made Flesh: How the Secrets of the Brain were Uncovered in Seventeenth-Century England* [A Alma feita Carne: Como os Segredos do Cérebro foram Descobertos na Inglaterra do Século XVII]. Londres: Arrow Books, 2005.

WEBSITES

William Godwin's Diary [Diário de William Godwin] — http://godwindiary.bodleian.ox.ac.uk/index2.html

Shelley Archive [Arquivo Shelley] — http://shelleysghost.bodleian.ox.ac.uk

Peter Collinson — www.quakersintheworld.org/quakers-in-action/249

Execution of George Forster [Execução de George Forster] — www.exclassics.com/newgate/ng464.htm

Rackstrow's Museum [Museu Rackstrow] — http://blog.wellcomelibrary.org/2009/10/rackstrows-museum

The History of Golden Syrup [A História do Melaço Dourado] — www.lylesgoldensyrup.com/our-story

Portable Pacemaker Inspiration [Inspiração do Marca-Passo Portátil] — www.medcitynews.com/2014/10/frankenstein-inspired-medtronic-founder-earl-bakken

Tapping the Admiral [Bebendo da Fonte] — www.tappingtheadmiral.co.uk/history

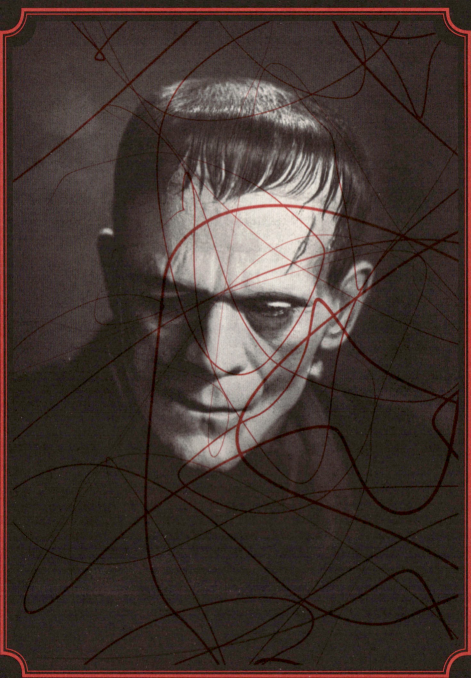

Kathryn Harkup
{ Anatomia de Monstro }

Índice Remissivo

A.

Abernethy, John 68, 166
Agrippa, Cornélio 106, 108, 113, 115, 116, 119
Alberto Magno 106, 108, 113, 114, 115, 119
Aldini, Giovanni 18, 240, 245, 247, 252, 253, 254, 255, 256, 258, 260, 301, 309, 310
Alfieri, Vittorio 70
alquimia 30, 106, 107, 108
  Dippel, Johann Konrad 63, 64, 65
  história 109, 110, 111, 112, 113, 114, 115, 116, 117
Amundsen, Roald 102
anatomia 33, 148, 149, 151, 152, 153
  Carlisle, Antony 167
  coleções públicas 183, 184
  condições de trabalho 181, 182
  conservação de espécimes 170, 174, 175, 176, 177, 178, 179, 180, 181
  Hunter, John 160, 161, 162, 166
  Knox, Robert 157, 158, 159
  roubo de corpos 153, 155, 156, 157
antibióticos 67, 182, 196

Antônio e Cleópatra (William Shakespeare) 78
antropologia 30
Aquino, Tomás de 114
Aristóteles 78, 110, 143
Associação Britânica de Ciência 31
astronomia 30, 36
autômatos 114, 209, 210
Avicena 116
azul da Prússia 64

B.

Bacon, Francis 114
Bailey, James Blake 155
balões de ar quente 28
Banks, Joseph 120
Barnard, Christiaan 196
Baronio, Giuseppe 189, 191
Barruel, Augustin 126, 127
Baxter, Chrissy 56
Baxter, Isabell 52
Baxter, William 52
Beaurieux, dr. 198
Beddoes, Thomas 135, 136, 137
Belle Assembleé, La 289
Bentley, Richard 300
Bíblia 78
Biblioteca Juvenil 48, 49, 51
bioeletricidade 238
Blackwood's Edinburgh Magazine 289

Blumenbach, Johann Friedrich 278
Blundell, James 203
Bonaparte, Napoleão 70
Bonde, Gustaf 203
Bonpland, Aimé 76
Boulton, Matthew 53
Boyle, Robert 112, 132, 177, 201
Burke, William 157, 158, 159, 160
Burlase, Bingham 135
Burton, Tim 309
Byrne, Charles 160, 161, 269
Byron, Lorde 69, 70, 71, 72, 73, 74, 92, 94, 95, 177, 182, 280, 288, 290, 293, 294, 295, 296, 297, 301
Byron, Allegra 94, 288, 290, 291, 294
histórias de fantasmas 82, 85, 87

C.

Canavero, Sergio 199
Canning, George 308
carbono 245
Carlisle, Antony 50, 167
Carlos I da Inglaterra 189
Carnot, Marie François Sadi 194
Carrel, Alexis 195
Caserio, Santo 195
Cassidy, Ted 269

*Castelo de Otranto,
O* (Horace
Walpole) 86
Castelo Frankenstein,
Darmstadt,
Alemanha 63,
65, 281
Cavallo, Tiberius 120, 248
Cavendish, Henry 29, 103
células nervosas 249,
250, 251, 252
cesarianas 193
Charleton, Walter 189
Chinchillas, Los (Francisco
Goya) 267, 269
ciência 27, 29, 30, 31, 32, 33,
34, 35, 309, 310, 311
alquimia 111, 112
discussões científicas na
Villa Diodati 75,
76, 77, 238
educação 36, 37
Lavoisier, Antoine 128,
129, 130, 131, 132,
133
quimeras 207
cientistas 31, 32
malucos 104, 238
cirurgia 188, 189, 191
cirurgia cardíaca 196, 197
parte do corpo mecânicas
210
pontos 193, 194, 195
transplantes 191, 192, 193,
194, 195
transplantes de cabeça 198
cirurgia do intestino
194, 197
Clairmont, Charles 47,
66, 68, 300
Clairmont, Claire 47, 49,
50, 56, 58, 61, 65,
66, 86, 93, 94,
292, 297, 301
Byron, Lorde 69, 70, 71,
72, 73, 92, 94
classificação humana 278
Clydesdale, Matthew
256, 257, 258
Code Civil des Français 27
Coga, Arthur 202, 203

Coiffier, M. 225, 226
Coleridge, Samuel Taylor 50
Christabel 86
Coleridge, Samuel
Taylor 135
Collinson, Peter 222, 223
comércio 28
Companhia Holandesa das
Índias Orientais 28
condições climáticas 33,
44, 80, 81, 82
congelamento 173
conservação de espécimes
170, 174, 175,
176, 177, 178,
179, 180, 181
Conversations (Jane
Marcet) 36
Cooke, T.P. 269, 271, 298
Cooper, Astley 191
coração 149
transplantes de coração
196
corpo enquanto mecanismo
151, 208, 209,
210, 239, 283
Cowper, William 41
Croone, William 177
Crosse, Andrew 78, 79, 80
Cullen, William 121

D.

Dalibard, Thomas-
François 225
Darwin, Charles 34, 76,
182, 278, 283
Darwin, Erasmus 34, 35,
37, 41, 53, 74,
75, 76, 77, 118,
119, 133, 143
The Botanic Garden 74, 77
The Temple of Nature 77,
119, 133
Zoonomia 77, 119
Dausset, Jean 204

Davy, Sir Humphry 31,
50, 135, 136, 137,
138, 139, 140, 167
Elements of Chemical Philosophy 92, 138
debate do vitalismo 68
*Declaração dos Direitos
do Homem* 27
decomposição 142, 169, 170
funções corporais 171,
172
decomposição lenta 173, 174
Dédalo 114
Demikhov, Vladimir 198
Denys, Jean-Baptiste 203
Derom, Fritz 197
Descartes, René 151
desfibriladores 259, 260
Diesbach, Johann Jacob 64
dióxido de carbono 130,
131, 171
Dippel, Johann Konrad
63, 64, 65
Direitos do Homem (Thomas
Paine) 42
dispositivos eletrônicos
310, 311
dissecação 76, 91, 148, 149,
151, 152, 153, 155,
156, 157, 158, 159,
160, 161, 162, 163,
164, 165, 166
Dodd, William 162, 163
Duell, William 163
du Fay, Charles François de
Cisternay 222

E.

educação 36, 37
elementos 128, 129,
130, 133, 138
eletricidade 32, 33, 34,
53, 122, 214
Aldini, Giovanni 252, 253,
254, 255, 309, 310
células nervosas 250, 251,
252

Crosse, Andrew 79
Davy, Sir Humphry 137, 138
eletricidade animal 234, 242, 243, 246, 247, 248, 249, 252
Franklin, Benjamin 222, 223, 224, 225, 226, 227
Galvani, Luigi 238, 239, 240, 241, 242, 243, 246, 247
geração de eletricidade 219, 220, 221, 222
medicina 230, 231
peixes 233, 234, 246
Priestley, Joseph 232, 233
primeiros experimentos 214, 215, 216, 217, 219, 233, 234
raios 227, 228, 229, 230, 301
Ritter, Johann Wilhelm 75, 249
Shelley, Percy Bysshe 54, 55, 216, 219, 220
Ure, Andrew 256, 257, 258, 259
Volta, Alessandro 244, 245, 246, 247, 248, 249
eletricidade estática 215, 216
eletroconvulsoterapia (ECT) 310
eletrocussão 228, 229
embalsamento 170, 175
Encyclopédie 26
enforcamento 163, 164, 165
engenharia 30
enxertos de nariz 189
enxertos de pele 188, 189
epidemia de cólera 81, 82
erupção vulcânica 80, 81
escravidão 26, 308
Estranho no Ninho, Um (1975) 310
Eton 54, 120, 122, 248, 302
Experiment on a Bird in the Air Pump (Joseph Wright) 105
exploração 28, 102, 103

F.

Faculdade Real de Cirurgiões, Londres 67, 68, 161, 166, 255
Faculdade Real de Médicos 189
Fantasmagoriana 82, 91
Faraday, Michael 36
Festa do Chá de Boston 26
ficção científica 91, 309
ficção gótica 85, 86
Field Place, West Sussex 54, 104, 303
fisiognomia 46, 271
flogístico 31, 128, 130
Foggi, Paolo 292
Forster, George 254, 255, 256
Frankenstein 18, 23, 24, 37, 307, 308, 309, 310, 311
 a criatura e Victor Frankenstein 272, 273, 274, 275, 281, 282, 283, 284, 285
 alquimia 112, 113
 alterações à edição de 1831 300, 301
 animação 213, 214, 215, 260, 265
 aparência da criatura 266, 267, 269, 271, 272
 centelha de vida 143, 144, 145
 conservação de espécimes 170, 171, 173, 175, 176, 178
 construção do corpo da criatura 184, 188, 194, 204, 207, 209
 críticas 289, 290
 Davy, Sir Humphry 135, 136
 educação científica de Victor Frankenstein 105, 106, 140, 141
 educação científica de Victor Frankstein 121, 122, 125, 133, 134
 eletricidade 231, 234, 237, 251
 inspiração 86, 87, 88, 89, 101
 oxigênio 133
 partes do corpo 147, 167
 possibilidade de reprodução da criatura 282, 283, 284
 processo de escrita 90, 91, 92, 93, 94, 95, 96
 publicação 96, 288, 289, 290
 raios 224, 225, 301
 sobrevivência da criatura 278, 279
 versões para o teatro 298
Frankenstein (1910) 269, 309
Frankenstein (1931) 267, 271, 309, 310
Frankenweenie (2012) 309
Franklin, Benjamin 31, 32, 33, 76, 120, 222, 223, 224, 225, 226, 227, 229, 230, 232, 239, 243
frenologia 46, 271

G.

Galeazzi, Domenico Gusmano 239
Galeazzi, Lucia 239
Galeno 116, 148, 149, 183
Gall, Franz Joseph 271
Galvani, Camillo 240
Galvani, Luigi 75, 120, 137, 155, 166, 238
 experimentos 239, 240, 241, 242, 243, 246, 247, 251
 Volta, Alessandro 244, 245, 246, 247, 248, 249
Galvani, Luigi 252
galvanismo 34, 121, 138, 214, 224, 301
 Ure, Andrew 256, 257, 258, 259

garrafas de Leiden 77, 79, 162, 220, 221, 222, 223, 224, 225, 231, 239, 241, 243
geologia 30
geração espontânea 35, 78, 80, 87, 118, 143
Godwin Jr., William 47, 51, 66, 82
Godwin, Mary Wollstonecraft
  casamento com Mary Jane Clairmont (sra. Godwin) 47, 48, 49, 50, 51
  educação 46, 47, 48, 49, 50, 51
  fuga com Shelley 56, 57, 58, 281
  nascimento 43
  vida familiar 47, 51
Godwin, sra. 47, 48, 49, 51, 304
Godwin, William 40, 42, 69, 74, 76, 93, 94, 96, 139, 166, 232, 279, 289, 293, 297, 298, 304
  casamento com Mary Wollstonecraft 44, 45
  Enquiry Corcening Political Justice 42, 107
  Lives of the Necromancers 107, 108, 112, 114
  morte 301
  Shelley, Percy Bysshe 53, 55, 56, 57
  St. Leon 91, 107, 289
  The Pantheon 88
Godwin, Williams
  Shelley, Percy Bysshe 65
Goethe, Johann Wolfgang von 126, 267
  Os Sofrimentos do Jovem Werther 279
golens 89, 114
Goodwin, Mary Wollstonecraft
  visita a Dundee 52
gorilas 275
Graham, James 231

Gray, Stephen 216, 217, 219, 221, 222
Greene, Anne 163, 164
Guerras Napoleônicas 27

H.

Hare, William 157, 158, 159, 160
Harvey, William 33, 149, 151, 202
Hauksbee, Francis 215, 216, 217, 220
Herschel, Caroline 37
hidrogênio 32, 129, 167
histórias de fantasmas 82, 85, 86, 87
Hobbes, Thomas 151
Hobhouse, John Cam 71
Hogg, Thomas Jefferson 54, 55, 107, 120, 219, 230, 303, 304
Holbach, Paul Henri 40, 275
Holcroft, Thomas 48
Holst, Theodor von 267
homúnculo 78, 117
Hooke, Robert 189
Hunter, John 68, 160, 161, 162, 165, 166, 178, 183, 192, 193, 200, 206, 227, 234
  The Natural History of Teeth 192
Hunter, William 160, 183
Hunt, Leigh 296

I.

Idade da Razão 119
Ilha do Dr. Moreau, A (H.G. Wells) 199
Illuminati 126, 127
Iluminismo 28, 29, 144, 214, 215, 272, 310
Imlay, Fanny 43, 44, 46, 93
Imlay, Gilbert 43, 45

imunossupressão 205, 206
Ingolstadt, Alemanha 32, 92, 126, 127, 133, 134, 138, 141, 234, 273
insetos 142, 143
Instituto Pneumático 135, 136, 137

J.

Jābir 110
Johnson, Joseph 41
Jorge III 37
Jorge IV 167

K.

Kant, Immanuel 25
Karloff, Boris 18, 266, 298, 310
Keepsake, The 300
Keir, James 133
Kleist, Ewald von 220
Knox, Frederick 180
Knox, Robert 157, 158, 159, 180
Konrad II Reiz von Breuberg 63
Kuznetsov, Alexander 102

L.

Lackington's 96, 288
ladrões de corpos 34, 153, 155, 156, 157, 159, 160, 161, 281
Lamarck, Jean-Baptiste 77, 283
Lamb, Charles 48
Landsteiner, Karl 200, 203
Lang, Fritz 309
Lanzarini, Luigi 310
Laplace, Pierre-Simon 31

Lavoisier, Antoine 31, 35, 128, 129, 130, 131, 132, 133, 134, 141
Lavoisier, Marie-Anne 37, 128
Lawrence, William 67, 68, 69, 182, 183, 276
Lei da Anatomia 1832 159
Lei dos Assassinatos 1752 152
Lind, James 120, 121, 248
litotomias 193
Lofting, Hugh (dr. Dolittle) 162, 166
Lower, Richard 201, 202
Lown, Bernard 259
Luís XIV da França 25, 26
Lunar Society 53, 76, 232

M.

Macquer, Pierre-Joseph 63
marca-passos 310
Maria, rainha da Escócia 198
Marshall, James 44, 47
Marwood, William 165
Mauroy, Antoine 203
Mayow, John 132
medicina 30, 32
    Dippel, Johann Konrad 63, 64, 65
    eletricidade 230, 231, 310, 311
    Paracelso 116, 117, 118, 119
Médico e o Monstro, O (Robert Louis Stephenson) 166
Medwin, Thomas 81
Mellor, Anne K. 95
Mendel, Gregor 283
Merrick, Ronald e Richard 195
Metropolis (1927) 309
mito de Prometeu 88
mitologia clássica 88, 114, 207
mitos de criação 88

Moby Dick (Herman Melville) 162, 166
Monge, O (Matthew Gregory Lewis) 90
Mont Blanc 90, 274
Monte Tambora, Indonésia 80
Morning Chronicle 248
morte 141
    diagnóstico da 164, 165
Mounseer Nong Tong Paw 51
mulheres 36
mumificação 175, 176
Murray, John 71, 96
Musschenbroek, Pieter van 220

N.

Nelson, Horatio 177
New Monthly Magazine 87
Newton, Isaac 27, 28, 30, 112
Nicholson, William 46, 167
Nollet, Jean-Antoine 219, 230
Northcote, James 50

O.

orangotangos 275
Ovídio 201
óxido nitroso 135, 136
oxigênio 31, 32, 128, 130, 131, 132, 133, 135, 167, 171, 198, 232

P.

Paracelso 106, 108, 113, 116, 117, 118, 119
Paraíso Perdido (John Milton) 279
Paré, Ambroise 196

Pasteur, Louis 78
Patterson, Mary 158
Peacock, Thomas Love 68, 289, 290
    Headlong Hall 275
    Melincourt 275, 276
Peake, Richard Brinsley 298
pedra filosofal 63, 108, 114
Peter, o Menino Selvagem 276
Petty, William 163, 164
Pfaff, Christoff Heinrich 75
Pigot, John 74
pilhas 33, 137, 247
pilha voltaica 33, 75, 79, 137, 138, 140, 234, 247, 248, 249
Polidori, Gaetano 70
Polidori, John William 70, 71, 72, 74, 80, 82, 85, 86, 87, 91, 182, 238, 271
    O Vampiro 87, 271
Polo Norte 28, 101, 102, 103
potássio 139, 140, 171, 250, 251
Presumption; or, the fate of Frankenstein 269, 298
Priestley, John 41
Priestley, Joseph 31, 53, 130, 131, 133, 139
    The History and Present of Electricity 226, 232
Punch 308

Q.

Quarterly Review, The 289
quimeras 207, 208
química 30, 31, 32, 35, 112, 113
    Lavoisier, Antoine 128, 129, 130, 131, 132, 133, 134, 135, 136

R.

Rackstrow, Benjamin
	183, 184
Radcliffe, Ann 90
radiação 205, 206
raios 32, 121, 224, 225,
	226, 227, 301
	observações científicas
		227, 228, 229, 230
	reanimação 163, 164, 165,
		187, 234, 253
		Ure, Andrew 255, 256, 257,
			258, 259
Rees, Abraham 277
Rees's Cyclopaedia 277, 278
*Reflections on the Revolution
	in France* (Edmund
	Burke) 42
Reiger, James 95
rejeição de tecidos 189,
	191, 198, 199
reprodução sexuada 118
resfriamento 173, 174
ressuscitação 162, 163, 253
Revolução Francesa 27,
	42, 126, 139, 232
*Reward of Cruelty,
	The* (William
	Hogarth) 152
Reynolds, Sir Joshua 161
Ricardo III 300
Richman, George Wilhelm
	227, 228
Richter, Henry James 50
Ritter, Johann Wilhelm
	75, 249
Roberto de Chester 111
Robison, John 126
Rossetti, Maria Francesca 72
Rossetti, William Michael 72
roubo de corpos 34, 153,
	155, 156, 157, 159
roubo de túmulos 34, 153,
	155, 156, 157
Rousseau, Jean-Jacques 40
Royal Humane Society 253
Royal Institution 30, 32, 50,
	92, 135, 137, 167
Royal Society 37, 103, 120,
	139, 140, 167, 177,
	189, 202, 215, 223,
	225, 226, 244, 247

S.

sangue 149, 151
	classificação de tipos sanguíneos 200, 201
	transfusões de sangue 201,
		202, 203, 204
São Cosme 191, 194
São Damião 191, 194
Scheele, Carl-Wilhelm
	131, 133
Scott, Sir Walter 289
selvagens 276, 277
Shaw, Peter 64
Shelley, Clara Everina 96,
	288, 290, 291
Shelley, Elena Shelley 293
Shelley, Hellen 55
Shelley, Ianthe 56
Shelley, Mary Wollstonecraft
	18, 23, 24, 37, 280
	aborto natural 295
	*A History of a Six Weeks'
		Tour* 61
	casamento 94
	Falkner 300
	fim da vida 302, 303
	início da vida matrimonial
		65, 66, 67, 68, 69, 70
	introdução à edição de
		1831 74, 75, 76, 77,
		86, 210, 214, 301
	Lodore 300
	Matilda 292
	morte 303, 304
		do primeiro filho 66
		do segundo filho 291
		do terceiro filho 291
	nascimento
		do quarto filho 292
		do segundo filho 70
		do terceiro filho 96
	negociações com o sogro
		299
	publicação de *Frankenstein*
		287, 288, 289, 290,
		298
	Valperga 293
	viuvez 297, 299, 300
Shelley, Percy Bysshe 23, 51,
	53, 54, 55, 166, 280
	biografias 302, 303
	casamento com Mary 94
	finanças 65, 66
	fuga com Mary Godwin
		56, 57, 58, 61, 62,
		281
	histórias de fantasmas
		85, 87
	influência em *Frankenstein*
		75, 90, 95, 96, 104,
		106, 107, 120
	Mont Blanc 95
	morte 295, 296
	navegação 295
	On a Future State 68
	prefácio a *Frankenstein* 71,
		76, 91
	Prometeu Desacorrentado
		89, 292
	saúde 67, 288, 290
Shelley, Elena Adelaide 293
The Cenci 292
The Revolt of Islam 95
Westbrook, Harriet 55, 56,
	66, 94, 288
Shelley, Percy Florence 23,
	292, 293, 297,
	300, 302, 303
Shelley, Sir Timothy 53, 65,
	297, 299, 300, 302
Shelley, William 70,
	92, 291, 292
Shelley, William
	"Willmouse" 288
síndrome de Pitt-Hopkins 276
sistema circulatório 149, 151
sistema imunológico
	200, 201
Smith, Maria 49
Sociedade Elétrica de
	Londres 80
sódio 139, 171, 250, 251
sonhos 86, 87

Southey, Robert 46, 55
Spencer, Archibald 223
Stahl, Georg Ernst 130
Sushruta 188
Swiss Family Robinson, The (Johann David Wyss) 48
Syon House Academy 53, 54, 120

T.

Tagliacozzi, Gaspare 188, 189
teoria da combustão 130, 131, 132
teoria dos quatro elementos 110
Times, The 254
transplantes 191, 192
    de cabeça 198
    de fígado 197
    dentários 192
    de partes do corpo 191
    de pulmão 196, 197
    de rim 195
    de rosto 197
    imunossupressão 205, 206
    rejeição de tecidos 189, 191, 198, 199, 200
    transfusões de sangue 200, 201, 202, 203, 204
    xenotransplantes 208
Trelawny, Edward John 296, 297
Tsin Yue-Jen 191, 196
Turner, J.M.W. 81

U.

Universidade de Edimburgo 178
Universidade de Oxford 151
universo mecânico 28, 108, 120
Ure, Andrew 18, 256, 257, 258, 259, 260

V.

vampiros 85, 87
Vesalius, Andreas 33, 148, 149, 151, 179
Viagem ao Centro da Terra (Júlio Verne) 102
Victor, o Menino Selvagem 276
vida 33, 34, 141
Vidas Paralelas (Plutarco) 280
Villa Diodati, Suíça 34, 67, 71, 72, 73, 74, 75, 76, 77, 80, 82, 85, 86, 87, 90, 91, 92, 182, 238, 271, 301
visão mecanicista do corpo 151, 208, 209, 210, 238, 283
Vitória 67
Vivian, Charles 296
Volney, C.F. 275
    A Ruína dos Impérios 279
Volta, Alessandro 75, 79, 137, 238, 244
    experimentos 244, 245, 246, 247, 248
Voltaire, François 40
Von Humboldt, Alexander 75, 76, 249
Voroniy, Yuriy 195

W.

Walker, Adam 53, 54, 120, 122
Walsh, John 234
Washkansky, Louis 196
Watt, James 37, 53, 120
Weishaupt, Adam 126
Wells, Horace 136
Westbrook, Harriet 55, 56, 65, 66, 94, 288
Westminster Review, The 300
Whewell, William 31
White, Robert 199
Williams, Edward 294, 295
Williams, Jane 294, 295
Willis, Thomas 163, 164, 227
Wolf, Leonard 95
Wollstonecraft, Mary 40, 41, 42, 43, 44, 47, 49, 55, 89, 304
    casamento com William Godwin 44, 45
    morte 45
    Thoughts on the Education of Daughters 41
    Vindication of the Rights of Men, A 42
    Vindication of the Rights of Women, A 42
Wordsworth, William 50

X.

xenotransplantes 208

Z.

Zósimo de Panópolis 109

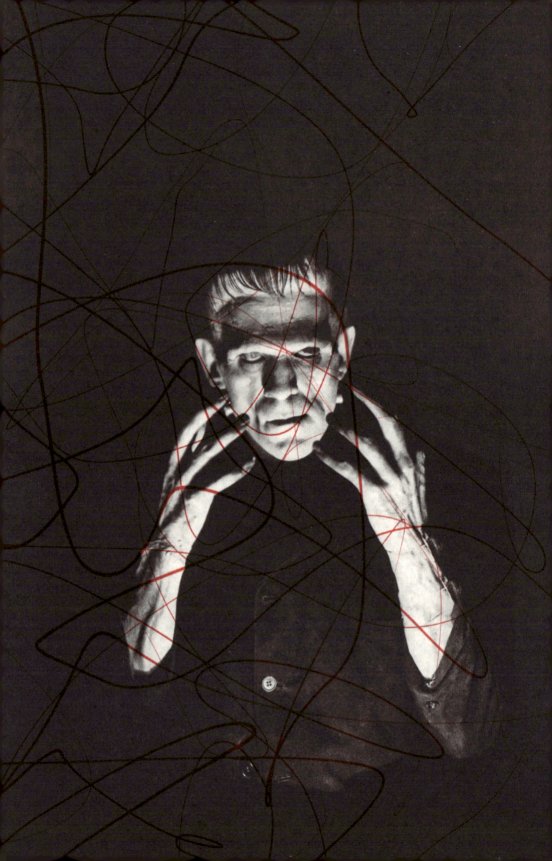

Agradecimentos

Em primeiro lugar, agradeço a Jim Martin por não ter aprendido a lição da primeira vez e deixado que eu escrevesse mais um livro. Agradeço também a Anna MacDiarmid, por seu *feedback* e apoio fantásticos.

Muitas pessoas tiveram a generosidade de dedicar algum tempo para ler, fazer comentários e críticas construtivas sobre o que escrevi. Em especial, gostaria de agradecer a meus pais, que cuidaram muito melhor de sua própria progênie hedionda do que Victor Frankenstein o fez com relação à sua criatura. Seu entusiasmo incessante em revisar meu texto tornou o processo de escrita muito mais fácil, e a versão final do livro ficou consideravelmente melhor graças a suas sugestões.

Sou muitíssimo grata a Carla Valentine, por sua grande ajuda e excelentes *feedbacks* no tocante a detalhes sobre o roubo de túmulos e conservação anatômica. Agradeço ainda a Claire Benson, David e Sharon Harkup, Helen Johnston, Matthew May, Ashley Pearson, Helen Skinner, Richard e Violet Stutely e Mark Whiting. Suas contribuições foram inestimáveis. Muito obrigada a todos. Devo também um agradecimento especial a Bill Backhouse, pelo chá sempre à disposição e por aturar tantas conversas sobre sapos mortos.

Quaisquer equívocos, seções mal estruturadas ou cicatrizes feias na obra final são de responsabilidade minha. Tive de deixar muito material de fora. Mary Shelley levou uma vida extraordinária e plena, e eu recomendo a todos que leiam uma das excelentes biografias da escritora, bem como suas obras brilhantes, não apenas *Frankenstein*.

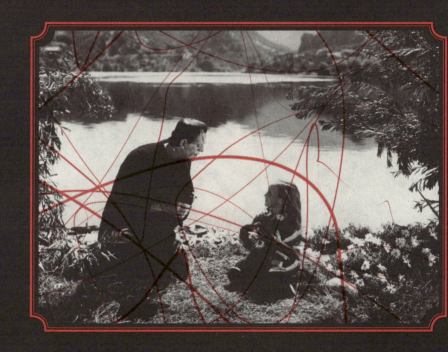

KATHRYN HARKUP é química e escritora. Completou o doutorado sobre um dos seus produtos químicos favoritos, a fosfina, e prosseguiu com sua pesquisa de pós-doutorado antes de perceber que falar e escrever sobre ciência pode ser mais atraente que passar horas com uma roupa de proteção quente e abafada. Harkup agora é uma divulgadora científica, e ministra palestras sobre o lado perigoso e nem tão agradável da ciência. Apaixonada por *Frankenstein*, mergulhou na ciência por trás da obra de Mary Shelley para escrever este livro. Também é autora do livro *Dicionário Agatha Christie de Venenos*, publicado pela DarkSide® Books.

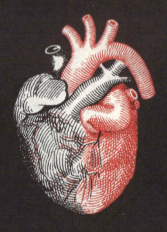

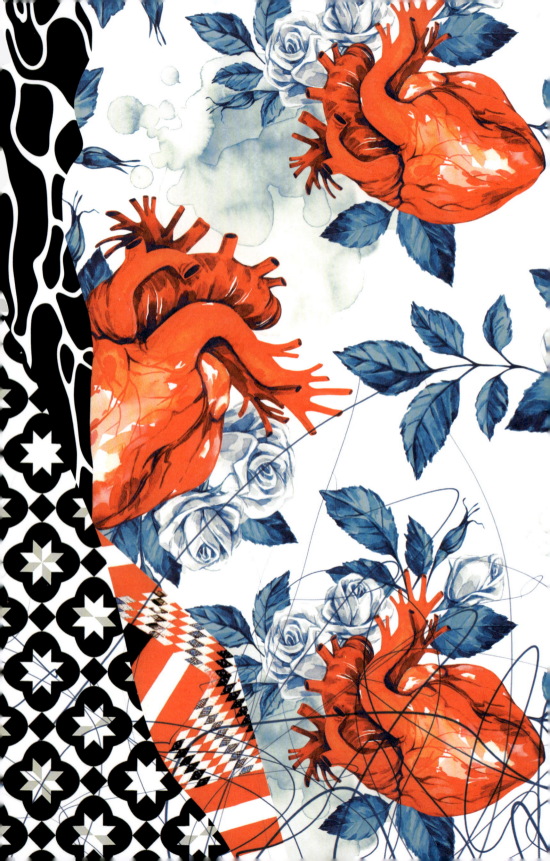